ANATOMIE

DESCRIPTIVE.

ANATOLE

PARIS, IMPRIMERIE DE COSSON,
RUE SAINT-GERMAIN-DES-PRÉS, Nº 9.

ANATOMIE

DESCRIPTIVE

De Xavier BICHAT.

NOUVELLE ÉDITION, REVUE ET CORRIGÉE.

TOME TROISIÈME.

———◆———

PARIS,

J. S. CHAUDÉ, libraire, rue de la harpe, n° 56.
GABON, libraire, rue de l'école-de-médecine, n° 10.

A MONTPELLIER, chez gabon, et chez sévalle.

A BRUXELLES, au dépôt de librairie médicale française.

1829.

APPAREIL

DES

SENS INTERNES.

CONSIDÉRATIONS GÉNÉRALES.

C<small>ET</small> appareil, le plus important de ceux de la vie animale, centre commun où arrivent les sensations externes, et d'où partent les mouvemens volontaires, occupe la cavité du crâne et celle du conduit vertébral, qui y fait suite. Il est composé, 1° d'un organe mou, pulpeux, offrant peu de résistance, facile par là à céder aux lésions extérieures s'il n'était efficacement protégé; 2° de diverses membranes qui entourent cet organe.

Il n'y a, je crois, que très-peu d'exemples bien connus où cet appareil ait manqué en totalité. Mais les monstruosités où il n'est que partiellement développé ne sont point rares : elles constituent les *acéphales*, qu'on peut rapporter à certaines divisions fondées sur le nombre plus ou moins grand de parties qui manquent à la masse cérébrale.

Quelquefois, dans les fœtus hydrocéphales, les ventricules sont tellement distendus par la sérosité qui s'y accumule, que la substance cérébrale, réduite à une membrane mince et transparente, est évidemment incapable de remplir ses fonctions. La

distension porte spécialement sur la convexité du
cerveau; le cervelet et surtout la protubérance cérébrale restent intacts. J'ai vu deux exemples de
cette disposition : la substance du cerveau n'était
guère plus épaisse que la dure-mère, au niveau des
pariétaux. Cette disposition anatomique est souvent
le principe des acéphales, comme l'a fait observer
Haller. En effet, le cerveau se rompant dans le sein
de la mère, l'eau qu'il contenait s'épanche, cet organe s'affaisse, et, à la naissance, on ne trouve pour
ainsi dire qu'un résidu cérébral grisâtre et comme
membraneux; mais le cervelet et la protubérance
restent. Si la dure-mère et la membrane qui remplace
les os crâniens restent intactes, on trouve à la place
du cerveau une poche remplie d'eau. Remmel cite
un exemple d'une semblable disposition. Si ces membranes se rompent aussi, l'eau se mêle à celles de la
mère, et on n'observe à la naissance que la base du
crâne, que surmontent le cervelet et la protubérance, à laquelle tiennent souvent encore ses prolongemens (1).

_____

(1) On distingue avec raison aujourd'hui l'*acéphalie* ou absence complète de la tête, de l'*anencéphalie* ou absence d'une portion plus ou moins considérable de l'encéphale ou de ses enveloppes osseuses. Si des auteurs d'un très-grand mérite ont pu soutenir que l'*anencéphalie* est le résultat d'une accumulation considérable de sérosité, d'une hydrocéphale qui détruit l'organe
encéphalique primitivement formé suivant le type normal, on
ne peut du moins attribuer à une pareille cause l'*acéphalie* proprement dite. Lorsqu'un acéphale est totalement dépourvu de la
tête, du cou, du dos, de la poitrine, de presque toute la moelle
épinière, il est impossible que les parties aient été détruites par

Au défaut du cerveau se joint quelquefois celui du cervelet et de la protubérance cérébrale. Alors il ne reste qu'une espèce de noyau sur la base du crâne : les nerfs partent de ce noyau, qui est grisâtre et comme flétri. J'ai eu un exemple de cette disposition.

Il y a des sujets chez lesquels la tête manque quelquefois en totalité : Sœmmering en a vu un exemple et en cite un autre. En général, quand la tête reste et que la masse encéphalique manque, la face a une expression particulière, elle est beaucoup plus développée : l'exemple que j'ai eu sous les yeux en était une preuve. Ce qui était de moins dans la nutrition du crâne semblait être de plus dans celle de la face. L'artère carotide externe était beaucoup plus grosse que la carotide interne : disposition inverse de celle qui a lieu dans l'état ordinaire.

---

une hydropisie. Au moins retrouverait-on les membranes de l'encéphale ou du cordon rachidien ; or il n'en est jamais ainsi, et dans presque tous les cas le rachis est oblitéré à sa partie supérieure et enveloppé de tégumens qui ne laissent voir ni ouverture, ni cicatrice d'ouverture par laquelle aurait pu s'écouler la substance encéphalique ou rachidienne. L'opinion des auteurs qui attribuent l'*anencéphalie* à une hydrocéphale, beaucoup plus vraisemblable, n'est cependant pas non plus appuyée de faits concluans. M. Breschet, à qui nous devons des recherches importantes sur les monstruosités en général, et particulièrement sur celles dont il est ici question, attribue l'anencéphalie comme l'acéphalie et la plupart des autres monstruosités, à un défaut primitif de développement, à un état stationnaire de l'organisation du fœtus, survenu à une époque plus ou moins éloignée de la conception. (*Voyez* la note suivante.)

(*Note ajoutée*).

On cite enfin des exemples d'un défaut complet de cerveau et de moelle épinière; ce qui sans doute est le cas le plus rare (1).

Tous ces faits mettent hors de doute l'indépendance où est la nutrition, du système nerveux de la vie animale : car, dans tous ces exemples, elle s'est également bien opérée jusqu'à la naissance. La vie organique est, chez ces fœtus, dans toute son activité. Elle a son organe essentiel, qui est le cœur. On ne cite pas de fœtus ayant vécu sans cœur, comme on en cite qui sont très-bien venus sans cerveau (2).

---

(1) On n'en connaît qu'un seul exemple, observé par Clarke sur un fœtus privé de colonne vertébrale. On n'a jamais observé de monstres qui eussent un encéphale et qui n'eussent point de moelle épinière; au contraire, la moelle épinière et ses nerfs se forment chez les acéphales, indépendamment du cerveau, ce qui tendrait à prouver, comme le pense M. Gall, que le cordon rachidien n'est pas une continuation du cerveau, mais que le cerveau est plutôt une production du cordon rachidien.

(2) Il est aujourd'hui reconnu, que la plupart des acéphales sont dépourvus de cœur, mais non pas de vaisseaux; que, par conséquent, contre l'opinion de Haller, les vaisseaux peuvent se former sans la préexistence de l'organe central de la circulation; que les vaisseaux sont en quelque sorte l'élément organisateur, et que les premiers à paraître sont les veines; que l'absence du cœur, comme celle de beaucoup d'autres parties, tient à un développement incomplet, à un développement arrêté dans son cours. Or le développement organique du fœtus s'irradiant de l'abdomen vers les extrémités du corps, c'est dans celles-ci, ainsi que l'observe M. Breschet, qu'une formation imparfaite doit être plus fréquente; et l'extrémité céphalique, la tête, exigeant

Comme dans les fœtus ordinaires la vie animale est presque nulle, le mode d'existence des acéphales ne diffère point du leur; mais, à la naissance, cette vie ne pouvant se développer, faute de son organe central, ils périssent. Je crois que peu de faits prouvent mieux que celui-ci, qu'on a trop exagéré le domaine du cerveau en l'étendant à la nutrition, à la circulation, à la sécrétion, à l'exhalation, et en un mot à toutes les fonctions organiques, tandis qu'il ne préside en effet qu'aux animales; et que j'ai eu raison de tracer d'une manière précise, dans mes ouvrages, les limites de l'influence cérébrale, ainsi que celles du domaine du cœur et du poumon.

---

une activité plus grande de la force formatrice et des matériaux de nutrition plus considérables, elle doit présenter plus fréquemment que l'extrémité pelvienne cet état d'imperfection. L'abdomen étant la partie fondamentale de l'économie animale, il ne peut jamais manquer; mais il peut manquer un plus ou moins grand nombre de parties au-dessus et au-dessous de l'abdomen, suivant l'époque de la conception à laquelle le développement s'est arrêté. Si le système vasculaire ne se développe que jusqu'au thorax, il n'y a qu'un tronc sans tête et sans membres; s'il s'étend à la poitrine et aux membres thoraciques, mais non à la tête, le fœtus est *acéphale*; s'il s'étend à la tête, mais d'une manière incomplète, c'est-à-dire avec absence des vésicules destinées à produire l'encéphale et ses enveloppes, le fœtus est *anencéphale*; et il peut l'être à divers degrés, suivant le point où s'est arrêté le développement des vaisseaux. (*Voyez* les ouvrages de Chaussier, de Béclard, de Meckel, de Tiedemann, et les excellens articles *Acéphale* et *Anencéphale* insérés par M. Breschet dans le *Dictionnaire de Médecine.*)   (*Note ajoutée.*)

DU CERVEAU

ET

DE SES DÉPENDANCES.

Voici la marche que je suivrai dans l'exposition du cerveau et de ses dépendances : j'examinerai, 1° la triple enveloppe membraneuse qui l'entoure, et les petites granulations qu'on y trouve çà et là disséminées; 2° la masse encéphalique considérée d'une manière générale; 3° le cerveau; 4° le cervelet; 5° la moelle épinière et ses annexes. De là le sujet de cinq articles différens.

ARTICLE PREMIER.

DES MEMBRANES ET DES GRANULATIONS CÉRÉBRALES.

Les membranes du cerveau sont au nombre de trois, la dure-mère, la pie-mère et l'arachnoïde.

§ 1er. *Membrane Dure-mère.*

La *dure-mère*, première enveloppe membraneuse du cerveau, destinée en partie à le soutenir, et en partie à en isoler les diverses portions, appartient en même temps à cet organe et à la cavité osseuse dans laquelle il est contenu. Etendue sur toute la surface interne de cette cavité, elle peut être considérée comme le périoste interne des os qui la forment. Cependant la facilité avec laquelle elle se détache de ces os, pour demeurer tout entière et sans rupture sur le cerveau, son épaisseur, sa structure particulière, son isolement surtout, qui est presque complet dans le canal vertébral, tout indique une démarcation réelle entre le périoste et la dure-mère, quoiqu'il y ait de l'analogie entre eux.

La dure-mère présente deux surfaces, l'une crânienne, l'autre cérébrale. Toutes deux méritent un examen attentif.

a. *Surface crânienne.*

Cette surface, appliquée partout sur les os, a, lorsqu'on l'enlève, un aspect inégal qui la distingue de la surface cérébrale, laquelle est tapissée par l'arachnoïde, qui lui donne un poli remarquable. Sa disposition est différente, suivant qu'on l'envisage sur les os eux-mêmes, sur les sutures, et aux endroits des ouvertures crâniennes.

Dans toute la voûte du crâne, la dure-mère correspond à des os très-larges, parsemés de peu d'éminences. Son adhérence est très-faible tant qu'elle ne rencontre point de suture ; aussi se détache-t-elle facilement du coronal, des deux pariétaux, de la partie supérieure de l'occipital, et de la portion écailleuse des temporaux. Sur les sutures, dont les intervalles donnent passage à une multitude de petits prolongemens fibreux partant de cette surface pour aller au péricrâne, et établit entre ces deux membranes une continuité très-marquée, on éprouve plus ou moins de difficulté, suivant les sujets, à la détruire. Ces prolongemens fibreux sont surtout nombreux sur la suture sagittale, qui occupe la ligne médiane; les sutures temporales et la lambdoïde en présentent un moins grand nombre. La dure-mère séparée du crâne est plus inégale en ces endroits qu'en ceux qui correspondent aux os. Il n'y a qu'un seul trou dans la voûte du crâne; c'est le sagittal : la dure-mère y envoie un petit canal qui renferme une petite veine, et qui va se continuer avec le péricrâne.

A la base du crâne, la surface crânienne de la dure-mère présente une disposition bien plus compliquée, vu la multitude de trous qui s'y observent. Pour la bien concevoir, il faut l'examiner successivement dans les trois parties, antérieure, moyenne et postérieure, que le crâne nous présente ici, et que l'on peut désigner sous les noms de régions coronale, sphénoïdale et occipitale.

1°. Dans la région coronale, la dure-mère, considérée sur la ligne médiane, s'enfonce dans le trou borgne, et y adhère assez fortement, ainsi qu'au sommet de l'apophyse crista-galli qu'elle embrasse. En passant sur les gouttières ethmoïdales, elle forme, au niveau de chaque trou de la lame criblée, un petit canal qui contient le rameau correspondant des nerfs olfactifs. Ce canal n'a lieu que dans le trou et et un peu au-delà; il se continue, après avoir transmis son nerf, avec la couche fibreuse ou externe de la pituitaire. Sur les côtés de cette lame criblée, de petits canaux fibreux s'enfoncent dans les trous orbitaires internes, vont se continuer avec le périoste de l'orbite, et logent les artères et nerfs ethmoïdaux. Sur les côtés et au niveau des bosses orbitaires, la dure-mère adhère fort peu aux os, même dans l'endroit où le coronal s'articule avec les apophyses d'Ingrassias.

2° Dans la région sphénoïdale, la dure-mère tapisse, sur la ligne médiane, la gouttière commune des nerfs optiques, et y adhère très-fortement. Parvenue au trou optique, elle se réfléchit de son contour, et forme au nerf un canal qui l'accompagne dans l'orbite. Ce canal est épais jusqu'à l'endroit qui correspond à l'attache postérieure des muscles droits. Là, il se divise en deux lames, dont l'une, extérieure, assez mince, se continue avec le périoste de l'orbite; l'autre, plus profonde, immédiatement appliquée sur le nerf, l'accompagne jusqu'à la sclérotique, sur laquelle elle se continue. Celle-ci, plus dense que l'autre, a aussi une couleur plus blanche, et pourrait, au premier aspect, être confondue avec l'enveloppe propre ou le névrilème du nerf optique; mais il est facile de la diviser et de l'isoler entièrement de ce nerf, auquel elle n'est presque point adhérente. La dure-mère, en quittant le trou optique, embrasse, immédiatement derrière le nerf, et par une ouverture circulaire, l'artère carotide au moment où elle sort du sinus caverneux, et semble se continuer avec les parois de cette même artère. Entre elle et le nerf optique, elle forme un petit canal particulier pour l'artère ophthalmique, qui se trouve entièrement séparée du nerf dans son trajet à travers le trou optique. Ce canal est creusé dans la partie inférieure de celui qui appartient à ce nerf, et se trouve formé par l'écartement de ses lames.

La dure-mère passe ensuite dans la fosse pituitaire, la tapisse entièrement, et se trouve recouverte par la glande du même nom, qui, revêtue elle-même par l'arachnoïde, est interposée par conséquent entre ces deux membranes cérébrales, et les sépare l'une de l'autre en cet endroit, tandis qu'elles sont juxta-posées presque partout ailleurs. De la fosse pituitaire, la dure-mère se continue sur les côtés du corps du sphénoïde, et s'y divise, pour former les sinus caverneux, en deux lames, dont l'une, interne, mince, tapisse immédiatement la gouttière caverneuse et lui sert de périoste, tandis que l'externe, libre de toute adhérence, forme la paroi externe du sinus.

Sur les côtés de la région sphénoïdale, la dure-mère se réfléchit d'abord, en descendant des bosses orbitaires, sur le bord libre des apophyses d'Ingrassias, pour se porter dans les fosses temporales internes. Elle descend perpendiculairement derrière ces apophyses, et bouche entièrement la fente sphénoïdale, qui se trouve au-dessous; mais elle envoie en cet endroit un prolongement large, dense et épais, surtout du côté interne, prolongement qui se porte dans l'orbite et se continue avec le périoste de cette cavité, lequel paraît être ainsi véritablement une expansion de la dure-mère. Ce prolongement, qu'on voit très-bien en cassant la voûte orbitaire de manière à laisser le périoste intact, est percé de différentes ouvertures pour les vaisseaux et nerfs qui vont dans l'orbite. Dans la plus grande partie des fosses temporales internes, la dure-mère n'a rien de remarquable; elle adhère assez faiblement à la portion osseuse, formée ici par les surfaces cérébrales du sphénoïde et du temporal. En se rapprochant sur les côtés du corps du premier de ces os, elle vient former, comme je l'ai dit, la lame extérieure du sinus caverneux.

En cet endroit, elle est remarquable par les conduits qu'elle forme aux nerfs moteurs communs des yeux, aux pathétiques et aux trijumeaux. 1°. Le conduit du moteur commun commence un peu au devant de l'apophyse clinoïde postérieure. Fibreux dans tout son contour, au commencement de son trajet, il est d'abord revêtu par une lame arachnoïdienne, qui se réfléchit ensuite sur le nerf en formant un cul-de-sac. Au-delà de cette réflexion, ce canal fibreux cesse d'exister : il n'y a plus qu'en dehors la lame de la dure-mère qui forme la paroi externe du sinus caverneux. En dedans, le nerf n'est séparé du sinus que par une lame mince et comme celluleuse. Mais au-delà du sinus, et près de son entrée dans l'orbite, le nerf se trouve de nouveau dans une gaîne fibreuse entière, formée dans la portion de dure-mère qui se continue par la fente sphénoïdale avec le périoste orbitaire. 2°. Le conduit du nerf pathétique, un peu supérieur au précédent, est beaucoup plus étroit, mais disposé de même. Toute sa partie qui correspond à l'arachnoïde est fibreuse. Au-delà de la réflexion de celle-ci, on ne trouve plus qu'une seule lame de la dure-mère appliquée en dehors sur le nerf, qui, en dedans, est séparé par une lame celluleuse de la cavité du sinus : mais il perce de nouveau la dure-mère au niveau de la fente sphénoïdale, pour pénétrer dans l'orbite; et se trouve là contenu dans un canal fibreux entier, qui est un peu oblique de dehors en dedans. 3°. Un peu plus en arrière, et au niveau du bord supérieur du rocher, la dure-mère forme le conduit des nerfs trijumeaux, conduit qui résulte de deux lames, dont une, supérieure, est fixée d'un côté à l'apophyse clinoïde postérieure, et continue de l'autre côté à la portion qui revêt le bord supérieur du rocher : l'autre lame tapisse d'abord un peu le devant du rocher, puis est interposée au nerf et au sinus caverneux, enfin s'amincit et disparaît presque entièrement, en sorte que le nerf trijumeau ne paraît plus séparé du sinus et du nerf moteur externe que par une lame celluleuse. Quant à la triple division de ce nerf, l'ophthalmique adhère intimement à la paroi externe du sinus, puis se trouve, en traversant la fente sphénoïdale, logé dans un canal fibreux creusé dans le prolongement de la dure-mère qui occupe cette fente. Les divisions maxillaires supérieure et inférieure, en sortant par leurs trous respectifs, sont aussi accompagnées par un canal fibreux de la dure-mère, lequel canal naît à l'endroit de la réunion des deux lames qui ont formé le sinus caverneux.

Derrière le trou maxillaire inférieur, la dure-mère envoie, par le trou sphéno-épineux, un prolongement cylindrique qui embrasse l'artère du même nom et se continue avec le périoste extérieur.

D'après ce que nous avons dit sur la disposition

de la dure-mère au niveau du sinus caverneux, il est facile de concevoir la manière générale dont elle s'y comporte. Elle y est partagée en deux lames, ainsi que je l'ai dit : l'une libre, non adhérente à l'os, et que nous voyons en ouvrant le crâne; l'autre qui sert de périoste à la gouttière caverneuse. Entre ces deux lames reste un large intervalle occupé en dedans et en bas par le sinus caverneux proprement dit, où se trouvent la carotide et le nerf moteur interne de l'œil; en haut et en dehors, par le nerf trijumeau, le moteur commun et le pathétique, que des cloisons celluleuses séparent entre eux et du sinus. A cet intervalle aboutissent, en arrière et en haut, les canaux de transmission de ces nerfs, qui, au devant de lui, trouvent d'autres conduits tous fibreux, creusés dans le prolongement qui occupe la fente sphénoïdale, et qui les conduisent dans l'orbite. En bas, cet intervalle correspond aux conduits fibreux des deux branches maxillaires et de l'artère méningée.

La dure-mère se continue enfin sur la face supérieure du rocher. Elle y recouvre la branche supérieure du nerf vidien, et peut facilement en être détachée. Parvenue sur le bord supérieur du rocher, elle y adhère assez fortement, et se continue ainsi sur la région occipitale :

Cette région nous offre en devant, sur la ligne médiane, la gouttière basilaire, avec laquelle la dure-mère contracte une adhérence assez forte. Plus bas, elle se continue dans le canal vertébral, où nous la considérerons bientôt. J'ai observé que ses adhérences autour du trou occipital sont bien plus intimes

que dans les environs. Derrière ce trou, elle adhère assez faiblement à la crête occipitale interne
jusqu'à la protubérance du même nom, où elle se
continue avec celle qui tapisse la voûte.

Sur les côtés de cette région, elle offre en haut
un canal pour le passage du nerf moteur externe de
l'œil. Ce canal, qui est bien plutôt un trou fibreux,
cesse aussitôt que le nerf est entré dans le sinus caverneux. L'arachnoïde s'y enfonce jusqu'à ce sinus,
qu'elle bouche, en se réfléchissant sur le nerf et en
formant un cul-de-sac. Plus loin, et sur la face postérieure du rocher, la dure-mère s'enfonce dans le
conduit acoustique, et le tapisse jusqu'à son fond,
où elle est percée de plusieurs trous pour le passage
des nerfs auditifs. On ne peut la suivre dans ces
trous, qui sont d'une extrême ténuité. Cependant
elle paraît évidemment s'engager dans celui qui
commence l'aqueduc de Fallope, s'amincir dans cet
aqueduc, et le revêtir en entier, pour se continuer
avec le périoste des environs du trou stylo-mastoïdien. Au-dessous du conduit auditif, la dure-mère
forme deux prolongemens au niveau du trou déchiré postérieur. L'un d'eux correspond au nerf
vague, au glosso-pharyngien et au spinal; l'autre à
la veine jugulaire : tous deux se continuent au dehors avec le périoste. Celui des nerfs est en devant,
celui de la veine en arrière. Ce dernier n'est composé que par un feuillet de la dure-mère, par celui
qui forme la paroi inférieure du sinus latéral,
l'autre feuillet le bouchant du côté du crâne, en
passant sur lui. Le premier résulte de la totalité de
la dure-mère. Une cloison, fibreuse du côté du

crâne, puis osseuse en bas, les sépare. La dure-
mère envoie aussi en dedans, au-devant du bord
du trou occipital, un canal fibreux qui va se continuer avec le périoste extérieur par le trou condyloïdien, et qui transmet le nerf hypoglosse.

b. *Surface cérébrale.*

Cette surface correspond partout à l'arachnoïde,
qui lui adhère intimement, excepté en quelques
endroits, comme sur la fosse pituitaire, où ces deux
membranes sont séparées, et où la glande occupe
leur intervalle. C'est à l'arachnoïde que la dure-mère
doit l'aspect lisse qu'elle offre sur cette surface. Divers replis sont formés par elle : les deux plus grands
sont la faux du cerveau et la tente du cervelet.

Faux cérébrale. Elle mesure, par son étendue,
le diamètre longitudinal du crâne. Sa forme est assez bien indiquée par son nom. Large en arrière,
elle se rétrécit successivement en devant, se trouve
sur la ligne médiane, et sépare les deux hémisphères cérébraux. Son bord supérieur, convexe, répond
en devant à la crête coronale, et dans tout le reste de
son étendue à la suture sagittale. Son bord inférieur,
concave, est libre, et répond au corps calleux sans
le toucher. De ses extrémités, l'une antérieure,
étroite, est fixée à l'apophyse crista-galli qu'elle embrasse ; l'autre, postérieure, très-large, se continue
avec la tente du cervelet. La faux est toujours dans
un état de tension évidente ; ce qui a fait penser,
avec beaucoup de raison, aux anatomistes, qu'elle
avait pour usage de soutenir alternativement l'un et

l'autre hémisphère cérébral, de manière à empêcher qu'ils ne se compriment mutuellement quand on incline la tête de côté. Ce repli est formé de la manière suivante : au niveau de la suture sagittale, la dure-mère se divise en trois lames distinctes; l'une, qui tapisse la suture elle-même, communique à l'extérieur par ses prolongemens; deux autres se séparent de la surface interne de celle-ci, se dirigent obliquement en bas, et viennent se réunir en une seule, après avoir laissé entre elles l'écartement triangulaire du sinus longitudinal supérieur. Cette lame unique par laquelle la faux est formée dans sa plus grande étendue, se divise de nouveau près du bord concave, pour former le sinus longitudinal inférieur. Elle se divise également à l'extrémité postérieure, pour former l'écartement triangulaire du sinus droit. En traitant des sinus, j'expliquerai plus particulièrement ces dispositions.

Tente du cervelet. Elle borne supérieurement les fosses postérieures de la base du crâne, et les sépare en grande partie du reste de cette cavité. Continue en haut avec la faux du cerveau, en bas avec celle du cervelet, et dans sa grande circonférence avec les os temporal et occipital, elle est dans un état de tension continuelle, qui la rend propre à soutenir les lobes postérieurs du cerveau dans la station ordinaire, et à empêcher la compression du cervelet. L'inclinaison oblique en dehors que ses deux moitiés présentent favorise encore cette fonction. Plus large en arrière qu'en devant, la tente du cervelet a une forme déterminée par la disposition des os du crâne. En haut, elle répond aux lobes cérébraux; en bas, à ceux du cervelet par deux surfaces qui, recouvertes par l'arachnoïde, ont cet aspect lisse et poli que l'on trouve partout au dedans de la dure-mère.

La circonférence externe de ce repli répond, dans sa moitié postérieure, aux rebords de la gouttière latérale : là, deux lames distinctes, l'une supérieure, l'autre inférieure, s'écartent d'abord et laissent entre elles, pour le sinus latéral, un intervalle que complète en arrière une autre lame qui tapisse immédiatement la gouttière. Les deux premières lames se réunissent bientôt; d'où résulte une seule qui va former la tente. Dans la moitié antérieure, cette circonférence présente aussi deux lames, dont l'intervalle complété par une troisième qui tapisse le bord supérieur du rocher, forme le sinus pétreux supérieur, et qui se réunissant concourent avec les deux lames précédentes à former l'origine du repli qui nous occupe.

La circonférence interne, beaucoup plus petite que la précédente, a une forme presque ovale; elle est libre, et circonscrit en arrière et sur les côtés une ouverture qui fait communiquer les fosses occipitales inférieures avec le reste de la cavité crânienne. Cette ouverture, que l'on peut appeler l'*ouverture de la tente du cervelet*, n'est point parallèle au grand trou occipital. Le crâne étant tapissé de la dure-mère et dans l'attitude ordinaire de la tête, la circonférence de celui-ci est plus large et plus élevée en devant qu'en arrière. C'est la disposition de la gouttière basilaire qui lui donne cette direction, laquelle est l'inverse de celle de l'ouverture qui nous occupe.

Celle-ci est complétée, en devant où le repli de la
tente manque, par la lame sphénoïdale. Elle est entièrement occupée par la protubérance annulaire,
qui sert dans cet endroit à unir le cerveau au cervelet. Arrondie en arrière, et tronquée en devant,
comme je viens de le dire, la circonférence membraneuse de cette ouverture se termine par deux
extrémités allongées, dont chacune est comme bifurquée, pour venir se fixer aux deux apophyses
clinoïdes correspondantes. Cette bifurcation est telle
que ses deux branches, qui se croisent en X, sont
l'une supérieure, l'autre inférieure. La première, la
plus marquée, forme un repli arrondi qui passe sur
le côté de la fosse pituitaire, en augmente la profondeur, et va se fixer à l'apophyse clinoïde antérieure:
elle est évidemment la terminaison de la petite
circonférence de la tente du cervelet. La seconde,
au contraire, plus petite et subjacente, semble venir aussi en partie de l'extrémité de la grande circonférence vers la pointe du rocher; elle se porte
obliquement en dedans, et va s'attacher à l'apophyse clinoïde postérieure, en complétant supérieurement le trou qui transmet le nerf trijumeau.
On peut donc considérer ces deux replis comme
réunissant les deux circonférences de la tente, les
terminant, mais ne faisant point de faux ou replis
distincts, comme les anatomistes l'avaient inexacte-
ment envisagé, en les désignant sous le nom de *replis
sphénoïdaux.*

 La tente du cervelet résulte de deux lames adossées de la dure-mère. L'une, qui lui est fournie supérieurement par celle qui, comme je l'ai dit, forme

la paroi supérieure du commencement du sinus latéral et de tout le sinus pétreux supérieur, va se continuer de chaque côté avec l'extrémité bifurquée de la faux. C'est à cette continuité avec la faux, qui est toujours tendue, que la tente doit elle-même l'état de tension où elle se trouve : la première étant coupée, la seconde s'affaisse. L'autre lame est fournie par la portion de dure-mère qui tapisse les fosses occipitales inférieures, et qui se réfléchit de bas en haut au niveau des gouttières latérales et du bord supérieur du rocher. Ces deux lames, isolées dans la grande circonférence pour les sinus latéraux et pétreux, isolées encore sur la ligne médiane, au niveau du sinus droit, se confondent en une seule dans tout le reste de l'étendue du repli de la tente.

Faux du cervelet. C'est un petit repli triangulaire, assez large en haut, peu marqué en bas, situé au-dessous de la tente, et au-devant de la crête occipitale interne, à laquelle il tient par son bord postérieur. Le bord antérieur, libre, répond à l'intervalle des deux lobes du cervelet. La base se continue avec la tente. Le sommet se bifurque, pour se terminer insensiblement sur les côtés du trou occipital, par deux petits replis secondaires qui se prolongent plus ou moins loin.

Deux lames de la dure-mère, réfléchies de chaque côté des fosses occipitales inférieures, laissent d'abord entre elles un petit intervalle que complète une autre lame qui est postérieure; puis, réunies bientôt en une seule lame, elles forment la faux du cervelet, repli remarquable par sa densité et par sa résistance.

c. *Organisation de la Dure-Mère.*

La dure-mère est-elle formée de deux lames dans toute son étendue? plusieurs auteurs l'ont soutenu, fondés sur les écartemens sensibles que cette membrane présente en divers endroits pour recevoir les veines cérébrales. Ces écartemens, que l'on a nommés *sinus*, sont ordinairement décrits à l'occasion de cette membrane, parce qu'on a cru que le sang coulait à nu sur leur paroi; mais comme ils ne sont que des réceptacles où se trouvent contenues les veines, dépouillées il est vrai de leur tissu extérieur, nous en parlerons à l'occasion du système veineux cérébral, qui mérite, je crois, de fixer d'une manière particulière l'attention des anatomistes, vu qu'il n'a été encore qu'incomplétement décrit. Il est certain que deux lames, et même plus souvent trois, très-distinctes les unes des autres, concourent à former ces écartemens de la dure-mère; mais au-delà, il est impossible de trouver à cette membrane deux lames fibreuses naturellement distinctes. On peut bien diviser en plusieurs couches la membrane unique qui se présente; mais cette division est entièrement artificielle. La seule arachnoïde, ajoutée en dedans à la dure-mère, lui forme une seconde lame d'une nature fort différente, et assez intimement réunie à elle, comme nous allons bientôt le voir.

Aucun organe ne présente plus manifestement que la dure-mère la structure fibreuse. Ses fibres sont surtout marquées et multipliées dans les replis. La

faux du cerveau et la tente du cervelet en présentent de fort distinctes. Leur direction n'a rien de régulier; elles s'entrecroisent en tous sens. On les voit
disposées, en plusieurs endroits, par plans blanchâtres, irréguliers, et formant quelquefois une certaine
saillie sur la membrane.

Rien ne paraît musculeux dans ces plans. Les anatomistes qui leur ont supposé cette structure se sont
fondés sur les mouvemens d'élévation et d'abaisse-
ment qu'on observe dans le cerveau mis à découvert. Mais ces mouvemens, uniquement dus à la
circulation artérielle, subsistent lors même que la
dure-mère a été enlevée, parce qu'ils tiennent au
soulèvement de l'organe cérébral en totalité, et non
à la contraction prétendue d'une membrane purement fibreuse.

La dure-mère résiste avec beaucoup de force aux
corps qui tendent à la rompre : de là la facilité de
briser à coups de marteau les os du crâne en la laissant absolument intacte. Je me sers ordinairement
de ce moyen pour ouvrir le crâne, au lieu de la scie,
dont l'emploi est trop long. On croirait que par là
tout est désorganisé dans le cerveau. Eh bien, cet
organe reste parfaitement intact; aucune trace de
lésion dans ses diverses parties, lorsqu'on a eu la
précaution essentielle de donner des coups légers,
et de ne point appuyer assez pour enfoncer les os.
On fait d'abord une incision circulaire qui sépare la
voûte de la base; puis, avec la pointe obtuse, et non
avec la tête trop large du marteau, on casse circulairement les os : la voûte s'enlève avec facilité, et
tout reste intact au-dessous. Dans les ouvertures

cadavériques même où il faut le plus de précautions,
dans les apoplexies; par exemple, je me sers de ce
moyen. Le cerveau se déchirerait par la secousse
s'il était libre dans un intervalle; mais embrassé de
tous les côtés par la dure-mère, il est retenu en position, dans ses diverses parties, par cette membrane. Ce moyen est plus avantageux dans les adultes que dans les enfans, où les os sont trop souples.
Pour disséquer les nerfs de la tête, il vaut souvent
mieux que le ciseau : par exemple, pour mettre à
découvert les parties contenues dans l'orbite, les
nerfs maxillaires inférieurs, etc., les os étant brisés
au-dessus, le périoste reste intact dessous; on enlève les esquilles, et tout se trouve conservé sous
cette membrane incisée ensuite par la dissection.

Aucun nerf ne paraît se distribuer à la dure-
mère (1). Elle reçoit beaucoup de vaisseaux sanguins,
branches des artères méningées. Mais ici, comme
dans tous les organes fibreux, le système capillaire
est très-peu marqué, malgré cette multitude de
vaisseaux qui tous appartiennent à la circulation générale. Remarquez, au contraire, que, dans le système muqueux, dans le dermoïde, etc., où tous les
filets vasculaires appartiennent à la circulation capillaire, il y a peu de troncs sensibles dans l'é-
paisseur de leur tissu. Dans la dure-mère, il n'y a
que les capillaires nécessaires à la nutrition.

L'extensibilité de tissu est prouvée dans la dure-

---

(1) Si ce n'est quelques filets qui viennent du système des
ganglions, et qui accompagnent ces artères.   (*Note ajoutée.*)

mère par l'hydrocéphale. On ne connaît aucun fait qui établisse sa contractilité de tissu. Sans doute elle possède cette propriété comme les autres parties du système fibreux.

Quant aux propriétés vitales, elles n'ont rien de remarquable, si ce n'est la sensibilité animale que plusieurs anatomistes lui ont attribuée, et que d'autres lui ont refusée, en s'appuyant tous sur des faits et sur l'expérience. Il paraît que la diversité des moyens excitans employés sur cette membrane a été la seule cause de cette différence de résultats. Sensible à certaines excitations, elle est insensible à d'autres, comme à la section, et même à la cautérisation, etc. Point de contractilité animale, ni de contractilité organique sensible; sensibilité organique et contractilité insensible seulement au degré nécessaire à la nutrition.

La dure-mère ne sert pas seulement d'enveloppe au cerveau, mais aussi de périoste intérieur aux os du crâne. Cependant elle abandonne facilement ceux-ci, comme déjà nous l'avons observé : de là la facilité qu'on a de briser les os et d'en détacher toutes les parcelles de manière à avoir la dure-mère parfaitement isolée. Dans les plaies de tête, souvent ces détachemens ont lieu.

§ II. De la Pie-Mère.

Je place la description de la pie-mère avant celle de l'arachnoïde, parce qu'il me paraît que la première étant connue, on concevra mieux la manière dont la seconde se comporte.

La pie-mère appartient non-seulement à la surface extérieure du cerveau, comme la dure-mère, non-seulement à cette surface et aux grandes cavités cérébrales, comme l'arachnoïde, mais encore aux plus petits enfoncemens qu'on observe sur le cerveau. Ainsi, tandis que l'arachnoïde passe immédiatement d'une circonvolution sur l'autre, la pie-mère s'introduit dans les anfractuosités correspondantes. C'est d'après cette considération que l'on doit déterminer ses rapports avec l'arachnoïde. Elle lui est contiguë et intimement adhérente par sa surface externe, au niveau de toutes les saillies cérébrales extérieures; tandis qu'elle en est distincte et entièrement isolée au niveau des enfoncemens, où l'on peut voir séparément ces deux membranes, et particulièrement à la base du cerveau. Les espaces compris entre le cerveau et la protubérance cérébrale, entre celle-ci et la moelle spinale, etc., nous offrent cet isolement bien marqué. On le trouve, au cerveau, dans la scissure de Sylvius; au cervelet, entre ces deux lobes, etc. On soulève l'arachnoïde avec facilité dans ces divers endroits, et on voit au-dessous la pie-mère seule et totalement distincte.

La surface intérieure de cette dernière répond partout à la substance cérébrale, et ne lui adhère que par les vaisseaux très-ténus qu'elle y transmet. Ces vaisseaux de communication, sur lesquels nous reviendrons, se rompent facilement, en sorte que l'on peut enlever cette membrane sans intéresser en aucune manière le cerveau lui-même.

La pie-mère doit être considérée à l'extérieur du cerveau et dans les cavités profondes qu'il contient.

a. *De la Pie-Mère extérieure.*

A l'extérieur, on peut considérer cette membrane dans la partie supérieure ou convexe du cerveau, et dans sa partie inférieure ou à sa base.

En haut, la pie-mère tapisse de chaque côté la surface convexe des hémisphères cérébraux. Les inégalités, plus prononcées ici qu'ailleurs, permettent de la soulever avec l'arachnoïde, et de la voir isolément dans les anfractuosités. Réfléchie dans le sillon qui reçoit la faux, elle vient recouvrir la surface interne de ces hémisphères, et s'y comporte de même pour se prolonger ensuite sur la face supérieure du corps calleux, sur lequel elle est immédiatement appliquée, et où elle est peu apparente. Au-devant de ce corps, elle se réfléchit sur sa surface inférieure. En arrière, elle se continue, après une réflexion semblable, dans les ventricules latéraux par un repli sur lequel nous reviendrons tout à l'heure. De là, elle se porte sur la surface supérieure du cervelet, qu'elle revêt en s'enfonçant dans les anfractuosités concentriques et profondes qu'on y observe, et qu'elle tapisse exactement pour y distribuer des vaisseaux.

En bas, la pie-mère offre une disposition un peu plus compliquée. 1°. Sur les côtés, elle tapisse en devant les lobes antérieurs du cerveau, en s'y comportant comme dans la région supérieure. Plus en arrière, elle s'enfonce dans la scissure de Sylvius où elle est très-manifeste, parce qu'elle reste isolée, l'arachnoïde passant d'un lobe à l'autre en forme de

pont; puis elle tapisse les lobes moyens et postérieurs, et n'y présente rien de remarquable. 2°. Sur
la ligne médiane, elle s'enfonce antérieurement entre
les deux hémisphères, qu'elle revêt jusqu'à la surface
inférieure du corps calleux : elle y est entièrement
séparée de l'arachnoïde, qui, en arrière, passe immédiatement d'un hémisphère sur l'autre, et ne
s'enfonce point dans leur intervalle. Du corps calleux, elle se réfléchit sur la réunion des nerfs optiques, tapisse la substance grisâtre qui ferme inférieurement le ventricule moyen, passe sur la protubérance · cérébrale qu'elle revêt inférieurement,
s'enfonce dans l'espace qui sépare cette éminence
d'avec la moelle épinière, recouvre la moelle, sur
laquelle nous l'examinerons dans la suite (1). Du
contour de celle-ci, elle se réfléchit sur la partie inférieure du cervelet, qu'elle tapisse, comme nous
l'avons dit plus haut pour la supérieure. Elle s'enfonce entre les deux lobes, et se trouve par là distincte de l'arachnoïde d'une manière fort sensible.

Telle est la pie-mère considérée uniquement à
l'extérieur du cerveau; car les anfractuosités de cet
organe, quoique profondes, appartiennent à sa surface externe, puisque la substance corticale s'y retrouve toujours, et y présente la même épaisseur.
Mais elle s'introduit en même temps, soit dans la

---

(1) Quelques anatomistes considèrent comme une membrane
particulière la portion de la pie-mère qui se continue sur la
moelle vertébrale, et Bichat lui-même penche vers cette opinion,
aussi en a-t-il renvoyé la description à l'article *de la Moëlle
vertébrale.* (*Note ajoutée.*)

substance même du cerveau, soit dans ses cavités.

Le tissu cellulaire qui la compose pénètre dans sa substance par plusieurs endroits, en accompagnant les vaisseaux; mais il se perd bientôt, et il n'en reste plus de trace après un court trajet. Quant à l'introduction de la pie-mère dans les cavités cérébrales; elle mérite d'être remarquée, soit pour la manière dont elle se fait; soit pour la disposition que cette membrane présente dans ces cavités. Les auteurs ne l'ont point envisagée sous ce second rapport, qui me paraît très-essentiel.

b. *De la Pie-Mère intérieure.*

La pie-mère intérieure n'est point isolée de la précédente : elle se continue avec elle d'une manière très-manifeste, en sorte qu'on ne peut les isoler dans la description, comme ont fait les auteurs. Cette continuité a lieu de la manière suivante : 1° au-dessous du corps calleux et de là voûte à trois piliers, se trouve une large fente transversale, qui de l'extérieur communique dans le ventricule moyen, et par laquelle la pie-mère qui revêt la partie supérieure du cervelet et de la protubérance cérébrale va s'unir à celle qui forme la toile chóroïdienne, ou plutôt donner naissance à cette toile. 2°. Cette fente moyenne se continue de chaque côté avec une autre qui, placée entre la couche optique et le corps frangé, se contourne en formant une courbe à concavité antérieure, qui de l'extérieur communique dans les ventricules latéraux, et par laquelle un prolongement de la pie-mère de la base du cer-

veau vient communiquer avec les plexus choroïdes.
Je reviendrai, en parlant du cerveau, sur ces trois
fentes, l'une moyenne, et deux latérales, qui n'en
font réellement qu'une, et par laquelle l'intérieur
du cerveau communiquerait librement avec l'extérieur, sans la pie-mère qui la remplit, et sans l'a-
rachnoïde qui se réfléchit sur elle.

, ·La pie-mère intérieure forme d'abord la toile
choroïdienne, puis les plexus choroïdes.

·. *Toile choroïdienne.* Ce prolongement membraneux, ainsi nommé par Vicq-d'Azyr, naît principalement de la pie-mère qui pénètre par l'ouverture
moyenne placée sous le corps calleux, et ensuite
sous la partie postérieure de la voûte à trois piliers.
Elle tapisse exactement la surface inférieure de cette
voûte. Sa forme est celle d'un triangle tronqué, dont
la base très-large est en arrière. Elle correspond, du
reste, à la forme de la voûte. 1°. Sa surface supérieure adhère à celle-ci, comme je l'ai dit, et tout-
à-fait en arrière au corps calleux. Les moyens d'u-
nion sont une foule de vaisseaux passant dans la
substance médullaire. 2°. La surface inférieure est
libre en devant dans le ventricule moyen. Plus en
arrière, elle présente l'ouverture du trou arachnoïdien, dont je parlerai, qui surmonte la glande
pinéale, et que borde une série de petites granulations plus ou moins sensibles. Plus en arrière encore, cette surface est appliquée sur la commissure
postérieure et sur les tubercules quadrijumeaux. Les
parties latérales de cette surface recouvrent immédiatement la partie supérieure des couches optiques.
3°. En devant, la toile choroïdienne se termine à

l'endroit de l'origine de la voûte à trois piliers : là, elle se continue de chaque côté avec l'extrémité des plexus choroïdes, par les deux ouvertures arrondies qu'on y voit, et qui du ventricule moyen communiquent dans les latéraux. 4°. En arrière, où cette toile est très-large, elle naît, comme je l'ai dit, de la pie-mère extérieure. C'est dans le prolongement qui forme cette continuité que se trouve le canal par lequel l'arachnoïde s'engage dans l'intérieur du cerveau (1); c'est aussi par ce prolongement qu'est embrassée la glande pinéale, sur les côtés de laquelle la toile choroïdienne se continue avec les replis de la pie-mère venant de la base du cerveau. Elle tapisse en cet endroit la partie postérieure des couches optiques. 5°. Les bords latéraux de cette toile s'engagent entre les bords de la voûte à trois piliers et le milieu des couches optiques, et passant dans la fente qui, de chaque côté, sépare ces deux parties, ils vont donner naissance aux plexus choroïdes.

Plexus choroïdes. Ils se voient dans les ventricules latéraux, et régnent tout le long des bords de la voûte à trois piliers et des corps frangés qui circonscrivent ces bords en arrière. Nés en devant des ouvertures de communication du ventricule moyen avec les latéraux, ouvertures qui sont situées derrière l'origine de la voûte à trois piliers, et par lesquelles ils se continuent avec l'extrémité de la toile choroïdienne, ils se portent de là obliquement en arrière et en dehors, tout le long des bords de la

––––––––––––––––––––––––––––––––

(1) Nous dirons plus loin ce qu'il faut penser de ce canal arachnoïdien. (*Note ajoutée.*)

voûte, en continuant à communiquer sous ces bords
avec la toile choroïdienne, par la fente qui reste
entre eux et les couches optiques. Vers l'endroit où
les ventricules se contournent en devant, ils se
contournent aussi, suivent le trajet des corps frangés, et ne se terminent qu'à l'extrémité de ces cavités. Dans cette partie postérieure, ils communiquent directement avec la pie-mère extérieure qui
s'enfonce dans le cerveau, entre le corps frangé et
la couche optique : on dirait qu'ils naissent là de
cette membrane. Très-épais dans cette partie postérieure, ces replis vont toujours en s'amincissant, à
mesure qu'on les examine plus antérieurement. Ils
ne sont autre chose que la pie-mère repliée sur elle-
même, et non étendue, comme ailleurs, sous forme
membraneuse. Il y a cependant ici quelques variétés
de structure, comme je le dirai.

c. Structure de la Pie-Mère.

Nous avons supposé, en décrivant la pie-mère,
qu'elle pouvait être comparée aux autres membranes
du cerveau sous le rapport de la structure. Mais elle
ne mérite réellement point le nom de membrane,
sous lequel on la désigne ordinairement. Lorsqu'on
la soulève et qu'on l'examine avec soin dans les endroits où elle est isolée de l'arachnoïde, on n'y voit
qu'une multitude de vaisseaux sanguins entrelacés
et réunis par un tissu cellulaire lâche, transparent,
qui n'a aucune consistance, de manière qu'il n'en
résulte nulle part un organe continu de la nature
des membranes. Ce tissu cellulaire est susceptible de

s'infiltrer de sérosité, ce qu'on observe quelquefois dans les fièvres ataxiques; et alors on aperçoit au travers de l'arachnoïde une tuméfaction sensible, produite par de la sérosité infiltrée sous elle. C'est ce tissu cellulaire, et non les vaisseaux, qui unit la pie-mère à l'arachnoïde dans les endroits où leur adhérence mutuelle a lieu, adhérence analogue, sous ce point de vue, à celle de la plèvre avec le poumon, du péritoine avec les viscères gastriques, etc. L'union de la pie-mère avec le cerveau n'a lieu, au contraire, que par le moyen des ramuscules vasculaires très-ténus qui s'introduisent immédiatement dans la substance cérébrale. En détachant cette membrane, on peut distinguer l'extrémité rompue de ces ramuscules sur la surface de la substance corticale : d'ailleurs les injections fines prouvent l'existence de ces derniers.

Il résulte de là que l'on doit se former l'idée suivante du système vasculaire cérébral. C'est à la base du cerveau, entre lui et les os du crâne, que se trouvent les troncs artériels principaux destinés pour cet organe, c'est-à-dire l'artère basilaire et les carotides. Les branches, comme les cérébrales antérieures, les moyennes, etc., sont logées dans les grands sillons cérébraux, comme dans la scissure de Sylvius, l'écartement des lobes antérieurs, etc. Nés de ces branches, les rameaux se portent dans les anfractuosités, dans les sillons secondaires qui divisent l'extérieur de l'organe cérébral. Enfin les ramuscules subdivisés à l'infini forment sur la surface extérieure du cerveau un lacis vasculaire extrêmement multiplié, dont les aréoles sont remplies par un tissu cellulaire fin, délicat et jamais graisseux. De cette union du tissu cellulaire avec le lacis vasculaire, résulte une couche de forme.membraneuse : c'est la pie-mère. Celle-ci a donc pour but principal de diviser à l'infini les vaisseaux cérébraux, afin qu'ils ne pénètrent que par des capillaires déliés dans le tissu cérébral lui-même. Remarquez, en effet, que c'est là une différence entre les vaisseaux cérébraux et ceux des autres viscères : car dans ceux-ci les troncs vasculaires entrent immédiatement dans le viscère lui-même, et se divisent ensuite dans son intérieur. Le foie, le poumon, la rate, le rein, etc., sont un exemple de cette disposition, qui ne pourrait s'accommoder avec le tissu mou et délicat du cerveau.

Les branches artérielles qui pénètrent dans l'intérieur du cerveau s'engagent dans les cavités de cet organe par les fentes dont nous avons parlé. Ces branches ne font point exception à la disposition précédente. Elles se ramifient d'abord dans le plexus choroïde et dans la toile choroïdienne, avant de pénétrer la substance cérébrale elle-même; en sorte que les ramuscules vasculaires de la pie-mère intérieure entrent dans cette substance de dedans en dehors comme ceux de la pie-mère extérieure pénètrent de dehors en dedans. Les veines ont à peu près la disposition des artères.

D'après cela, la structure de la pie-mère intérieure est à peu près la même que celle de la pie-mère extérieure. Cependant il y a quelque différence dans les plexus choroïdes. On y rencontre quelques granulations cérébrales. Souvent des vésicules s'y manifestent. Ces vésicules ne sont point des hydatides, mais des kystes séreux inhérens à ces plexus, comme les kystes du cordon spermatique le sont à ce cordon.

§ III. *De l'Arachnoïde.*

La triple enveloppe du cerveau n'a pas toujours été distinctement décrite. L'arachnoïde et la pie-mère ne furent long-temps, dans les descriptions, qu'une membrane unique, mince assemblage de deux feuillets distincts. Cette opinion, qui est encore celle de quelques anatomistes modernes, est entiè. rement contraire à la nature : les considérations suivantes en sont la preuve. 1°. La pie-mère pénètre les anfractuosités; l'arachnoïde passe, sans s'arrêter, d'une éminence à l'autre, et souvent on la voit ou séparée de la pie-mère par de grands intervalles, ou simplement appliquée sur elle sans nulle communication. 2°. L'une, rougeâtre, toute tissue de vaisseaux, n'est destinée qu'à offrir aux troncs qui s'y portent une large surface où ils puissent se diviser à l'infini avant de pénétrer dans la substance molle du cerveau ; c'est un lacis de vaisseaux sanguins plutôt qu'une membrane véritable : l'autre, blanchâtre, mince, demi-transparente, dépourvue de ce genre de vaisseaux, ne paraît qu'un composé des exhalans qui lui apportent, et des absorbans qui lui enlèvent l'humeur dont elle est sans cesse lubrifiée. 3°. La première n'est remarquable, à la suite des inflammations, que par sa rougeur, effet du sang qui y aborde; la seconde s'épaissit, devient opaque et d'un blanc plus foncé, se recouvre fréquemment de cette

exsudation visqueuse, caractéristique des membranes séreuses en suppuration. 4°. Celle-ci, après avoir
accompagné les vaisseaux et les nerfs jusqu'aux
troncs qui les transmettent hors du crâne, se réfléchit visiblement sur la dure-mère, qui en emprunte,
comme je le dirai, le poli qui distingue sa face interne : celle-là se perd bientôt sur les nerfs, et jamais
on n'y voit une semblable réflexion. 5°. En enlevant
l'arachnoïde, on détache aussi la pie-mère qui
adhère au niveau des circonvolutions ; et c'est là sans
doute ce qui en a imposé. Mais ce fait ne prouve
pas plus l'identité des deux membranes, qu'il n'établit celle de la plèvre, du péricarde, du péritoine, etc., avec le tissu cellulaire qui leur est subjacent, et qui accompagne toujours ces membranes
lorsqu'on les arrache de dessus leurs organes respectifs. Ces rapides considérations suffisent, je crois,
pour établir entre ces deux membranes une ligne
réelle de démarcation, et admettre par conséquent
l'existence isolée de l'arachnoïde. Mais c'est peu d'a-
voir constaté son existence, il faut encore déterminer sa nature, suivre son trajet et ses rapports, assigner ses fonctions. Or, sur tous ces points, l'anatomie connue ne nous offre qu'un vide à remplir.

Tous les organes importans, tous ceux qui sont
agités d'un mouvement habituel, se trouvent enveloppés d'une membrane séreuse qui leur sert de limites, les isole des parties voisines, favorise leur
expansion et leur resserrement alternatifs, par l'humeur qui en lubrifie sans cesse la surface lisse et
polie. Cette loi de conformation est universelle : le
poumon qu'embrasse la plèvre, le cœur que revêt le

péricarde, l'estomac, les intestins, le foie, la rate, etc.,
sur lesquels se déploie largement le péritoine, le
testicule que recouvre la tunique vaginale, nous en
offrent des exemples. Toutes ces membranes ont,
comme je l'ai démontré, les mêmes caractères de
conformation, de structure, de fonctions, et même
d'affections morbifiques. Cette uniformité dans la
disposition extérieure de tous les organes importans, m'avait fait soupçonner depuis long-temps que
le cerveau ne devait point faire exception à la règle
générale, et qu'une enveloppe analogue en tout aux
membranes séreuses des grandes cavités devait, en
le recouvrant, remplir à son égard les mêmes fonctions que ces membranes à l'égard de leurs organes
respectifs. Je crois que ce soupçon deviendra une
réalité, si j'établis d'une manière évidente que, 1° la
nature intime, 2° la disposition extérieure, le trajet
et les rapports, 3° les fonctions et les affections de
l'arachnoïde sont exactement les mêmes que celles
des membranes séreuses.

a. *Organisation de l'Arachnoïde.*

La nature intime de la plupart de nos parties
échappe presque constamment aux grossiers instru-
mens de nos recherches; en sorte que, pour déterminer avec précision quel rang un organe inconnu
occupe parmi les ressorts nombreux de notre ma-
chine, il faut le comparer à ceux dont la nature bien
constatée ne laisse aucun doute dans l'esprit du
physiologiste, afin d'établir sur l'analogie ce que
l'inspection et la dissection ne peuvent nous four-

nir. Cette méthode de suppléer par le raisonnement au défaut des sens, dans nos recherches sur l'organisation, est surtout applicable à l'arachnoïde, que son extrême ténuité dérobe à presque tous nos moyens mécaniques. Or, en procédant par cette voie, je prouverai, je crois, d'une manière évidente, que par sa nature intime l'arachnoïde appartient à la classe des membranes séreuses, si j'établis que sa texture sensible, ses propriétés vitales, ses fonctions connues et ses affections morbifiques sont les mêmes que les leurs : car, semblable à elles par les résultats de l'organisation, comment pourrait-elle être différente par l'organisation elle-même?

J'ai prouvé ailleurs que toutes les membranes séreures sont remarquables par une surface lisse, polie, reluisante, humide de sérosité, contiguë et jamais continue aux organes voisins; par le petit nombre de leurs vaisseaux sanguins et la multitude de leurs exhalans et de leurs absorbans; par la base essentielle de leur texture, qui est cellulaire; par leur transparence lorsqu'on les a détachées. Or, examinez l'arachnoïde : vous y retrouverez exactement tous ces caractères, si vous fixez successivement votre attention sur sa surface correspondante à la dure-mère, sur les endroits où son système vasculaire peut le plus facilement être aperçu, comme à la base du crâne, où, isolée par l'une et l'autre faces, et par là transparente, elle ne peut nous présenter comme lui étant propres les vaisseaux sanguins de la pie-mère; sur des lambeaux de cette membrane exposés pendant quelques jours à la macération; sur les endroits où vous l'aurez décollée, par une légère insufflation,

de la pie-mère qu'elle recouvre. La ténuité de l'arachnoïde s'opposerait-elle au rapprochement établi entre
sa texture et celle des membranes séreuses? Mais qui ne
sait que l'épiploon présente encore moins d'épaisseur?

Si de la texture nous passons aux propriétés,
même analogie observée. Sensibilité organique manifeste dans l'état ordinaire, susceptible, dans les affections inflammatoires, de se transformer en sensibilité animale; contractilité organique insensible
peu apparente d'abord, mais cependant caractérisée
par une foule de phénomènes; contractilité organique sensible et animale nulles; extensibilité et contractilité de tissu réelles, mais peu étendues : voilà
les propriétés des membranes séreuses. Telles sont
aussi celles que m'ont démontrées, dans l'arachnoïde,
diverses expériences sur les animaux vivans. La pression d'un corps, l'action déchirante ou coupante du
scalpel, l'application de divers caustiques, ne paraissent exciter dans l'animal aucune sensation dou-
loureuse. Mais cette membrane s'enflamme-t-elle à
la suite de son exposition à l'air un peu long-temps
continuée, le contact d'un corps auparavant indifférent devient pénible et même cruel. Ici, comme
dans une foule d'autres parties, la sensibilité inhé-
rente à l'organe s'y trouve distribuée dans une trop
faible proportion pour que cet organe devienne,
dans l'état naturel, un agent de sensations vives,
soit douloureuses, soit agréables. Il faut que, par
l'inflammation, la nature ait doublé, triplé même
cette proportion, afin que cet effet soit produit.
L'absorption qui s'opère dans l'arachnoïde prouve
sa contractilité organique insensible. Son retour sur

elle-même à la suite de l'évacuation de certaines congestions aqueuses, sanguines, etc.; le volume pro-
digieusement augmenté de certaines têtes hydrocéphales, sans rupture de cette membrane, établissent
son extensibilité et sa contractilité de tissu.

Si, pour suivre l'analogie de l'arachnoïde avec les
surfaces séreuses, nous prenons les fonctions de
cette membrane, nous voyons qu'elles sont, 1° de
séparer le cerveau d'avec les premières enveloppes
qui le renferment, et auxquelles, par son moyen, il
n'est que contigu; de former ainsi à ce viscère une
limite membraneuse, qui, rompant pour ainsi dire
toute communication organique entre lui et les parties voisines, isole sa vie propre et les fonctions importantes qu'il remplit, de la vie propre et des
fonctions moins essentielles de tout ce qui l'entoure;
2° d'exhaler sans cesse un fluide albumineux, dont
on trouve sa surface constamment humide, qui se
dissipe sous forme de vapeur sensible dans les animaux sur lesquels on met cet organe à découvert,
surtout dans un temps froid, et qui, destiné à lu-
brifier ce viscère, favorise ses mouvemens, et prévient les adhérences qui en seraient le résultat. Cet
usage de l'arachnoïde est mis hors de doute par la
considération suivante : sa surface, mise à nu dans
un animal vivant, exhale visiblement une humidité.
En effet, étant essuyée exactement dans une partie
quelconque de son étendue, cette humidité y est
reproduite au bout de peu d'instans. D'ailleurs pendant une assez longue exposition à l'air, et avant
qu'elle ne s'enflamme, cette membrane reste humide:
or, elle se sécherait bientôt si ce que ce fluide lui

enlève par la vaporisation ne lui était rendu par l'exhalation. A cette exhalation de l'arachnoïde correspond nécessairement une absorption, qui s'exerce non-seulement sur l'humeur lymphatique, mais encore sur les fluides étrangers. J'ai ouvert le crâne d'un chien par le trépan, après avoir déchiré et enlevé les épais faisceaux charnus qui le recouvrent sur les côtés. L'ouverture a été bouchée, comme dans les expériences de Lorry, par un morceau de liége que traversait un tuyau de plume, au moyen duquel j'ai injecté dans la cavité du crâne un fluide légèrement coloré et à la température de l'animal. L'appareil a été fermé ensuite. L'animal ne s'est point assoupi, a eu d'abord quelques légers mouvemens convulsifs, est ensuite tombé dans l'abattement et dans une espèce d'impuissance de mouvemens, quoique la paralysie n'ait pas été complète. Je l'ai tué au bout de huit heures, et je n'ai retrouvé du fluide introduit qu'une très-petite quantité qui était ramassée vers la base du crâne. La même expérience, tentée après la mort, ne m'a donné qu'un faible résultat, quoique l'animal eût été maintenu, par un bain chaud, à sa température ordinaire. Dans les plaies de tête, il se fait fréquemment des épanchemens sur l'arachnoïde, comme le prouvent l'opération du trépan et l'ouverture des cadavres. Or, sur un très-grand nombre de malades que Desault a eus à traiter, jamais il n'a pratiqué cette opération, et cependant la plupart ont très-bien guéri : donc, chez ceux de ces malades qui avaient des épanchemens (et il est impossible que sur le nombre plusieurs n'en aient eu), ces épanchemens ont été absorbés, puisque le sang

qui s'extravase, et que les lymphatiques ne repren-
nent pas, finit toujours par occasioner des accidens,
l'inflammation, les dépôts, etc., etc. Qui ne sait
d'ailleurs que, dans l'opération même du trépan,
lorsque le sang se trouve sous la dure-mère, il ne
s'évacue jamais qu'en très-petite quantité, malgré la
précaution d'inciser cette membrane, parce qu'il
n'est point alors ramassé en foyer, mais disséminé
sur toute l'arachnoïde? Or, la portion restante, lorsque le malade guérit, doit nécessairement être absorbée. Je crois que, d'après les faits et les considérations précédentes, il est difficile de ne pas envisager
l'arachnoïde comme l'organe de l'exhalation et de
l'absorption cérébrales.

Cependant une difficulté reste encore à résoudre:
la dure-mère, suivant l'opinion commune, correspond, comme l'arachnoïde, à la cavité cérébrale où
se répandent ces humidités : elle peut donc, comme
celle-ci, les fournir et les reprendre. Je montrerai
bientôt que cette manière d'envisager la dure-mère
n'est point conforme à sa disposition anatomique,
et que sa surface interne, lisse et polie, n'est qu'un
repli de l'arachnoïde. Mais faisons abstraction de ce
fait qui lèverait toute difficulté, et raisonnons d'a-
près l'opinion commune. 1°. La dure-mère est certainement de la nature du périoste, de la sclérotique, etc..., de l'enveloppe du corps caverneux, de
la membrane albuginée, etc. : or, aucune de ces
membranes ne remplit une fonction semblable à
celle qu'on attribuerait ici à la dure-mère. 2°. La
dure-mère a partout la même structure, et cependant ce n'est que par sa portion correspondante à

la cavité cérébrale qu'elle paraît être un organe exhalant. Pourquoi ne sépare-t-elle pas également de
la sérosité dans l'orbite où elle se prolonge, dans la
fosse pituitaire où elle passe sous la glande de même
nom, après avoir abandonné l'arachnoïde qui en tapisse la face supérieure? Pourquoi, dans le canal
vertébral, sa face externe, isolée des organes voisins
comme l'interne, n'est-elle pas comme elle sans
cesse humide d'une rosée lymphatique? Comment
concilier cette uniformité d'organisation avec cette
différence de fonctions? 3°. Tous les fluides séreux
de l'économie animale, qui lubrifient les cavités,
sont fournis par une membrane unique, et non par
le concours de plusieurs organes : comment celui-
ci, semblable en tout aux autres par sa nature, au-
rait-il un mode différent d'exhalation? 4°. Comment
conçoit-on qu'un fluide essentiellement homogène
soit séparé du sang par deux organes si essentiellement différens sous le rapport de leur structure que
le sont la dure-mère et l'arachnoïde? Trouve-t-on un
seul exemple, dans l'économie vivante, de deux organes de classe différente concourant à produire le
même fluide? 5°. La sérosité s'exhale dans les ventricules sans le concours de la dure-mère et seulement par l'arachnoïde qui s'y introduit comme je le
prouverai. Toutes ces considérations m'ont déterminé
depuis long-temps à considérer la dure-mère comme
étrangère à l'exhalation et à l'absorption de la sérosité du cerveau, et à en regarder l'arachnoïde comme
le siége exclusif.

Rapprochons maintenant les fonctions des membranes séreuses de celles bien constatées de l'arach-

noïde, et nous les verrons, 1° isoler aussi leurs organes respectifs; 2° exhaler sans cesse; 3° absorber
autour d'eux une humeur séreuse de même nature
que celle de l'arachnoïde, et sous ce rapport entrer
essentiellement comme elle dans l'ensemble du système lymphatique: Donc il y a analogie parfaite de
fonctions entre elle et l'arachnoïde.

De cette analogie des fonctions je passe à celle des
affections morbifiques. Les membranes séreuses
sont remarquables, parce qu'elles seules, avec le
tissu cellulaire, sont le siége des hydropisies proprement dites, ou des hydropisies lymphatiques;
parce qu'à la suite de leur inflammation, leurs faces
diverses contractent souvent ensemble des adhérences; parce que souvent alors elles s'épaississent,
perdent leur transparence, deviennent blanchâtres;
parce que dans ces cas une exsudation visqueuse,
adhérente à leur surface, difficile à enlever, forme
leur suppuration. Or, un rapide coup d'œil jeté sur
l'arachnoïde nous y montrera les mêmes caractères
morbifiques. Le sac qu'elle forme, et surtout sa
portion prolongée dans les ventricules, devient le
siége fréquent des collections lymphatiques qui
constituent l'hydrocéphale. A la suite des inflammations du cerveau, Kauw-Boerhaave, Dehaën, Boë-
mer, etc., ont fréquemment vu la face externe de
l'arachnoïde et la face correspondante de la dure-
mère adhérer ensemble, soit immédiatement, soit
au moyen d'une espèce de membrane artificielle
formée ici comme dans le péricarde, la plèvre, etc.
Je possède des exemples de cette dernière disposition; je les montre dans mes cours d'anatomie pa-

thologique. Lorsque, dans le trépan, la dure-mère
a été divisée, la portion d'arachnoïde qui correspond
à l'ouverture s'enflamme et adhère ensuite à la cicatrice. J'ai essayé, dans un animal, de déterminer,
par une injection de vin sous le crâne, l'adhérence
de cette membrane, comme on produit artificielle-
ment celle de la tunique vaginale dans l'hydrocèle;
mais l'animal n'a pu survivre que vingt-huit heures à
l'expérience, et l'adhérence n'était point encore
contractée. J'ai eu occasion d'observer quelquefois,
sur des sujets morts de plaies de tête, l'opacité de
l'arachnoïde et son épaississement. Elle se condense
alors, comme la plèvre, par des couches ajoutées
d'une matière lymphatique. Ce même phénomène,
que l'ouverture des cadavres offre chaque jour, s'observe aussi à la face interne de la dure-mère, ce qui
tient à la portion d'arachnoïde qui la tapisse, puisqu'il
n'est jamais sensible à sa face externe. Quant à l'exsudation visqueuse que laisse échapper l'arachnoïde
enflammée, elle est prouvée par un très-grand nombre de faits. Ce mode de suppuration est si commun
dans les plaies de tête à l'Hôtel-Dieu, qu'il formait
un des grands argumens par lesquels Desault com-
battait le trépan, toujours alors inutile, puisque
cette couche épaisse, visqueuse, adhérente à la surface externe du cerveau, ne saurait échapper par
l'ouverture; à peine peut-on l'enlever exactement
avec le manche du scalpel sur le cadavre dont le cerveau a été mis à découvert.

Les nombreux rapprochemens que je viens d'établir entre l'arachnoïde et les membranes séreuses en
général me paraissent suffisans pour répondre au

problème que nous nous sommes proposé ci-dessus.
En effet, puisque, d'une part, la nature intime d'un
organe quelconque est déterminée quand on a démontré sa texture, ses propriétés vitales, ses fonctions, et le caractère qu'imprime son organisation
à ses affections morbifiques; puisque, d'une autre
part, il est évidemment prouvé que, sous ces quatre
rapports essentiels, l'arachnoïde est analogue aux
membranes séreuses, je crois que sans crainte d'erreur nous pouvons établir, comme une conséquence
de ce qui vient d'être dit, cette proposition générale : *L'arachnoïde, par sa nature, appartient à la
classe des membranes séreuses.*

b. *Trajet de l'Arachnoïde extérieure.*

J'ai démontré que toute surface séreuse représente
un sac sans ouverture, replié et sur les organes auxquels elle appartient, et sur les parois de la cavité
où se trouvent ces organes, fournissant à leurs vaisseaux une gaîne qui les accompagne, et ne s'ouvrant
jamais pour les laisser pénétrer; en sorte que rien
n'est contenu dans la cavité qu'elle forme, et que
s'il était possible de l'enlever distinctement par la
dissection, cette cavité resterait dans son intégrité.
Or, si on compare à cette conformation celle de
l'arachnoïde, et qu'on suive son trajet, il est facile
de démontrer, le scalpel à la main, que, de même
que ces membranes, elle se replie et sur le cerveau
qu'elle embrasse sans le contenir, et sur la face
externe de la dure-mère qu'elle tapisse, et sur les
nerfs et les vaisseaux qui partent du cerveau ou qui

s'y rendent, de manière qu'aucun de ces organes n'est contenu dans sa cavité, que remplit seule l'humeur qui la lubrifie. Pour suivre le trajet de cette membrane, considérons-la sur le cerveau, sur la moelle épinière, sur la dure-mère, et dans les ventricules ; car quoique, partout continue, elle ne puisse s'isoler, cependant sa disposition deviendra plus sensible en ne l'examinant à la fois que sur un petit nombre de parties.

Considérée sur la convexité du cerveau, l'arachnoïde y est très-sensible, surtout par l'insufflation. 1°. Elle revêt l'un et l'autre hémisphères, fournit à chaque veine allant au sinus longitudinal supérieur une gaîne qui se continue ensuite sur la dure-mère, embrasse à peu près de la même manière les granulations cérébrales de cette partie, qui se trouvent ainsi hors de sa cavité. Cette disposition fait que ses adhérences avec la dure-mère sont très-nombreuses au-dessous du sinus longitudinal supérieur, où se trouvent surtout ces replis : on n'en remarque presque aucun sur la convexité des hémisphères. 2°. Elle descend de l'un et de l'autre côtés sur la face de ces hémisphères correspondant au sillon qui les sépare, tapisse le corps calleux dont l'écartent les artères de même nom, et fournit aux veines du sinus longitudinal inférieur des enveloppes qui se réfléchissent ensuite sur la faux.

De la convexité du cerveau, l'arachnoïde se porte en arrière et en devant. Voici son trajet dans le premier sens. 1°. Sa portion correspondante aux hémisphères se prolonge sur leurs lobes postérieurs, qu'elle revêt en fournissant quelques gaînes à des

veines qui se portent dans les sinus latéraux, passe
sur la rainure qui les sépare du cervelet, où elle est
très-distincte et isolée par ses deux faces, se déploie
sur la partie supérieure de ce viscère, y fournit
d'autres gaînes aux veines du sinus droit, descend
sur sa circonférence, y accompagne plusieurs gaînes
qui vont aux sinus latéraux et auxquelles elle fournit des enveloppes, puis vient recouvrir sa face inférieure, où une large portion de son étendue se
trouve isolée vis-à-vis la rainure qui sépare ses deux
lobes. 2°. Quant à la portion de l'arachnoïde correspondante au corps calleux, elle se prolonge aussi
en arrière sur le cervelet ; mais elle concourt auparavant à former autour des veines de Galien une ouverture dont je parlerai bientôt.

D'après ce qui vient d'être dit, on conçoit le trajet de cette membrane sur le cervelet, les lobes
postérieurs et la convexité du cerveau. Mais comment
se comporte-t-elle sur la base de ce viscère ? le voici :
1° de la partie supérieure des hémisphères, elle
s'avance sur les lobes antérieurs, et les entoure
exactement. Quant à l'intervalle qui les sépare, elle
s'enfonce en haut dans tout cet intervalle, et le
laisse très-apparent. En bas, elle ne s'enfonce que
dans sa partie antérieure ; dans la postérieure, elle
passe immédiatement d'un lobe à l'autre, en sorte
que, pour voir leur intervalle, il faut inciser le repli
qu'elle forme entre eux. Plus en arrière, elle recouvre les nerfs olfactifs, auxquels elle forme une petite gaîne à leur extrémité. Une autre très-sensible,
de forme conique, est fournie aux nerfs optiques ;
celle-ci se prolonge dans leur enveloppe fibreuse,

et ne se réfléchit sur elle que dans l'orbite. 2°. Elle embrasse, par sa portion qui descend du corps calleux, la tige pituitaire en manière d'un entonnoir dont l'extrémité s'épanouit sur la glande du même nom, et se trouve séparée par elle de la dure-mère qui s'enfonce dans la fosse et en forme le périoste. 3°. Elle entoure d'un canal transparent la carotide à son entrée dans le crâne, se porte sous la protubérance cérébrale, forme entre elle et l'union des nerfs optiques un repli séparé de la substance cérébrale par un espace très-profond; elle est aussi entièrement isolée sous cette protubérance, ainsi qu'au niveau de ses prolongemens antérieurs et des rainures qui les bornent latéralement, rainures au fond desquelles est l'ouverture qui communique dans l'extrémité des ventricules, et que remplit la pie-mère. Aux environs de la protubérance, l'arachnoïde fournit des gaînes aux nerfs moteurs communs des yeux, pathétiques, trijumeaux, moteurs externes, auditifs et faciaux. 4°. On la voit se diriger sur les parties latérales du cervelet, sur le commencement de la moelle épinière, sur les prolongemens postérieurs de la protubérance cérébrale. Elle est entièrement libre au niveau des sillons plus ou moins profonds qui se rencontrent entre ses diverses parties, passe sur eux sans s'y enfoncer, et reste à cause de cela très-apparente. Elle accompagne dans ces espaces les nerfs vague, spinal, hypoglosse, sous-occipital; recouvre l'artère vertébrale, et se continue ensuite dans le canal vertébral où nous l'examinerons.

Ces nombreux replis de l'arachnoïde à la base du

crâne se voient facilement, lorsqu'après avoir mis
sans secousse le cerveau à découvert, on le soulève
avec précaution en avant et sur les côtés. Les diverses gaînes paraissent alors plus larges du côté
du cerveau, plus étroites vers la dure-mère, sur laquelle toutes se réfléchissent à l'endroit où elle est
percée, ou un peu au-delà, pour laisser passer seul
le nerf ou le vaisseau, qui, isolé d'elle, va à sa destination. Toutes sont lâches, sans adhérence avec
l'organe qu'elles entourent, se rompent très-facilement, surtout celles des olfactifs et des pathétiques;
ce qui, sans doute, a empêché jusqu'ici qu'on ne
les ait décrites avec exactitude. Ces gaînes se trouvent presque toujours dépourvues de la pie-mère,
qui disparaît insensiblement très-près du cerveau
et du cervelet, et qui n'accompagne point les nerfs
d'une manière sensible.

Nous venons de voir l'arachnoïde enveloppant,
sans les contenir, le cerveau, ses nerfs et ses vaisseaux, se continuant ensuite en arrière et en devant
sur la moelle épinière. Arrivée là, elle forme une
espèce d'entonnoir par lequel est embrassé ce prolongement médullaire, et qui descend jusque sur
les faisceaux nombreux qui le terminent. Nous verrons à l'article où nous en traiterons la manière
dont elle se comporte sur lui. Je passe à la manière
dont elle revêt la dure-mère.

D'après ce que nous venons de dire, il est évident
que la totalité de la masse cérébrale est embrassée
par l'arachnoïde, comme le cœur, le poumon, le
foie, la rate, etc., le sont par leurs membranes séreuses respectives, avec cette différence qu'ici les

replis sont plus nombreux par rapport au nombre beaucoup plus grand de nerfs et de vaisseaux. Il me reste, pour compléter l'analogie, à démontrer que, de même que chaque membrane séreuse, après avoir tapissé son organe, se réfléchit ensuite sur les parois de la cavité où il est contenu; de même l'arachnoïde, après avoir recouvert le cerveau et ses prolongemens, revient sur la dure-mère, dont elle revêt toute la face interne.

Nous avons vu les gaînes nombreuses qui accompagnent les nerfs et les vaisseaux jusqu'à leur sortie ou leur entrée par les trous du crâne et du canal vertébral, se réfléchir ensuite, et se porter sur la dure-mère : là, elles s'unissent toutes, et forment une membrane générale recouvrant et la dure-mère et ses prolongemens, tels que la faux cérébrale, la tente et la faux du cervelet, qui se trouvent ainsi hors de la cavité du crâne, et non humectées de sérosité, composant avec la portion qui revêt le cerveau le sac sans ouverture que j'ai dit être représenté par l'arachnoïde, laquelle présente ainsi une portion cérébrale et une portion crânienne, comme la plèvre a sa portion costale et sa portion pulmonaire. Cette manière d'envisager l'arachnoïde paraîtra sans doute paradoxale, d'après l'opinion commune des anatomistes, et d'après les difficultés qu'on éprouve ordinairement à isoler par la dissection ce feuillet interne de la dure-mère. Mais je crois que les réflexions suivantes lèveront sur ce point toute espèce de doutes.

1°. Si l'on dissèque dans une étendue quelconque la dure-mère de dehors en dedans, en enlevant successivement ses diverses couches, on remarque que toutes sont distinctement fibreuses, excepté la dernière, qui est celluleuse, sans aucune fibre, transparente, et telle, en un mot, qu'on voit l'arachnoïde dans les endroits où elle est libre par ses deux faces. Cette dissection est beaucoup plus facile qu'il ne le semble d'abord. On peut aussi, en fendant dans une certaine étendue, et le plus superficiellement possible, la face interne de la dure-mère avec la pointe du scalpel, enlever, au moyen de cette insision, des lambeaux très-considérables d'arachnoïde. Ces lambeaux sont minces et transparens. Quelques fibres leur restent quelquefois attachées; mais on distingue très-bien ce qui est fibreux d'avec ce qui est séreux, lisse et uni. 2°. Dans le fœtus et l'enfant, l'arachnoïde est plus distincte de la dure-mère que dans l'adulte; elle y tient souvent d'une manière lâche. A cet âge, en commençant à la disséquer d'abord sur le cerveau, puis le long d'une des gaînes dont j'ai parlé, ensuite à l'endroit de la réflexion de cette gaîne, enfin sur la dure-mère où se fait cette réflexion, on voit très-manifestement sa continuité sur tous ces points, et elle peut être suivie très-loin sur le dernier. L'adhérence augmente avec l'âge, mais la nature reste distincte : ainsi le feuillet séreux du péricarde, très-lâchement uni, dans le premier âge, au centre phrénique du diaphragme, lui devient-il par la suite étroitement lié : ainsi le même feuillet séreux et le feuillet fibreux du péricarde, quoique très-fortement adhérens sur les côtés, sont-ils essentiellement différens l'un de l'autre. J'ai trouvé des sujets où l'adhérence de l'une et l'autre membranes est plus marquée, et presque semblable à celle de l'adulte. 3°. Il est des endroits où l'arachnoïde est très-distincte de la dure-mère : ainsi, comme je l'ai dit, après avoir fourni une gaîne à la tige pituitaire, elle s'épanouit sur le corps où se termine cette tige; tandis que la dure-mère passant dessous, tapisse la cavité de même nom. Ces deux membranes se réunissent ensuite. 4°. Le poli de la surface interne de la dure-mère dépend évidemment de la présence de l'arachnoïde. En effet, si on examine un des conduits fibreux que fournit la dure-mère du canal vertébral à chacun des nerfs qui en partent, d'un côté on voit l'arachnoïde se réfléchir au lieu d'y pénétrer; d'un autre côté, si on ouvre ce conduit, on observe qu'il ne présente plus l'aspect poli et luisant qu'avait la dure-mère dans ce canal. La dure-mère ne doit donc point à elle-même ce caractère, mais à l'arachnoïde qui la tapisse. Quelquefois celle-ci pénètre en partie dans ces conduits, et se réfléchit au milieu : alors ils sont en partie lisses et en partie rugueux et celluleux au dedans; d'ailleurs, on sait que la dure-mère ne présente point cet aspect lisse et poli dans le canal vertébral, à sa face externe, quoique cette face soit libre et sans adhérences. Enfin, le poli qu'on remarque sur certains organes n'est jamais produit que par des membranes séreuses : ainsi le cœur, le poumon, le foie, etc., doivent leur surface luisante et polie au péricarde, à la plèvre, au péritoine; la surface interne des coulisses tendineuses à leur capsule synoviale, les articulations à la leur; en sorte que ce caractère extérieur des organes indique toujours

une membrane séreuse qui les enveloppe, soit d'une
manière serrée, comme les capsules des tendons, la
portion de tunique vaginale correspondant à l'albuginée, etc.; soit d'une manière lâche, comme le
péritoine, la plèvre, etc. La dure-mère ferait-elle
donc seule une exception à cette loi générale de
l'économie animale? 5°. A la suite des inflammations,
où la dure-mère présente un épaississement remarquable, effet d'une espèce de membrane accidentellement produite là comme à la plèvre, etc., on remarque ce phénomène à sa face interne, et non à
l'externe : or, l'inflammation a été la même partout;
donc ce changement ne lui est point propre, mais
à l'arachnoïde qui la tapisse. J'ai deux pièces où de
fausses membranes accompagnaient l'hydrocéphale,
et tapissaient l'arachnoïde devenue le siége d'une
inflammation chronique. Or, dans l'une et l'autre,
la couche qui enduit la surface interne de la dure-
mère est la même que celle qui revêt l'arachnoïde
cérébrale. De plus, l'inflammation chronique donnait à l'arachnoïde crânienne le même aspect qu'à
cette dernière, tandis que le tissu même de la dure-
mère était exempt de cette affection. 6°. La surface
interne de la dure-mère est le siége évident de l'exhalation de la sérosité cérébrale, puisque, si on la
met à découvert dans un animal vivant, et qu'on
essuie cette sérosité dans une étendue quelconque,
elle est bientôt reproduite. Or, je crois avoir prouvé
évidemment plus haut qu'il répugne à la structure
de la dure-mère d'être l'organe de cette exhalation :
donc c'est l'arachnoïde réfléchie à la surface interne
de cette membrane qui est cet organe. 7°. Les ossi-

fications de cette surface interne y prouvent encore l'existence de l'arachnoïde. En effet, ces ossifications se font entre elles et l'arachnoïde à peu près comme celles des artères ont lieu entre la membrane interne et la membrane fibreuse; en sorte que, soulevée par les plaques osseuses, l'arachnoïde est très-sensible à leur circonférence. J'ai dans ma collection de pièces d'anatomie pathologique trois dure-mères où les ossifications, très-sensibles, rendent très-apparente la disposition que j'indique.

Tout tend, d'après ce que je viens de dire, à persuader que la dure-mère est recouverte en dedans par un feuillet séreux venant de l'arachnoïde. L'adhérence seule peut ici jeter des doutes : ils sont faciles à lever, si on considère que la conjonctive adhère aussi à la cornée, la tunique vaginale à l'albuginée, la synoviale des tendons à ceux-ci, le péricarde au feuillet fibreux qui coupe le centre phrénique, etc., et que cependant on ne révoque pas en doute l'existence de ces membranes. Je crois donc pouvoir établir comme un fait anatomique bien constaté, que l'arachnoïde, semblable en tout aux membranes séreuses, a sa portion cérébrale et sa portion crânienne partout contiguës entre elles, séparées par la sérosité, et continues seulement par les gaînes qui contiennent les vaisseaux et les nerfs, aux endroits où ces nerfs et ces vaisseaux sortent du cerveau ou y pénètrent.

Au reste, quand je dis, en décrivant le trajet de l'arachnoïde, que du cerveau elle se porte sur les nerfs, de là sur la dure-mère, etc., cette expression n'est destinée qu'à s'accommoder à notre manière ordinaire de concevoir. Sans doute elle se forme en même temps sur tous les organes, et se développe sur tous dans les mêmes proportions. Si cette manière de présenter la disposition•de l'arachnoïde répugne, surtout par rapport à la dure-mère, changeons nos expressions ; disons qu'elle embrasse seulement le cerveau, fournit aux nerfs et aux vaisseaux des gaînes qui se réfléchissent sur la dure-mère, comme l'inspection le prouve évidemment, et se perdent ensuite sur cette membrane, dont la face interne, éssentiellement différente, par son organisation, du reste de sa substance, est entièrement semblable sous ce rapport à l'arachnoïde. C'est là le point essentiel, que cette identité d'organisation entre la face interne de la dure-mère et l'arachnoïde, identité qui résulte évidemment des faits exposés ci-dessus. Quant à la manière de présenter la chose, elle est indifférente.

c. *Trajet de l'Arachnoïde intérieure.*

Ce trajet, non indiqué par les auteurs, mérite une attention particulière. En effet, tous les anatomistes ont dit que la pie-mère seule pénètre dans les cavités cérébrales pour les tapisser, après y avoir donné naissance au plexus choroïde. Je soupçonnais depuis long-temps que cette assertion est fausse, d'après les considérations suivantes : 1° la membrane qui revêt les ventricules et leurs diverses éminences, présente le même caractère, la même texture apparente que l'arachnoïde, quoique plus mince encore que celle-ci; elle en a l'aspect lisse et poli; elle recouvre

les vaisseaux sanguins, sans en contenir sensiblement dans son tissu, qui se trouve, excepté aux
plexus choroïdes, essentiellement différent de celui
de la pie-mère; 2° une rosée lymphatique s'en exhale sans cesse, et y est sans cesse absorbée; 3° il y
survient de fréquentes hydropisies; 4° à la suite des
inflammations, on y a trouvé des exsudations puri-
formes, semblables à celles de l'arachnoïde et des autres membranes séreuses, caractère qui n'appartient
point à la pie-mère. Ces premières considérations
me portaient à supposer les ventricules tapissés,
comme l'extérieur du cerveau, d'une sorte de membrane en forme de sac sans ouverture, semblable à
toutes les autres membranes séreuses, et que sa ténuité dérobait à nos dissections. Une autre réflexion
me confirmait dans cette idée : souvent les hydropisies des ventricules existent isolément, l'eau du
sac extérieur de l'arachnoïde n'étant point augmentée. Or, s'il n'y avait pas dans les ventricules
une membrane différente de la pie-mère, l'eau qui
s'y trouve épanchée refluerait bientôt au dehors, en
s'infiltrant par les prolongemens de cette dernière
membrane, qui de la base du crâne remonte dans
les ventricules par les ouvertures de communication
indiquées plus haut; car, comme je l'ai dit, la pie-
mère n'est que du tissu cellulaire dont les cellules
communiquant toutes, et étant parcourues par beaucoup de vaisseaux, laissent facilement passer la sérosité de l'une à l'autre. Il faut donc que les fentes
de communication du dehors au dedans du crâne
soient bouchées du côté des ventricules par une
membrane différente de la pie-mère qui s'insinue

par ces fentes. J'examinai en conséquence l'endroit où les prolongemens extérieurs de cette membrane viennent se confondre avec les plexus choroïdes et avec la toile choroïdienne; et je vis en effet
une lame très-mince passant sur eux, les empêchant
ainsi d'être contenus dans les cavités cérébrales, et
se perdant ensuite sur les éminences voisines, telles
que les couches optiques, les corps cannelés, les
cornes d'Ammon, etc. Je ne doutai plus dès lors,
1° que ce qu'on avait pris dans les ventricules pour
un prolongement de la pie-mère ne fût une véritable membrane séreuse extrèmement ferme, tapissant leurs parois, et se reployant ensuite autour
des plexus choroïdes situés véritablement hors de la
poche; 2° qu'il n'y eût aussi au dedans comme au
dehors un organe exhalant la sérosité, lui servant
momentanément de réservoir, et la transmettant
ensuite de nouveau dans le torrent circulatoire;
3° que si la dissection ne pouvait pas nous conduire
ici pas à pas, l'analogie y suppléait au moins d'une
manière évidente. Mais une question restait à résoudre : cette membrane interne a-t-elle une existence
isolée, ou est-elle une continuation de l'arachnoïde
dont elle partage la nature? L'inspection décida cette
question :

J'ai dit qu'après avoir tapissé le corps calleux, l'a-
rachnoïde descend sur le cervelet; mais en s'y prolongeant, on la voit s'enfoncer dans le ventricule
moyen, par une ouverture ovalaire située entre ces
deux parties. Cette ouverture embrasse d'abord de
tous côtés les veines de Galien et leurs nombreux
prolongemens, qui, en recevant chacun une enve

loppe, ne s'y trouvent point contenus, quoiqu'ils la traversent en tous sens. Elle se prolonge ensuite sous ces veines entre la glande pinéale et les tubercules quadrijumeaux, et se termine ensuite dans le ventricule moyen du cerveau, en formant un canal distinct. Ce canal, ainsi que les veines de Galien, traversent le prolongement de la pie-mère qui s'enfonce sous le corps calleux pour aller donner naissance à la toile choroïdienne.

Pour trouver ce conduit, il faut scier le crâne avec beaucoup de précaution, enlever très-légèrement la faux, de peur que les secousses qu'on lui imprime ne se communiquent à la tente du cervelet, aux veines de Galien, et surtout à la portion d'arachnoïde qui vient du corps calleux ; ne déchirent cette portion et en même temps ne détruisent l'ouverture, ce qui arrive dans le plus grand nombre des cas où l'on n'a point ces attentions. Le cerveau étant à découvert, on soulève doucement chaque hémisphère en arrière, en l'écartant un peu en dehors : les veines de Galien paraissent alors sortant du canal qui les embrasse, et dont l'orifice ovalaire est très apparent. Quelquefois cependant les bords de cet orifice embrassent tellement les veines, qu'on ne peut le distinguer que par une petite fente située d'un côté ou de l'autre, et qu'on croirait, au premier coup d'œil, qu'il y a continuité. Glissez alors un stylet le long de ces vaisseaux d'arrière en avant ; quand il aura pénétré un peu, faites-le tourner tout autour ; il dégagera les adhérences, et l'ouverture deviendra très-sensible.

Pour s'assurer que cette ouverture mène dans le

ventricule moyen du cerveau, il faut y introduire un
stylet crénelé, l'engager sous les veines de Galien,
le pousser doucement : il pénètre sans peine dans
le ventricule. On enlève ensuite le corps calleux et la
voûte à trois piliers, de manière à laisser en place la
toile choroïdienne; on incise sur le stylet, et on voit
que la membrane, lisse et polie dans tout son trajet,
n'a point été déchirée pour le laisser pénétrer. Quelquefois on éprouve de la résistance, on ne peut
même le faire parvenir : cela tient à ce que les veines qui viennent se dégorger dans celles de Galien,
s'entrecroisant en tous sens dans le canal, le rendent
pour ainsi dire aréolaire et arrêtent l'instrument : il
faut alors le retirer, et pour démontrer la communication, verser du mercure dans le trou extérieur;
par la position inclinée de la tête, il parvient tout
de suite dans le ventricule moyen. En soufflant aussi
de l'air, il parvient dans ce ventricule, et de là dans
les latéraux, par les ouvertures situées derrière l'o-
rigine de la voûte à trois piliers. Si on enlève celle-
ci, et qu'on mette par là à nu la toile choroïdienne,
elle se soulève chaque fois qu'on pousse de l'air.

L'orifice interne de ce conduit de communication
se trouve à la partie inférieure de la toile choroïdienne. Pour le voir, il faut renverser celle-ci en arrière ou avec la voûte à trois piliers qu'elle tapisse,
ou après l'en avoir isolée. La glande pinéale qui tient
à cette toile se renverse aussi : alors, au-dessus et
au-devant de cette glande, on voit une rangée de
granulations cérébrales représentant un triangle
dont la pointe est en avant. C'est à la base de ce
triangle qu'est l'orifice interne du conduit de l'arach-

noïde; un stylet qu'on y introduit se porte en dehors en passant sur la partie supérieure de la glande que le conduit surmonte. Quelquefois, comme dans le passage d'un stylet de l'orifice externe à celui-ci, les veines de Galien qu'on rencontre empêchent la pénétration; mais en se déviant un peu, en tâtonnant, on parvient toujours sans rupture (1).

Il paraît donc, d'après ce qui vient d'être dit, 1° que la membrane des ventricules, analogue par son apparence et sa nature à l'arachnoïde, en est un prolongement, et que le moyen de communication entre elles est le canal dont j'ai parlé; 2° que ce prolongement, plus mince encore que l'arachnoïde déjà si ténue, se déploie d'abord sur le ventricule moyen, descend en arrière par l'aqueduc de Sylvius, dans celui du cervelet qu'il revêt, et où il bouche les ouvertures par lesquelles pénètre la pie-mère,

---

(1) Béclard avait d'abord admis l'opinion de Bichat : il pensait, comme cet illustre anatomiste, qu'un véritable canal pratiqué dans le prolongement de la pie-mère qui va former la toile choroïdienne donnait passage à l'arachnoïde. Par un examen ultérieur, il reconnut qu'il n'y avait pas réellement de canal, mais seulement un cul-de-sac conique, retourné quelquefois sur lui-même et saillant en arrière dans certains cas d'hydrocéphale, où la sérosité, épanchée dans les ventricules, les remplit et les distend. Aussi professait-il dans ses dernières leçons, que la pie-mère est soudée avec elle-même dans tous les points où elle pénètre dans l'intérieur de l'encéphale, de sorte qu'elle ne laisse point entre ses feuillets d'intervalle dans lequel l'arachnoïde puisse ainsi s'enfoncer. Quoi qu'il en soit, l'existence ou la non-existence de ce canal est encore incertaine. (*Note ajoutée.*)

se porte en devant à travers les deux trous de communication des ventricules latéraux, trous qu'on
ne voit bien qu'en commençant la dissection du
cerveau par sa base, tapisse ces ventricules et leurs
éminences, se réfléchit sur le plexus choroïde,
bouche, tout le long de la concavité des corps
frangés, la communication qu'il y a entre ces cavités et l'extérieur, communication par laquelle
s'introduit la pie-mère pour se continuer avec le
plexus choroïde, lequel est principalement produit par la toile choroïdienne.

D'après ce qui vient d'être dit, il est évident que
la membrane séreuse tapissant les ventricules est à
l'arachnoïde ce qu'est au péritoine celle de la cavité
des épiploons, et que la plus parfaite analogie existe
entre l'ouverture que j'ai décrite et l'ouverture située sous la vésicule du fiel, et qui mène à cette cavité. Cependant telle est l'extrême ténuité de l'arachnoïde intérieure, surtout à l'endroit où elle revêt
la substance cérébrale, qu'il est impossible de la
soulever. Son existence dans le canal jusqu'à son
orifice interne sous la toile choroïdienne est très-
sensible, ainsi qu'au niveau des fentes de communication ; mais ailleurs, j'admets plutôt par la nature
de l'exhalation des ventricules, que par une dissection rigoureuse, l'arachnoïde intérieure.

On conçoit facilement par là un phénomène que
l'ouverture des cadavres offre quelquefois : on trouve
les ventricules très-distendus, leur cavité doublée,
triplée même, et cependant ils sont presque vides
de sérosité, tandis qu'il y en a beaucoup à la base
du crâne : l'eau n'a pu s'échapper par aucun endroit

que par l'ouverture dont j'ai parlé, le cadavre s'étant trouvé couché sur le dos la tête renversée. J'observe à ce sujet qu'un signe certain de la dilatation des ventricules, qui ne paraît pas toujours aisée à distinguer sur un cerveau non incisé, c'est la diminution des anfractuosités repoussées alors en dehors, et le moins de saillie des circonvolutions, en sorte que la surface cérébrale est presque unie dans tous ses points. Ce signe ne m'a jamais trompé.

Je crois que, d'après tout ce qui a été dit dans cet article, il serait difficile de révoquer en doute l'analogie que présente l'arachnoïde avec les membranes séreuses par sa conformation. Comme elles, on la voit, se déployant et sur l'organe auquel elle appartient et sur la cavité qui le renferme, former un sac sans ouverture où s'amasse la sérosité, embrassant les nerfs et les vaisseaux, et leur formant des gaînes qui les empêchent d'être contenus dans ce sac; enfin s'enfonçant dans les ventricules, et y formant un grand appendice analogue à celui qu'envoie le péritoine sous l'estomac et le colon, au-devant du pancréas et du duodénum, etc.

d. *Remarques sur l'Arachnoïde.*

Les faits multipliés rapportés plus haut nous permettent de présenter ici quelques vues générales, qui ne seront pour ainsi dire que les conclusions de ces faits. Elles ont rapport aux maladies et aux fonctions de l'arachnoïde. Il paraît que, dans l'inflammation du cerveau et de ses membranes, l'arachnoïde joue un rôle essentiel. C'est elle, et non la

dure-mère, qui doit faire rapporter cette inflammation à celle des membranes séreuses ou diaphanes.
Si la dure-mère participe à ces affections, c'est à
cause du feuillet interne qui la tapisse. Une expé-
rience rend ceci très-manifeste : mettez sur un animal la dure-mère à découvert dans une étendue assez
considérable de sa surface externe; incisez -la de
manière à exposer aussi à l'air sa surface interne :
celle-ci sera enflammée beaucoup plus vite que l'autre, car elle deviendra rouge bien plus vite, et surtout plus promptement sensible à l'impression des
irritans extérieurs, qui est nulle pour l'animal dans
les premiers instans de l'opération. Sans doute que
dans les inflammations du cerveau, la dure-mère ne
tarde pas à s'enflammer aussi; mais le siége primitif
du mal paraît être dans l'arachnoïde. D'ailleurs, j'ai
fait observer que ce n'est guère qu'à la surface interne de la dure-mère qui est tapissée par elle, ainsi
qu'à la surface du cerveau, qu'on observe l'exsudation purulente et les membranes contre nature
qui sont le résultat de ces inflammations. Au reste,
il paraît, par l'observation des maladies, que l'inflammation des membranes fibreuses telles que la dure-
mère est beaucoup plus lente dans ses progrès que
celle des membranes séreuses : l'inflammation du périoste, comparée à celle de la plèvre, en est une
preuve.

Quoique les hydropisies de l'arachnoïde présentent des phénomènes analogues à ceux des autres
membranes séreuses, et qu'on puisse alors la regarder comme un grand réservoir accidentellement
plein de sérosité, intermédiaire aux exhalans qui

continuent leurs fonctions, et aux absorbans qui ont cessé les leurs, cependant il se rencontre quelques différences assez notables. 1°. Dans l'hydropisie générale, où tout le système lymphatique est frappé d'atonie, où tout le tissu cellulaire s'infiltre, toutes les cavités se remplissent, celle-ci échappe presque constamment à la loi générale. 2°. L'hydropisie de l'arachnoïde est plus particulière à l'enfant, au fœtus; celle du péritoine, de la plèvre, de la tunique vaginale, du péricarde, etc., est plus souvent observée chez l'adulte. Cela tiendrait-il, pour l'arachnoïde, à la concentration des forces sur la tête dans le premier âge, époque à laquelle la nature, obligée de perfectionner simultanément tous les organes de la vie animale qui s'y trouvent, semble négliger les autres parties pour doubler le travail de la nutrition dans ses organes? On sait qu'en général, les premiers instans de l'existence sont, plus que tous les autres, sujets aux maladies de la tête. 3°. Une circonstance influe sans doute aussi sur la différence des hydropisies de l'arachnoïde; c'est qu'il y a beaucoup moins de vaisseaux absorbans, de ceux au moins qui sont sensibles dans nos préparations, à la tête que partout ailleurs, comme l'ont prouvé les recherches des anatomistes modernes, italiens, anglais et allemands.

Je remarque cependant que toutes les collections séreuses du crâne n'appartiennent pas à l'arachnoïde. Souvent, comme je l'ai dit, on trouve la pie-mère infiltrée dans les ouvertures cadavériques, et faisant une saillie qui soulève l'arachnoïde, à travers la-

quelle on voit l'infiltration, mais qui reste parfaitement intacte.

§ IV. *Des Granulations cérébrales.*

On trouve en divers endroits des membranes cérébrales de petites granulations plus ou moins sensibles, et auxquelles Pacchioni, qui a fixé sur elles
une attention spéciale, a donné le nom de *glandes*
quoique nous ignorions complétement leur usage(1).
Ordinairement décrites avec le sinus longitudinal
supérieur ou avec la surface externe du cerveau,
ces petites granulations doivent être considérées
d'une manière générale et isolée, parce qu'elles se
rencontrent dans plusieurs parties qui n'ont entre
elles aucune analogie de structure. On peut les rapporter à deux chefs principaux, aux sinus et à la
pie-mère.

a. *Granulations des Sinus.*

Le sinus longitudinal supérieur est celui qui en
contient le plus. Elles sont spécialement à sa partie
moyenne et postérieure; on les y voit, en le fendant supérieurement, amassées par paquets plus ou
moins considérables. Elles occupent, en général, le
contour des orifices par lesquels les veines viennent
s'aboucher dans ce sinus, où elles font une saillie

---

(1) Wenzel et Meckel considèrent ces granulations comme des
produits morbides dus à la fréquence des congestions de sang vers
l'encéphale.   (*Note ajoutée.*)

plus ou moins marquée. Elles se trouvent le plus souvent cachées en partie par des brides différemment disposées, et qu'il faut couper pour bien les mettre à découvert. Lorsqu'on examine un paquet de ces granulations, on voit qu'elles se tiennent toutes, et qu'on ne peut point les séparer sans rupture. Plusieurs existent isolément. Un feuillet très-mince de la membrane interne des veines les recouvre, et les empê che de baigner dans le sang.

Vers l'ouverture du sinus longitudinal supérieur dans les deux latéraux, ces granulations sont très-peu marquées. Ces sinus latéraux en contiennent plusieurs dans leur portion postérieure, qui correspond à l'occipital, et c'est toujours à l'embouchure des veines qu'on les observe. Leur portion antérieure, qui descend derrière le rocher pour se jeter dans la jugulaire, en est dépourvue. J'en ai observé quelquefois dans le sinus droit, à l'embouchure de la veine de Galien; d'autres fois, et même le plus souvent, on n'y en rencontre point. Tous les autres sinus en manquent absolument, ou du moins leur existence est très-difficile à constater.

Les granulations des sinus sont blanchâtres, quelquefois jaunâtres, plus grosses, mais moins denses et moins résistantes que celles de la pie-mère. Celles du sinus longitudinal supérieur sont les plus marquées. Elles reçoivent des vaisseaux, mais point de nerfs. Leur texture est complétement ignorée, ainsi que l'usage auquel elles sont destinées. Il est très-rare qu'on les trouve affectées dans les ouvertures cadavériques. Il y a cependant des exemples où on les a rencontrées ossifiées : j'en ai vu un. Dans un

autre cas, j'ai trouvé leur volume sensiblement augmenté, et leur organisation intérieure changée : elles
soulevaient sensiblement la dure-mère.

b. *Granulations de la Pie-mère.*

Elles ne diffèrent des précédentes que par leur situation et leur volume. Elles ont, du reste, une nature semblable et même, comme je vais le dire,
elles se continuent avec elles.

Dans la pie-mère extérieure, c'est spécialement
au-dessous des sinus qui en contiennent dans leur
cavité, qu'on en rencontre : ainsi, tout le long du
longitudinal supérieur on en voit autour des veines
qui pénètrent dans ce sinus ; elles sont, comme ces
veines, enveloppées d'un prolongement de l'arachnoïde, qui de la surface convexe du cerveau se porte
sur la dure-mère où il s'épanouit, en sorte qu'elles
ne se trouvent point dans la cavité arachnoïdienne,
dont la sérosité ne peut les humecter. Entourées des
replis vasculaires qui composent la pie-mère, elles
sont cependant complétement étrangères à cette
membrane. Leur volume est d'autant plus sensible,
qu'on les examine plus près des endroits où les veines cérébrales percent la dure-mère pour entrer
dans le sinus longitudinal. A ces endroits, elles ne
cessent pas d'exister ; on les voit s'engager dans les
écartémens de la dure-mère qui reçoivent ces veines pour les transmettre dans le sinus ; elles occu-
sent ces écartemens, qui parcourent un trajet oblique plus ou moins long, y entourent les veines
cérébrales, se continuent avec les granulations du

sinus lui-même, et rendent, par la saillie qu'elles font, la dure-mère très-inégale sur les côtés de ce sinus. Il résulte de cette disposition que ces granulations se voient dans trois endroits au niveau du sinus longitudinal, savoir : 1° dans sa cavité elle-même, 2° dans les écartemens de la dure-mère qui transmettent les veines cérébrales à cette cavité, 3° dans la pie-mère voisine, autour de ces veines cérébrales. Dans ces trois positions, les granulations se tiennent toutes, et font pour ainsi dire une traînée depuis le sinus jusque sur la pie-mère. Quand il existe des granulations dans les sinus latéraux et dans les autres, elles suivent un peu le trajet des veines dans les écartemens correspondans de la dure-mère, mais elles ne se propagent point jusqu'à la pie-mère.

A la base du cerveau, on ne trouve point de ces sortes de granulations dans la pie-mère; les troncs artériels qui occupent spécialement cette base n'en sont point environnés comme les troncs veineux qui se voient à sa convexité.

Les granulations de la pie-mère extérieure sont plus petites, mais plus denses que celles des sinus ; elles sont aussi plus blanches.

La pie-mère intérieure a aussi ses granulations. 1₀. On en trouve un nombre plus ou moins considérable dans les plexus choroïdes. Elles doivent être bien distinguées des vésicules séreuses qui se forment quelquefois accidentellement dans ces plexus. Elles sont rougeâtres ou grisâtres, et non pas blanchâtres comme celles de la pie-mère extérieure.

Elles paraissent aussi moins consistantes ; il est dou-
teux que leur nature soit la même.

2°. Dans la toile choroïdienne, on ne trouve de
granulations qu'à sa surface inférieure, au-dessus et
au-devant de la glande pinéale. Elles forment deux
rangées latérales qui partent de la partie antérieure
et supérieure de cette glande, se portent en convergeant l'une vers l'autre, se réunissent bientôt, et
bornent ainsi un espace triangulaire, à la base duquel s'ouvre le trou de l'arachnoïde qui de l'extérieur communique à l'intérieur du cerveau. En entrant par cet orifice, cette membrane tapisse d'abord
l'espace triangulaire dont je parlais, ce qui le rend
lisse. Quelquefois ces deux rangées de granulations
ne se réunissent point en devant ; elles cessent avant
de se rencontrer. Un peu plus blanches que celles des
plexus choroïdes, ces granulations paraissent avoir
la même nature.

3°. On trouve, dans la partie inférieure, et sur les
côtés du ventricule du cervelet, de petits replis de
la pie-mère où se rencontrent aussi beaucoup de
granulations analogues à celles des plexus choroïdes. Je reviendrai sur ces replis.

ARTICLE DEUXIÈME.

DE LA MASSE ENCÉPHALIQUE CONSIDÉRÉE EN GÉNÉRAL.

La masse encéphalique remplit toute la cavité du
crâne et celle de l'épine. Symétrique et régulière
comme ces cavités, elle est composée de parties im-
paires sur la ligne médiane, et de parties paires qui

se ressemblent exactement, sur les côtés de cette ligne. Sa conformation extérieure offre cette uniformité constante qui appartient à tous les organes de la vie animale. Il est rare qu'on y trouve ces variétés de volume, de figure, d'organisation même, qu'il est si ordinaire de rencontrer dans les organes intérieurs, comme dans le foie, la rate, etc. Elle n'éprouve que quelques légères différences suivant ses diamètres, différences que j'indiquerai bientôt. Son volume, plus considérable proportionnellement chez l'enfant que dans les autres âges, offre une différence assez sensible dans les deux sexes, différence qui coïncide avec celle qui a lieu sous le rapport du poids, et qui est constamment à l'avantage de l'homme. Il paraît différer beaucoup suivant les tempéramens, quoiqu'en effet ces différences soient le plus souvent légères. Ainsi, chez les sujets où le système musculaire est très-prononcé, le cerveau et le crâne paraissent fort petits comparativement aux membres et au tronc, tandis que l'un et l'autre semblent avoir un volume très-grand chez les sujets nerveux, où le système musculaire des membres est très-rétréci; mais cette apparence est jusqu'à un certain point illusoire. En effet, le volume absolu du cerveau varie peu; cet organe ne paraît différer que par proportion; tandis que les autres auxquels on le compare éprouvent spécialement ces variations de volume et d'épaisseur. Même considération par rapport à la stature : la masse encéphalique, comme la tête en général, en sont presque indépendantes; et c'est cette uniformité de volume qui les fait paraître fort petites dans un sujet de haute taille, fort grandes et disproportionnées même au reste du corps dans un nain. Y a-t-il un rapport entre la quantité de masse encéphalique et l'intelligence?

La substance contenue dans la cavité osseuse du crâne la remplit exactement; aucun intervalle ne reste entre elle et les parois de cette cavité. Au contraire, la cavité vertébrale est bien plus grande que le prolongement qu'elle renferme : aussi il peut s'amasser dans le canal vertébral une plus ou moins grande quantité de sérosité et de graisse sans lésion des fonctions nerveuses; tandis que le moindre épanchement dans le crâne suffit, s'il survient subitement, pour troubler les fonctions du cerveau. Tel épanchement qui, dans une fièvre ataxique, comprime le cerveau et en trouble entièrement les fonctions, serait nul sous ce rapport, si les parois crâniennes étaient molles et faciles à céder, comme celles du bas-ventre.

La forme de la masse encéphalique, considérée dans le crâne, est difficile à déterminer : elle se rapproche de l'ovalaire; elle est large en arrière et rétrécie antérieurement. En haut, cette masse est convexe; en bas, elle offre des inégalités très-marquées par la réunion des trois parties qui la composent. Cette forme varie en proportion des variétés que celle du crâne éprouve, suivant ses diamètres, transverse, perpendiculaire et longitudinal. J'ai indiqué ailleurs ces variétés. Dans tous ces cas, la partie inférieure est la moins altérée, parce que la base du crâne est la moins susceptible de varier. J'ai remarqué que la base cérébrale reste presque la même, soit que la convexité s'élève en pain de sucre, soit que les hémisphères augmentent longitudinalement, soit qu'ils prennent plus d'étendue tranversale. La protubérance cérébrale, ainsi que ses prolonge-mens, restent toujours les mêmes, quand les formes du cerveau et du cervelet varient; ce dernier est plus constant que le premier, et celui-ci plus variable à sa convexité qu'à sa base. La forme du cerveau peut encore être changée accidentellement par des maladies, comme par l'hydrocéphale, qui développe et distend la substance cérébrale; par les exostoses de la surface crânienne, etc.

Plusieurs anatomistes se sont occupés de déterminer la pesanteur de la masse encéphalique : leurs calculs ont été fort différens, ce qui peut tenir à l'état de cette masse plus ou moins gorgée de sang au moment de la mort. Sans doute, il doit y avoir de la différence, sous ce rapport, entre le cerveau d'un apoplectique et celui d'un homme mort d'hémorrha-gie. Cependant il est plus facile d'estimer la pesanteur de la masse encéphalique que celle de plusieurs autres organes. En effet, le système vasculaire n'y est susceptible que d'un engorgement médiocre, fort différent, sous ce point de vue, de ce qu'il est dans le poumon, dans la rate, etc., qui ne sont point circonscrits immédiatement par une enveloppe osseuse, et qui, susceptibles de recevoir des quantités infiniment variables de sang à l'instant de la mort, ne se ressemblent presque jamais sur deux malades. Ici la plus grande partie des vaisseaux se trouvent à la superficie cérébrale, ce qui donne la facilité de les vider. Enfin la forme de la masse encé-phalique et son volume étant constans, sa pesanteur doit aussi donner des résultats plus certains qu'ailleurs. Pour les avoir le plus exactement possible, il faut dépouiller l'organe de ses enveloppes. Les calculs ont été faits sans cette précaution : il faut les renouveler sous ce rapport. Voyez du reste Sœmmering à ce sujet. En général, la gravité de la substance cérébrale est à celle de l'eau comme 10,310 : 10,000.

La masse encéphalique est remarquable entre tous les solides par son extrême mollesse; de là la nécessité de l'abri solide qui l'environne, et l'utilité des replis de la dure-mère qui en soutiennent les diverses parties, lesquelles, sans cela, pourraient s'affaisser réciproquement en pesant les unes sur les autres. La densité cérébrale varie suivant l'âge. Très-mou chez l'enfant, le cerveau est compacte chez le vieillard : aussi faut-il le choisir à cet âge pour bien le disséquer. Quelquefois les fièvres ataxiques augmentent cette densité, qui est, en général, fort différente suivant les individus, dans ceux même qui ont péri de la même maladie. J'ai fait cette observation pour les affections aiguës et chroniques, où j'ai trouvé le cerveau singulièrement variable sous le rapport de la consistance, sans entrevoir aucune connexion entre ces variétés et la maladie antécédente. Je croirais assez qu'elles dépendent de l'instant de la mort. Les diverses parties de la masse encéphalique ont aussi une densité inégale. Elle est moindre dans le cerveau que dans le cervelet et dans la moelle, plus grande dans la protubérance cérébrale que dans toute autre partie. Ces diverses portions n'offrent pas non plus la même couleur. En général, le gris et le blanc sont les deux principales : l'une appartient à la substance corticale; l'autre à la médullaire.

La masse encéphalique se distingue en quatre parties différentes pour la forme comme pour le volume : le cerveau proprement dit, le cervelet, la protubérance cérébrale et la moelle vertébrale. Nous allons décrire isolément chacune de ces parties.

ARTICLE TROISIÈME.

DU CERVEAU.

Le *cerveau* occupe la plus grande partie de la cavité du crâne, qu'il remplit en totalité jusqu'à la tente du cervelet sur laquelle il appuie, et qui sépare en arrière la portion supérieure de cette cavité destinée à le loger, de l'inférieure, qui appartient au cervelet et à la protubérance cérébrale. Sa forme est ovale longitudinalement, plus élargie en arrière qu'en devant, ce qui est relatif à la forme du crâne, convexe en haut, plane en certains endroits, inégale dans d'autres. Nous suivrons la marche suivante dans la description de cet organe: 1° nous examinerons sa conformation extérieure, celle qu'on peut apercevoir sans intéresser sa substance; 2° nous traiterons de sa conformation intérieure, de celle que la dissection seule peut rendre apparente; 3° enfin, son organisation nous occupera.

§ Ier. *Conformation extérieure du Cerveau.*

Pour bien concevoir cette conformation, il faut

diviser l'extérieur du cerveau en deux surfaces, dont l'une répond à la voûte du crâne, l'autre à sa base.

a. *Surface supérieure du Cerveau.*

La surface supérieure ou convexe présente sur la ligne médiane une scissure profonde qui la sépare en deux parties. Cette scissure, bornée en bas et dans le milieu par le corps calleux, s'étend en devant et en arrière jusqu'à la base du cerveau, qu'elle divise en totalité dans ces deux endroits. Le repli de la dure-mère désigné sous le nom de *faux cérébrale* l'occupe toute entière, et sépare ainsi le cerveau en deux parties qu'il soutient de l'un et de l'autre côtés. Ces deux parties, l'une droite, et l'autre gauche, se nomment *hémisphères cérébraux.* Allongés, convexes en dehors et en haut, planes en dedans, ils ne présentent aucune trace de la division en trois lobes qu'on remarque inférieurement d'une manière sensible. Libres en devant, en arrière et en dehors, ils sont continus, en dedans et en bas, au *corps calleux*, qui les réunit. Cette continuité offre la disposition suivante : chaque hémisphère s'avance un peu en dedans au-delà du point de réunion, et appuie seulement sur le corps calleux dont il est séparé par la pie-mère. Il résulte de là, de chaque côté, une fente longitudinale correspondant à la face supérieure du corps calleux, et occupée par diverses branches artérielles.

Toute la surface extérieure des hémisphères cérébraux est remarquable par un grand nombre d'éminences que séparent des enfoncemens irréguliers: ce sont les *circonvolutions* et *anfractuosités céré-brales*. Les cavités sont extrêmement variables dans leur disposition. Leur profondeur est à peu près toujours la même; mais elles ont tantôt beaucoup de longueur, et tantôt une fort petite étendue. Leur direction est transversale, longitudinale ou oblique, mais toujours marquée par un grand nombre de sinuosités secondaires en forme de zigzag. Tantôt elles sont simples jusqu'à l'endroit où elles se terminent; le plus souvent elles se subdivisent dans leur trajet en plusieurs autres, ou plutôt se continuent avec celles qui les avoisinent. Plusieurs sont exactement isolées. Celles de la convexité se propagent à la face plane de la scissure médiane et à la base.

Les saillies ou circonvolutions suivent la même disposition que les cavités; elles répondent aux enfoncemens que l'on remarque sur la surface interne des os du crâne. Cependant j'ai observé souvent que la disposition des inégalités susorbitaires n'est point exactement analogue à celle des anfractuosités des lobes antérieurs, de manière que nécessairement des circonvolutions doivent correspondre en quelques points à ces inégalités. Quant à la voûte du crâne, ces enfoncemens osseux sont superficiels. Les saillies qui les séparent, assez prononcées sur le coronal, le sont encore sur la portion écailleuse des temporaux, mais peu sur les pariétaux et sur l'occipital. En passant sur les circonvolutions cérébrales, l'arachnoïde en masque la saillie; cette membrane, ainsi que la pie-mère, étant enlevées, on les

voit très-bien avec leurs anfractuosités correspondantes. Dans ces anfractuosités s'observent d'autres
saillies secondaires disposées ainsi qu'il suit: elles
naissent d'une circonvolution, et s'engagent dans des
enfoncemens correspondans creusés sur la circonvolution contiguë : il faut écarter celle-ci pour voir
cette disposition.

Toutes les circonvolutions disparaissent, comme
je l'ai dit, et le cerveau s'égalise à l'extérieur, lorsque, dans l'hydrocéphale, la sérosité distend les
ventricules à un certain degré et d'une manière gra-
duée; elles diminuent aussi, mais moins sensiblement, dans l'épanchement subit de l'apoplexie.

b. *Surface inférieure du Cerveau.*

La surface inférieure du cerveau doit être considérée comme la précédente, 1° sur la ligne médiane,
2° sur les côtés.

Le milieu de la base du cerveau est partagé en
deux parties fort distinctes et totalement séparées
par la *protubérance cérébrale,* qui est unie à cet
organe au moyen de ses deux prolongemens antérieurs. Nous allons examiner ce qui se trouve derrière et devant cette protubérance. Mais je remarque
auparavant que, pour bien voir tous les objèts, il
faut absolument enlever et l'arachnoïde et la pie-
mère avec ses prolongemens, qui masquent tellement la plupart des inégalités et des enfoncemens,
qu'il n'est presque pas possible de rien apercevoir
tant qu'elles existent.

Derrière la protubérance, 1° on trouve tout-à-

fait en arrière une fente considérable et perpendiculaire, qui termine dans ce sens la scissure médiane
dont nous avons parlé, et qui sépare les deux lobes
postérieurs. La faux remplit cette fente par son extrémité postérieure, et isole complétement l'un de
l'autre ces deux lobes. 2°. Plus en devant, on voit ces
deux lobes tenant l'un à l'autre par la partie postérieure du corps calleux réuni à la base de la voûte
à trois piliers. 3°. Entre l'extrémité de ces deux portions médullaires qui est en haut, et les tubercules
quadrijumeaux qui se trouvent en bas, se remarque
une fente large, transversale et très-sensible, qui
conduit dans le ventricule cérébral moyen, et par
laquelle la pie-mère s'introduit dans cette cavité en
formant, comme il a été dit plus haut, un repli dans
lequel se trouvent et le canal de l'arachnoïde qui
pénètre également dans le ventricule, et la glande
pinéale qui est placée sous ce canal (1). 4°. Cette fente
se continue de chaque côté avec une autre qui se
trouve entre les corps frangés qui terminent les piliers postérieurs de la voûte, et les couches optiques. Cette seconde fente offre une forme demi-
circulaire, due à la convexité que présentent les
couches optiques dans cet endroit, et à la concavité des corps frangés qui s'y accommodent en
embrassant ces couches. Par cette seconde fente,
la pie-mère pénètre dans les ventricules latéraux
pour se continuer dans ces ventricules avec leurs
plexus.

Ces deux fentes, une de chaque côté, et celle qui

_____

(1) *Voyez* la note de la page 59.

est sous le corps calleux, n'en forment, comme on le voit, réellement qu'une seule très-large, que bornent en haut la voûte, le corps calleux, les corps frangés, en bas les tubercules quadrijumeaux et les couches optiques. Cette large fente établirait une libre communication entre l'extérieur du cerveau et ses cavités intérieures sans la pie-mère qui la bouche par ses prolongemens, et surtout sans l'arachnoïde intérieure qui la tapisse par ses replis: On voit facilement tout ceci, lorsqu'après avoir enlevé toute la masse cérébrale et l'avoir renversée avec précaution, on soulève en arrière le cervelet, et l'on coupe tous les prolongemens membraneux qui l'unissent au cerveau et qui s'enfoncent dans cette grande fente à laquelle les auteurs n'ont presque pas fait attention, sans doute parce qu'ils ont toujours étudié le cerveau entouré de ses membranes : elle mérite cependant une considération spéciale; on peut l'appeler *grande fente cérébrale*. En coupant le cervelet et ne laissant que la protubérance, on ne détruit rien, et on se ménage beaucoup plus de facilité pour l'observer.

Au-devant de la protubérance cérébrale, on voit, en procédant de devant en arrière, 1° une scissure perpendiculaire qui fait suite, comme la précédente, à celle de la convexité du cerveau, et qui sépare l'un de l'autre les deux lobes antérieurs. Cette scissure reçoit l'extrémité de la faux, qui en remplit le tiers antérieur seulement; postérieurement, elle est remplie en bas par de petits prolongemens vasculaires qui d'un lobe passent à l'autre, et par l'arachnoïde, qui, comme je l'ai dit, se porte aussi im-

médiatement d'un lobe à l'autre sans s'enfoncer
entre eux. Elle est bornée en haut par la partié
antérieure du corps calleux, qu'on y découvre en
écartant les lobes. 2°. Plus en arrière, on voit une
portion membraneuse assez solide, qui part de
cette partie inférieure du corps calleux et va se
porter à la surface supérieure de la réunion des
nerfs optiques, qu'il faut soulever avec précaution
après avoir enlevé leur enveloppe arachnoïdienne,
pour bien distinguer cette portion membraneuse.
Elle se continue manifestement avec la pie-mère;
mais son aspect et sa texture sont bien différens de
ceux de celle-ci : elle est transparente, résistante et
peu vasculaire. Elle bouche le ventricule moyen,
dont on voit à découvert, en la perçant, l'extrémité
antérieure ainsi que la commissure correspondante.
3°. Derrière et sous cette portion membraneuse de
nature particulière, on trouve le concours des nerfs
optiques dont nous parlerons ailleurs. 4°. Une substance grisâtre, analogue en apparence à la substance corticale, mais qui en diffère en effet, tient
à ces nerfs, et va se terminer au niveau des éminences
mamillaires. Bornée sur les côtés et en avant par ces
nerfs, qui l'embrassent et sous lesquels elle s'enfonce
un peu, cette substance occupe un petit espace
quadrilatère, au milieu de la substance médullaire
qui l'environne de toutes parts au dehors, et qui
occupe aussi un peu son centre, comme on peut le
voir en la fendant. Le coprs que forme cette substance
mériterait aussi bien un nom particulier que la
plupart des parties cérébrales qu'on a dénom-

mées (1). Elle correspond en haut au ventricule moyen du cerveau, dont elle forme en partie le plancher; en bas, elle se continue avec la tige pituitaire. 5°. La *tige pituitaire* est un prolongement mou, d'un aspect rougeâtre, assez épais à son origine supérieure, se rétrécissant toujours davantage en se portant en bas et un peu en arrière pour se continuer avec la glande de même nom. Elle est contenue dans un canal que lui forme l'arachnoïde, laquelle se déploie ensuite sur la glande. Elle ne paraît point creuse dans son intérieur, quoique plusieurs auteurs l'aient pensé. 6°. La *glande pituitaire* est un corps arrondi et transversalement allongé, qui occupe la cavité de son nom creusée sur le sphénoïde. Appuyé inférieurement sur la dure-mère, ce corps en est environné dans tout son contour; mais supérieurement l'arachnoïde seule le recouvre. La dure-mère semble donc comme percée circulairement dans cet endroit pour la place de cette glande. Ce nom de glande ne lui convient point, puisqu'on ignore ses usages. Son tissu, grisâtre à l'extérieur, est jaunâtre en dedans. Quelques vaisseaux sanguins la parcourent. Quelquefois je l'ai vue dure et comme squirrheuse, une autre fois en suppuration. J'y ai trouvé aussi des graviers; mais ils sont infiniment moins fréquens que dans la glande pinéale, ce qui semble annoncer une différence de structure entre ces deux petits corps, qui se ressemblent beaucoup par leur couleur, leur

_____

(1) Les anatomistes lui ont donné le nom de *tuber cinereum.*
(*Note ajoutée.*)

texture, leur disposition intérieure, et leur isolement du cerveau, auquel cependant ils tiennent chacun par une appendice. 7°. Les *tubercules mamillaires*, ou *pisiformes*, sont situés derrière la sub-stance grisâtre dont nous avons parlé plus haut; ils sont unis par une petite portion grisâtre qui se continue avec la substance antérieure. Ces tubercules correspondent comme elle au ventricule moyen, dont ils concourent à former le plancher, et au dedans duquel ils font plus ou moins de saillie. L'union de ces éminences est souvent si peu marquée, qu'on peut les écarter sans rupture sensible, et voir une fente qu'elles laissent alors entre elles, et qui communiquerait dans le ventricule moyen, sans le repli arachnoïdien qui bouche celui-ci. 8°. Enfin, derrière les tubercules mamillaires, on trouve une excavation triangulaire qui est entre les prolongemens antérieurs de la protubérance cérébrale. Le fond de cette excavation offre une portion médullaire qui unit ces prolongemens, et qui forme, avec les objets précédens, la paroi inférieure du ventricule moyen. Divers trous vasculaires se remarquent sur cette portion médullaire, que tapisse la pie-mère, et dont l'arachnoïde est très-écartée.

Tels sont, avec la protubérance cérébrale qui les sépare, les objets nombreux que présente le milieu de la base du cerveau.

Sur les côtés de la ligne médiane, cette base du cerveau offre la division des hémisphères en trois *lobes*. 1°. Le *lobe antérieur*, plane, triangulaire à peu près, plus large en arrière qu'en devant, plus élevé que les autres, présente, près de son bord in-;

terne, un sillon pour les nerfs olfactifs, sillon qui
forme une anfractuosité cérébrale, et qui paraît
très-profond lorsqu'on enlève l'arachnoïde de dessus
lui. Ce lobe repose sur la région orbitaire du coronal. 2°. Le *lobe moyen*, fort distinct du précédent,
au-dessous du niveau duquel il fait une saillie considérable, est arrondi, et rétréci vers son extrémité
antérieure; il occupe et remplit les fosses temporales
internes beaucoup plus déprimées que les antérieures. 3°. Un enfoncement considérable, nommé
scissure de Sylvius, sépare les lobes antérieur et
moyen. Obliquement dirigée en dehors et en avant,
cette scissure est très-profonde; mais dans l'état
naturel elle est diminuée extérieurement par la disposition de l'arachnoïde qui passe sur elle sans s'y
enfoncer. En dehors, elle se perd dans les anfractuosités de la surface extérieure, et présente absolument l'aspect de ces anfractuosités. En dedans et
en arrière, elle se continue avec une autre scissure
dont nous allons parler, et qui borne le lobe moyen.
Dans cet endroit, la substance blanchâtre y est à
nu, percée de plusieurs ouvertures vasculaires très-
larges, et qui admettent des vaisseaux considérables, ce qui fait une exception à la disposition générale des vaisseaux cérébraux. Quelques stries
médullaires s'observent sur cette substance blanche
qui se voit en dedans de la scissure de Sylvius, et
qui va se continuer, en se rapprochant de celle du
côté opposé, avec la partie antérieure du corps calleux, sous la membrane que nous avons dit boucher
en devant le ventricule moyen. 4°. La seconde
scissure, à laquelle se termine en arrière celle de

Sylvius, et que les auteurs ont négligée, est longitudinale. Bornée par le lobe moyen en dehors, elle
l'est en haut et en dedans par le prolongement
antérieur de la protubérance cérébrale et par le
nerf optique; postérieurement elle se continue
avec la grande fente cérébrale qui communique
dans les ventricules. On ne la voit bien, ainsi que
cette fente, qu'après avoir enlevé la pie-mère et
l'arachnoïde. Elle forme avec la scissure de Sylvius
un angle presque droit. 5°. Le *lobe postérieur* se
continue avec le moyen, dont il est distingué seulement par une excavation large et peu profonde,
qui répond à la convexité du cervelet, sur la tente
duquel tout le lobe appuie.

Dans toute cette surface inférieure, on remarque
beaucoup moins de profondeur dans les anfractuosités cérébrales. Elles n'ont guère que la moitié de
celle qu'on trouve aux anfractuosités de la surface
supérieure. Ceci tient à ce que les cavités intérieures
du cerveau sont beaucoup plus rapprochées de cette
surface inférieure.

Tel est le cerveau considéré à l'extérieur : examinons maintenant sa conformation intérieure.

§ II. *Conformation intérieure du Cerveau.*

Nous suivrons ici le même ordre que nous avons
adopté dans la description des deux surfaces extérieures du cerveau, c'est-à-dire que nous examinerons, 1° ce qui se trouve sur la ligne médiane; 2° les
objets latéralement situés.

a. *Objets situés entre les deux Hémisphères cé-rébraux.*

Corps calleux. Le corps calleux est le premier objet qui se présente sur la ligne médiane, en procédant de haut en bas. Il offre une portion médullaire large, qui unit l'un à l'autre ces deux hémisphères. Sa forme est quadrilatère et allongée, sa largeur plus grande en arrière qu'en avant, sa direction horizontale, son épaisseur de quelques lignes seulement, sa situation telle qu'il se rapproche un peu plus de la partie antérieure que de la postérieure du cerveau. 1°. Sa surface supérieure se voit en partie à découvert, lorsqu'après avoir enlevé la faux on écarte doucement les deux hémisphères; et elle est en partie cachée au-dessous de ces hémisphères, qui, s'avançant sur elle, lui sont contigus dans cet endroit, et forment, comme je l'ai dit, une cavité longitudinale de chaque côté. Le milieu de cette surface offre deux lignes saillantes, longitudinales, et à peu près parallèles, que bornent des sillons correspondans, et auxquelles se réunissent plusieurs autres lignes et sillons transverses (1). Recouverte en entier par la pie-mère, cette surface est le point de réflexion de l'arachnoïde, qui se porte d'un hémisphère

---

(1) Entre ces deux lignes saillantes, ou filets longitudinaux, se trouve, sur le trajet de la ligne médiane, une ligne saillante aussi, correspondant au bord inférieur de la faux du cerveau, formée d'un tissu plus compacte, et pénétrant toute l'épaisseur de l'organe; on lui a donné le nom de *raphé* du corps calleux.

(*Note ajoutée.*)

à l'autre. 2°. La surface inférieure du corps calleux ne se voit bien qu'en commençant de bas en haut la dissection du cerveau; elle paraît beaucoup plus large que la supérieure, parce qu'en haut ce corps se continue plus tôt avec la substance cérébrale. Cette surface recouvre les ventricules latéraux sur les côtés, et dans le milieu la voûte à trois piliers. En arrière, elle est immédiatement continue à cette voûte et fait corps avec elle; quelquefois cependant j'ai vu les deux piliers postérieurs, écartés l'un de l'autre, laisser entre eux un espace assez large où le corps calleux se voyait à nu. Dans ces deux tiers antérieurs, cette surface, distincte de la voûte, lui tient par la cloison des ventricules, qui se continue avec elle dans toute son étendue. 3°. L'extrémité postérieure du corps calleux, confondue avec la voûte, plus large que le reste de son étendue, offre en bas un renflement transversal et arrondi qui fait une saillie très-sensible, et qui rend cette extrémité beaucoup plus épaisse que le reste du corps. En l'examinant dans la dissection inférieure du cerveau, on voit qu'elle se continue latéralement avec les cornes d'Ammon. 4°. L'extrémité antérieure du corps calleux ne finit point à l'endroit où on la trouve entre les hémisphères; elle se recourbe inférieurement d'une manière très-marquée, forme une concavité du côté des ventricules, embrasse la partie antérieure des corps striés, et ferme ainsi ces ventricules. On voit facilement ceci lorsqu'on renverse le cerveau, et qu'on coupe la protubérance cérébrale de manière à découvrir le corps calleux inférieurement. Il résulte de cette disposition courbe en de-

vant, et de la saillie formée en bas par l'extrémité
postérieure, que le corps calleux, qui paraît plane
en haut, a réellement une forme très-concave, considéré inférieurement. Après s'être ainsi recourbé en
devant, de manière à offrir une concavité qui borne
les ventricules dans ce sens, il se termine par une
lame qui se prolonge en arrière, et qui forme en
partie la paroi inférieure de ces cavités, dont il a
déjà formé la paroi supérieure. C'est entre ces deux
lames du corps calleux que se trouve la partie antérieure de la cloison des ventricules. Tous les anatomistes ont mal saisi cette disposition du corps calleux en devant; aucun ne l'a décrite. 5°. Par ses
bords latéraux, ce corps se confond avec la substance médullaire du cerveau. Au-dessous de lui, on
trouve la cloison des ventricules.

Cloison des ventricules. La cloison des ventricules
se voit bien lorsqu'on soulève avec précaution le
corps calleux dans son milieu. Née, en haut, de ce
corps, et y tenant dans toute son étendue, elle se
termine en bas sur la voûte dans sa partie postérieure; mais antérieurement, et au-delà de l'écartement des deux piliers qui forment l'origine de la voûte,
elle tient à une substance médullaire, prolongement
du corps calleux, qui s'étant recourbé, comme j'ai
dit, bouche en bas et en devant les ventricules latéraux. Il y a à peu près un pouce d'étendue entre
l'extrémité antérieure de la voûte et celle du corps
calleux, où commence ce prolongement. Cette cloison se trouve sur la ligne médiane de cet espace, en
sorte qu'elle n'appartient qu'assez peu à la voûte
par son bord inférieur, quoique les anatomistes

aient dit le contraire. Les deux surfaces de cette cloison correspondent aux ventricules latéraux, et particulièrement aux corps striés en avant, et en arrière aux couches optiques. En devant, elles se terminent au corps calleux, dans la concavité qui résulte de sa courbure antérieure. Elle a une hauteur très-sensible en cet endroit : mais plus en arrière elle va toujours en se rétrécissant; en sorte que sa forme est véritablement triangulaire. Deux lames distinctes forment cette cloison, et il reste entre elles une petite cavité dans laquelle un fluide séreux se trouve quelquefois accumulé. Cette cavité communique-t-elle avec celle des ventricules? une membrane particulière la tapisse-t-elle (1)?

Voûte à trois piliers. Elle se rencontre au-dessous de la cloison des ventricules. Ce corps médullaire, triangulaire dans sa forme, recourbé sur lui-même de haut en bas, présente sa plus grande largeur en arrière. 1°. Sa surface supérieure, contiguë dans sa

---

(1) Cette cavité, que l'on a nommée *fosse de Sylvius*, ou cinquième ventricule, est plus grande chez le fœtus que chez l'enfant, et chez celui-ci que chez l'adulte. Elle est cordiforme dans le premier âge ; c'est une fente allongée chez les vieillards. Selon les frères Wenzel, elle est tapissée par une membrane dont on peut quelquefois détacher des lambeaux dans certains cas de maladie. Selon eux aussi, on trouve à son extrémité postérieure une petite fossette triangulaire ou cordiforme, dont l'étendue n'est pas toujours en rapport avec celle de la cavité principale : en y enfonçant une soie, on parvient dans le troisième ventricule ; mais on ne peut reconnaître, dans l'état naturel, l'ouverture qui lui livre passage au-dessous de la commissure antérieure.

(*Note ajoutée.*)

plus grande partie au corps calleux, lui est unie sur la ligne médiane et en devant par les deux lames de la cloison des ventricules; elle se confond avec lui en arrière. 2°. Sa surface inférieure répond à la toile choroïdienne, qui la tapisse en entier et qui présente la même forme qu'elle. Cette portion de pie-mère plus dense sur la ligne médiane, devient fort mince sur les côtés, et forme tout-à-fait en dehors les deux replis considérables que l'on a nommés *plexus choroïdes*. Ce sont ces deux replis qui bornent en dehors la voûte, et indiquent ses bords latéraux, au-delà desquels ils font saillie dans les ventricules. Quand on a enlevé la toile choroïdienne, on trouve sur la surface inférieure de la voûte une ou deux lignes longitudinales auxquelles plusieurs autres transversales ou obliques viennent se rendre, en formant ainsi ce que les anatomistes ont nommé *la lyre*; mais le plus souvent ces lignes m'ont paru à peine apparentes. 3°. En devant, la voûte se termine par une portion rétrécie qui constitue son pilier antérieur. Cette portion se recourbe en suivant les corps striés pour se porter perpendiculairement en bas. Aussitôt après avoir pris cette direction, elle se divise en deux cordons médullaires fort distincts, qui s'écartent successivement davantage, passent derrière la commissure antérieure, et vont, à travers la substance cérébrale qui les cache, se terminer aux éminences mamillaires. Derrière chacun des cordons médullaires qui composent le pilier antérieur, se trouve une ouverture ovalaire plus ou moins large, et par laquelle les ventricules latéraux communiquent avec le moyen. L'extrémité de la toile choroïdienne se continue par ces ouvertures avec le plexus choroïde. 4°. En arrière, la voûte se termine par deux portions médullaires étroites et aplaties, entre lesquelles reste un écartement triangulaire qu'occupe une lame médullaire, et quelquefois seulement le corps calleux à nu, comme je l'ai dit : ce corps est alors le siége des stries qui forment la lyre. Ces deux prolongemens médullaires qui terminent la voûte en s'écartant beaucoup l'un de l'autre, paraissent être une suite des deux cordons d'origine dont nous parlions tout à l'heure, et qui, d'abord écartés, se joignent intimement pour s'écarter encore. Ils se portent, en se contournant dans la seconde partie des ventricules latéraux, au-devant des cornes d'Ammon, dont ils suivent la direction, mais dont ils sont toujours distincts par une rainure, quoiqu'ils offrent la même structure et qu'ils leur soient unis. Ils sont recouverts par les plexus choroïdes. On les a nommés *corps frangés*. Ils se terminent à l'extrémité des ventricules, en se perdant sur les cornes d'Ammon. Ils offrent en devant, sur leur concavité, un bord aigu qui appuie sur la partie postérieure des couches optiques. C'est entre ce bord et ces couches qu'existe la fente latérale dont nous avons parlé, et par laquelle la pie-mère extérieure vient se continuer avec les plexus choroïdes.

Glande pinéale. Au-dessous de la voûte à trois piliers, et en arrière, on trouve un petit corps grisâtre, dont la forme est assez irrégulière : c'est la *glande pinéale.* Embrassée dans tout son contour postérieur par la duplicature de la pie-mère qui s'enfonce dans le ventricule moyen pour

former la toile choroïdienne, elle lui adhère assez
pour s'enlever constamment avec elle et avec la voûte,
lorsqu'on renverse celle-ci. Elle est, comme la
glande pituitaire, partout isolée de la substance,
cérébrale, excepté en devant où elle se dégage de
la pie-mère qui l'enveloppe partout ailleurs, et où
elle se continue avec les couches optiques, par deux
petits prolongemens médullaires blanchâtres, lesquels se portent obliquement en dehors, et se continuent assez long-temps sur la partie interne de
ces couches optiques, avant de se confondre avec
elles près le pilier antérieur de la voûte. Ils sont à
la glande pinéale ce qu'est à la pituitaire la tige du
même nom; ils forment sa connexion avec le cerveau. Souvent cette glande contient de petites granulations calculeuses (1): je l'ai vue changée en un
calcul plus gros qu'elle. Inconnue dans sa nature,
elle paraît avoir de l'analogie avec la substance corticale du cerveau. Des vaisseaux assez marqués viennent s'y rendre. J'ai observé que c'est entre la glande
pinéale et la toile choroïdienne que l'on trouve l'orifice interne du canal arachnoïdien (2), orifice toujours

---

(1) Ordinairement elles sont réunies en une petite masse quadrilatère sous la membrane choroïdienne, près de la commissure postérieure; quelquefois elles sont irrégulièrement placées
sur les côtés ou dans le tissu même de l'organe. Les plus grosses
résultent de l'agglomération d'un certain nombre de petites;
elles sont toutes rondes, quoiqu'au premier coup d'œil elles
paraissent être de forme irrégulière. Les frères Wenzel ont cru
reconnaître, à l'aide d'un microscope, qu'une membrane propre
les unissait les unes aux autres.   *(Note ajoutée.)*

(2) *Voy*. la note de la page 59.

très-distinct de ce côté, où son contour est bordé par deux lignes saillantes formées par des granulations cérébrales, et réunies angulairement dans leur partie antérieure.

Ventricule moyen du cerveau. Au-devant de la glande pinéale, on trouve le ventricule moyen du cerveau. Sa forme est allongée en avant, et sa direction horizontale. Plus large à ses deux extrémités que dans son milieu, il a partout fort peu d'étendue, comparativement aux latéraux. 1°. En haut, la toile choroïdienne et la voûte à trois piliers bornent sa cavité, qui a moins d'étendue dans ce sens qu'inférieurement, où une paroi assez mince le sépare de la base du crâne, en sorte qu'il est beaucoup plus près de cette base que de la voûte, ce qui est l'inverse d'une partie des ventricules latéraux. 2°. Cette paroi inférieure du ventricule moyen est formée ainsi qu'il suit : postérieurement, par la portion médullaire qui occupe l'intervalle des prolongemens antérieurs de la protubérance cérébrale, et qui se trouve immédiatement continue de chaque côté avec les couches optiques; plus en devant, par la partie supérieure des tubercules mamillaires que réunit une petite portion médullaire, mais qu'on sépare, comme je l'ai dit, avec une extrême facilité, par leur partie inférieure, de manière à pénétrer, sans léser sensiblement leur substance, dans le ventricule moyen; plus en devant encore, par cette substance grisâtre qui se trouve au-dessus de la tige pituitaire à laquelle elle donne naissance (1).

_____

(1) C'est à cette partie du troisième ventricule, concave,

3°. Sur les côtés, le ventricule moyen est borné par les couches optiques, qui offrent ici une surface aplatie, par laquelle elles se touchent dans la plus grande partie de leur étendue, sans se continuer, excepté en devant où une bandelette médullaire grisâtre passe souvent de l'une à l'autre. Cette bandelette n'est constante ni pour l'existence, ni pour la forme, ni pour le volume; il est aussi ordinaire de la rencontrer que de ne la pas trouver. 4°. En devant et en haut, un cordon médullaire transversal borne le ventricule moyen : on le nomme *commissure antérieure*. Il passe d'un hémisphère à l'autre, est libre et apparent dans l'étendue d'un demi-pouce, mais se prolonge beaucoup plus loin de chaque côté, au milieu de la substance grisâtre. Dans ce trajet, il se recourbe en arrière d'une manière sensible, et forme une concavité postérieure très-marquée. Arrondie dans sa portion libre, la commissure antérieure est un peu aplatie, et sensiblement plus grosse dans le cerveau. De chaque côté, sa substance s'épanouit à ses extrémités dans celle de cet organe. Au-dessous de la commissure, on voit cette membrane très-fine, transparente, dont j'ai parlé en décrivant la base cérébrale (pag. 79) : elle bouche une ouverture qui reste, lorsqu'on l'enlève, entre la commissure et la paroi inférieure du ventricule moyen (1),

---

étroite, et formant en apparence une petite fente, que l'on a donné le nom d'*infundibulum*. Sa partie la plus profonde répond à la tige pituitaire, dans laquelle néanmoins elle ne se prolonge pas, comme quelques auteurs l'ont prétendu. (*Note ajoutée.*)

(1) C'est cette ouverture, située au-dessous de la commissure

ouverture par laquelle celui-ci communiquerait au dehors, sans cette membrane qui se trouve soutenue dans l'état ordinaire par l'adossement des nerfs optiques, au-dessus desquels elle est située. L'extrémité antérieure du ventricule moyen offre donc un véritable cul-de-sac où s'arrête la sérosité. 5°. En arrière, ce ventricule est borné supérieurement par un autre cordon médullaire analogue, au premier coup d'œil, au précédent : c'est la *commissure postérieure*. Ce cordon passe d'une couche optique à l'autre ; mais lorsqu'on dissèque la substance cérébrale, on voit qu'il ne s'y prolonge point ; il est plus long que la portion du précédent qu'on voit en dehors ; il paraît aussi plus gros. Au-dessous de cette commissure, se trouve l'orifice de l'aqueduc de Sylvius, qui mène au ventricule du cervelet, et dont nous parlerons (1).

b. *Des Objets situés dans les deux Hémisphères cérébraux.*

Les deux hémisphères cérébraux offrent dans leur intérieur deux grandes cavités placées au milieu de la substance cérébrale (2). Cette substance forme,

---

antérieure, que les anatomistes anciens appelaient la *vulve du cerveau* (vulva cerebri).

(1) C'est l'orifice de l'aqueduc de Sylvius, au-dessous de la commissure postérieure, qui avait reçu le nom d'*anus cerebri.*

(*Notes ajoutées.*)

(2) Dans un mémoire adressé, en 1824, à l'Académie royale de médecine, M. Laurencet de Lyon a soutenu que les ventri-

dans ces cavités, diverses éminences et inégalités plus ou moins sensibles; de plus, elle représente autour des mêmes cavités une enveloppe plus ou moins épaisse, médullaire en dedans et corticale en dehors. Examinons d'abord les cavités, puis les objets contenus.

Ventricules latéraux. Ces ventricules, fort étendus en longueur, et assez larges, communiquent avec le ventricule moyen, et occupent, par la courbure considérable qu'ils présentent, une grande partie du centre cérébral. Ils commencent à peu près à un pouce et demi de l'extrémité antérieure du cerveau, où il se trouvent un peu écartés et dirigés en dehors. Ils se portent de là en arrière et en dedans, en se rapprochant l'un de l'autre; puis, au milieu du cerveau, ils s'écartent de nouveau, et se dirigent en dehors et en bas jusqu'à l'endroit où les piliers postérieurs de la voûte donnent naissance aux corps frangés; là, ils changent absolument de direction, et revenant sur eux-mêmes ils se portent en bas, en dehors et en avant, pour se terminer près de la scissure de Sylvius en se rapprochant un peu l'un de l'autre. Il résulte de là que chaque ventricule est formé de deux moitiés continues entre elles, mais distinctes par leur direction; l'une, supérieure, plus près de la convexité cérébrale, s'étend de l'extrémité

---

cules cérébraux n'existent réellement pas; qu'ils ne sont que le résultat du rapprochement des lames de la membrane nerveuse, qui, selon lui, constitue l'encéphale, et peut être déployée sans aucun déchirement.

(*Note ajoutée.*)

antérieure du cerveau jusque sur les parties latérale et postérieure de la voûte, et se courbant sur elle-même, présente sa convexité en dedans, et sa concavité en dehors; l'autre, inférieure, plus voisine de la base du cerveau, commence à l'endroit où finit la première, et se termine en avant et en bas, près de la scissure de Sylvius, offrant sa convexité en dehors et sa concavité en dedans. Cette seconde portion, qui se trouve véritablement au-dessous de la première, en est séparée par la couche optique, qui se trouve dans la paroi supérieure de l'une et inférieure de l'autre; c'est derrière cette couche qu'est leur continuité. A l'endroit de cette continuité, là où le ventricule se contourne, une petite cavité accessoire se remarque en arrière, et se nomme *cavité digitale*. Considérons en particulier ces trois parties.

La portion supérieure des ventricules latéraux est bornée en haut par la surface inférieure du corps calleux, que surmonte une épaisseur considérable de substance cérébrale, qui garantit cette cavité. En bas, elle offre plusieurs éminences dont nous allons parler. En dedans, la cloison des ventricules la sépare d'avec la cavité voisine. En devant, le corps calleux la termine par sa portion recourbée, et la sépare de la substance cérébrale des lobes antérieurs qui, au-delà, présente près d'un pouce et demi d'épaisseur. En arrière, elle se continue, en se recourbant comme je l'ai dit, avec la portion inférieure.— Celle-ci occupe la partie antérieure du lobe postérieur et tout le lobe moyen; elle est séparée en bas par une épaisseur peu marquée de la base céré-

brale. En· devant, il n'y a aussi entre elle et la scissure de Sylvius que très-peu de substance cérébrale;
en·haut et en dehors, on en rencontre beaucoup. —
La cavité digitale, creusée dans le lobe postérieur,
a de toutes parts autour d'elle une épaisseur assez
grande de substance cérébrale.

Les ventricules latéraux sont divisés dans toute
leur longueur, depuis l'extrémité de leur portion
supérieure jusqu'à l'extrémité opposée de leur portion inférieure, par une fente à laquelle correspondent les plexus choroïdes. Cette fente est, dans la
portion supérieure, entre les couches optiques qui
sont en dehors, et les bords de la voûte à trois piliers qui, appuyant sur ces couches, se trouvent en
dedans. Elle commence, de chaque côté et en avant,
à l'ouverture ovalaire placée derrière chaque division du pilier antérieur de la voûte, et par laquelle
il y a une communication libre entre les ventricules
latéraux et le moyen; mais la fente elle-même étant
occupée par le prolongement de la toile choroïdienne,
et fermée par un repli de l'arachnoïde qui de l'une
de ses parties se porte à l'autre, ne permet aucune
communication. Dans la portion inférieure, cette
même fente résulte de la contiguité des corps frangés avec l'extrémité postérieure des couches optiques.
Le prolongement de la pie-mère extérieure qui vient
aux plexus choroïdes l'occupe, et elle est fermée
aussi par un repli de l'arachnoïde.

Examinons maintenant les objets contenus dans
les ventricules.

1°. On observe dans leur portion supérieure les

corps striés, les couches optiques, et la bandelette demi-circulaire.

Corps striés. Ce sont deux éminences pyriformes, obliquement situées, de manière que leur extrémité la plus étroite se trouve en arrière et en dehors. Elles sont ainsi nommées à cause de la disposition de la substance médullaire dans leur intérieur, disposition dont nous parlerons ailleurs. Assez rapprochés en devant, ces corps s'écartent beaucoup en arrière, où ils se perdent insensiblement en pointe. Leur couleur est grise et même un peu brunâtre; les vaisseaux sanguins qui rampent presque à nu sur leur surface les rendent remarquables : ce sont les radicules des *veines de Galien.* Saillans et libres en dedans, en avant et en haut, où l'arachnoïde les recouvre, ils soutiennent, dans cet endroit, le corps calleux, auquel ils ne sont que contigus; ils se continuent en arrière, en dehors et en bas, avec la substance médullaire du cerveau. Sur plusieurs sujets, la surface libre de ces corps présente, du côté de la bandelette demi-circulaire, de petites stries médullaires extrêmement fines, qui semblent quelquefois se continuer avec cette bandelette, et d'autres fois en sont isolées; et qui, se portant en diverses directions sur les corps frangés, s'y perdent bientôt. Le nombre de ces petites stries varie beaucoup; quelquefois il n'y en a qu'une ou deux, d'autres fois elles manquent : leur disposition n'est pas moins variable.

Couches optiques. Plus en arrière, on trouve les couches optiques : ce sont deux corps médullaires en dehors, et par conséquent blanchâtres. Plus vo-

lumineux en arrière qu'en devant, ce qui est l'inverse des corps striés, ils répondent en partie dans
les ventricules latéraux, en partie dans le moyen, et
en partie à l'extérieur du cerveau. Leur forme est
arrondie et irrégulière. Pour bien voir cette forme,
il faut enlever la voûte pour les embrasser du même
coup d'œil dans les ventricules latéraux et dans le
moyen. 1º. Leur partie externe se confond entièrement avec la substance cérébrale et avec celle des
corps striés, dont la sépare en haut, sur leur surface libre, la bandelette demi-circulaire. 2º. L'interne répond dans le ventricule moyen. On y voit
d'abord la saillie médullaire et linéaire que forme de
chaque côté le prolongement de la glande pinéale.
Au-dessous de cette saillie, la couche optique est
aplatie, quelquefois contiguë seulement à celle du
côté opposé, d'autres fois continue par la portion
dont nous avons parlé, et qui traverse le ventricule
moyen. Cette partie interne de la couche optique est
un peu plus grise que la supérieure. 3º. Celle-ci,
très-sensiblement blanche, se voit dans les ventricules latéraux, dont elle occupe la paroi inférieure
en dedans et en arrière des corps striés. 4º. La partie inférieure des couches optiques se voit à la base
du cerveau, quand on a enlevé toutes les membranes; elle est remarquable par la disposition suivante: en dehors et en arrière, les nerfs optiques
tirent leur origine de cette partie inférieure (1),

_____

(1) Les nerfs optiques ne naissent point des couches optiques, comme on le pensait encore à l'époque où écrivait Bich,

qu'ils côtoient ensuite pendant un certain trajet avant de l'abandonner. En dedans, le prolongement antérieur correspondant de la protubérance cérébrale vient se rendre à cette partie dans laquelle il se perd, en sorte que ce prolongement se trouve véritablement entre deux couches médullaires qu'il unit, savoir, la protubérance et la couche optique. Tout-à-fait en arrière, cette partie inférieure offre une ou deux saillies, et se continue avec les tubercules quadrijumeaux. 5º. L'extrémité antérieure de la couche optique correspond à l'ouverture de communication entre les ventricules moyen et latéraux, ouverture qu'elle complète en arrière, le pilier de la voûte la formant en avant et en haut. 6º. L'extrémité postérieure, libre, contiguë seulement aux corps frangés, correspond à l'endroit où les ventricules se recourbent.

Bandelette demi-circulaire. Entre les couches optiques et les corps striés, on trouve, dans un sillon qui les sépare, la *bandelette demi-circulaire,* espèce de cordon médullaire blanchâtre, demi-transparent et extrêmement délicat. Elle commence en devant à l'ouverture de communication des ventricules latéraux avec le moyen, vers le pilier antérieur de la voûte, tantôt par plusieurs filets, tantôt par un seul cordon; de là, elle remonte entre les deux, ainsi que nous venons de l'indiquer, passe sur plusieurs veines qui vont au corps strié, et permet de les distinguer à cause de sa transparence; est unie à la

---

mais bien des tubercules quadrijumeaux, comme nous le dirons plus tard.   (*Note ajoutée.*)

substance cérébrale, là où aucune veine ne se rencontre; se dirige de plus en plus en arrière, se recourbe en bas et vient se perdre près de l'endroit où naît le nerf optique, en faisant ainsi un trajet très-considérable dans les ventricules, où sa partie supérieure est libre.

2°. La portion inférieure des ventricules latéraux contient le corps frangé, la corne d'Ammon et ses accessoires.

Nous avons déjà parlé des corps frangés, à la description desquels nous avons été entraîné par celle de la voûte, dont ils continuent évidemment les piliers postérieurs.

Cornes d'Ammon ou *Pieds d'Hippocampe*. Ce sont deux prolongemens médullaires recourbés sur eux-mêmes, présentant leur concavité en devant, leur convexité en arrière, et occupant la paroi inférieure de la portion inférieure des ventricules. Ils naissent des parties latérales de l'extrémité postérieure du corps calleux, se portent d'abord en dehors, puis se recourbent en devant, vont toujours en s'élargissant, et viennent finir dans le cul-de-sac qui termine les ventricules, par une extrémité renflée que surmontent deux ou trois tubercules plus ou moins saillans et séparés par des rainures sensibles. Libres dans les ventricules par leur face supérieure, les cornes d'Ammon sont confondues en bas avec la substance cérébrale, qui, ayant en cet endroit une épaisseur peu considérable, ne les sépare que par un petit intervalle de la base du crâne. Une rainure très-sensible borne le bord convexe de ces éminences. Derrière cette rainure, la substance médullaire qui forme la paroi inférieure des ventricules offre un renflement plus ou moins sensible, lequel suit la direction de ces mêmes éminences, et représente quelquefois une saillie accessoire presque aussi marquée qu'elles; mais le plus souvent cette saillie est peu sensible.

La concavité de la corne d'Ammon est bordée, comme je l'ai dit, par une bandelette médullaire qui forme le *corps frangé*. Lorsqu'on soulève cette bandelette, on observe au-dessous d'elle une rainure assez profonde que les auteurs n'ont point indiquée, et qui suit la même direction qu'elle. Cette rainure, que je compare à celle qui est entre la partie interne de chaque hémisphère et le corps calleux, est formée en haut par cette bandelette, en bas par la partie postérieure d'une portion très-large de substance médullaire, laquelle portion contiguë aux parties latérales des prolongemens antérieurs de la protubérance et aux couches optiques, concourt à former en bas la fente par laquelle la pie-mère de la base du cerveau pénètre dans la partie inférieure du ventricule, tandis que cette fente résulte plus haut de la continuité de la couche optique et du corps frangé.

Au fond de la rainure dont je parlais tout à l'heure, et que surmonte le corps frangé qui la forme en haut, est un autre corps de couleur grisâtre, de substance corticale par conséquent, qui se contourne comme cette rainure, présente une concavité antérieure et une convexité postérieure. Ce corps, en forme de petit cordon, présente beaucoup de petits sillons qui le coupent perpendiculairement

ou obliquement, et d'une manière très-irrégulière (1).
Les auteurs l'ont négligé, quoiqu'il soit aussi remarquable que le corps frangé, dont il suit exactement la direction, recouvert par lui. Pour le bien
voir, ainsi que la portion médullaire assez large qui
est au-devant de lui, et qui concourt avec le corps
frangé à former la rainure concave dont il occupe
le fond ou l'angle rentrant, il faut exactement dépouiller les parties et de la pie-mère et des vaisseaux
qui les recouvrent et qui les masquent en s'y distribuant.

Éminence digitale. Nous avons indiqué une petite cavité à l'endroit où les deux portions inférieure
et supérieure des ventricules se réunissent : une petite éminence plus ou moins saillante et ordinairement en forme de mamelon, nommée *éminence
digitale*, occupe la paroi inférieure de cette cavité.
Elle est quelquefois divisée par une rainure, de manière à paraître double. Elle est blanchâtre comme
la corne d'Ammon. Morand l'a spécialement décrite (2).

§ III. *Organisation du Cerveau.*

Deux substances entrent essentiellement dans
l'organisation cérébrale: l'une grisâtre, molle, spon-
gieuse, porte le nom de *substance corticale*, parce

---

(1) C'est ce cordonnet que Vicq-d'Azyr a nommé *portion
godronnée.*

(2) Les auteurs l'ont désignée sous le nom d'*ergot*, de *petit
hippocampe*, d'*éminence unciforme.*   (*Notes ajoutées.*)

qu'elle est le plus communément extérieure; l'autre, blanchâtre, d'une consistance à peu près égale
à celle de la précédente, parsemée, lorsqu'on la
coupe, d'un grand nombre de points rougeâtres,
indices des vaisseaux sanguins divisés, s'appelle la
substance médullaire. La double couleur de ces
substances est d'autant plus distincte que le cerveau
est plus frais; la différence devient moins sensible
à mesure qu'il tend plus à la putréfaction. La substance médullaire prédomine évidemment sur la
corticale, par sa masse. Je n'examinerai point la nature intime de l'une et de l'autre; elle nous est absolument inconnue, et toutes les hypothèses imaginées
sur leur structure, essentiellement vasculaire selon
les uns, glanduleuse suivant d'autres, n'ont aucun
fondement qui repose sur le témoignage des sens,
seul guide en anatomie (1). Je renvoie, pour leur

---

(1) Suivant l'opinion la plus générale, la substance grisâtre,
désignée par la plupart des anatomistes sous le nom de *substance
corticale*, presque entièrement vasculaire, est un organe sécrétoire, et la substance blanche, que l'on appelle *substance médullaire*, est composée de vaisseaux excréteurs, ou au moins de
filamens conducteurs; les *nerfs* sont des faisceaux de ces vaisseaux ou filamens; et la *moelle vertébrale* n'est elle-même qu'un
de ces faisceaux plus considérable que les autres. Cependant
M. Gall regardait, vraisemblablement avec plus de raison, l'ensemble du système nerveux comme un réseau dont toutes les
portions participent à l'organisation et aux fonctions du tout,
et non pas comme un arbre divisé en branches et en rameaux.
Selon ce savant anatomiste, la matière grise est la matrice des
filets médullaires; partout où elle existe, il naît de ces filets;
chaque fois qu'un filet médullaire traverse de la matière grise,

composition, à ce que j'ai dit dans l'*Anatomie générale*. Je vais tout de suite m'occuper de leurs proportions diverses.

. *Entre les hémisphères*, on rencontre d'abord le
corps calleux. Il est entièrement médullaire, et n'offre pas plus de densité que les autres portions de la
même substance. Lorsqu'on soulève de dessus lui des
lames minces, suivant sa largeur, on y voit des stries
transversales qui sont parallèles à celles que présente
sa face supérieure, et qui semblent indiquer une
texture fibreuse, texture qu'en effet plusieurs lui
ont attribuée. Mais il est incertain si cette disposition striée n'est point l'effet d'un tiraillement léger
produit par l'action de l'instrument, et aucun autre
fait n'indique cette nature fibreuse que l'on peut
encore révoquer en doute. On a beaucoup parlé des
fibres du cerveau; les philosophes surtout, qui, dans
leurs recherches métaphysiques, ont eu besoin de
quelques données physiologiques, leur ont fait jouer
un grand rôle dans leur langage : mais ces fibres

---

il grossit par les filets qu'elle lui donne, et il ne peut grossir
sans le concours de cette matière; selon lui aussi, la moelle
vertébrale n'est point un faisceau de nerfs descendant du cerveau, mais un composé de substance grise qui se renfle au niveau de chaque paire de nerfs, et donne naissance aux filets
blancs qui doivent la former par leur assemblage; le cerveau
et le cervelet ne sont eux-mêmes que des développemens de
faisceaux venus de la moelle vertébrale, auxquels sont ajoutées
d'autres masses de fibres blanches provenant de la couche de
substance grise qui enveloppe les hémisphères, substance qu'il
assimile aux ganglions, et, qui selon lui, forme en effet dans
l'encéphale plusieurs ganglions.   (*Note ajoutée.*)

sont aux sens ce que sont à la raison beaucoup de leurs idées, des choses gratuitement supposées (1).

La voûte à trois piliers, molle et facile à détruire, est entièrement médullaire comme le corps calleux. Son prolongement antérieur ainsi que les corps frangés qui forment ses piliers postérieurs ont la même structure. Aucune trace de substance corticale ne s'y rencontre; on n'y voit non plus aucune fibre. Ce serait avoir une idée bien inexacte du cerveau, que d'en supposer la substance fasciculée, comme celle des muscles, des organes fibreux, etc.: chaque substance y forme un tout sans division, sans stries; c'est comme la substance du foie, etc.

La glande pinéale, qui se trouve au-dessous de la voûte, paraît formée de substance corticale. Mais cette substance a un aspect particulier, et sans doute une nature différente; car elle s'ossifie assez souvent, tandis que la substance qui revêt extérieurement le cerveau ne s'ossifie jamais. Au reste, il n'y a pas de substance blanche dans ce corps lui-même; au contraire, ses prolongemens supérieurs sont entièrement médullaires.

La commissure antérieure, toute médullaire aussi, conserve manifestement cette nature au milieu des corps striés, dans lesquels elle se prolonge.

La commissure postérieure offre absolument la

---

(1) La structure fibreuse du cerveau n'est point, comme le dit Bichat, une supposition gratuite : telle est, du moins, l'opinion de Haller, Malacarne, Monro, Sœmmering, Vicq-d'Azyr, Meckel, Wenzel; telle est celle de MM. Gall et Spurzheim, Bauer, Everard Home, etc.   (*Note ajoutée.*)

même structure dans la petite étendue qu'elle présente. La substance médullaire seule forme aussi la lame inférieure du ventricule moyen, lame que l'on voit entre les deux prolongemens antérieurs de la protubérance cérébrale. Enfin, les éminences mamillaires sont aussi médullaires, quoique d'une couleur un peu plus foncée au milieu qu'en dehors. Il résulte de là, qu'à l'exception de cette portion de substance grisâtre qui se trouve au-dessus de la tige pituitaire, de cette tige elle-même, et des glandes pituitaire et pinéale, toutes les parties du cerveau situées sur la ligne médiane sont médullaires. Pourquoi cette absence de substance corticale sur la ligne médiane? Les objets qui s'y trouvent sont-ils plus essentiels que ceux des côtés? Est-ce parce qu'ils sont destinés à être des moyens d'union entre ceux-ci?

Dans les hémisphères, il y a deux choses à considérer : 1° la structure de la substance cérébrale qui entoure les ventricules; 2° celle des diverses éminences situées dans les mêmes cavités.

On trouve autour des ventricules une masse considérable de substance cérébrale. Tout ce qui est au-dessus du niveau du corps calleux en est formé. En devant, en arrière et sur les côtés, on en rencontre beaucoup aussi. Il y en a moins en bas, les ventricules étant plus près dans ce sens de l'extérieur du cerveau. Lorsqu'on enlève exactement toute cette substance, de manière à n'en laisser que ce qu'il faut pour ne point pénétrer dans les cavités, l'hémisphère est réduit presque au tiers. Cette substance cérébrale paraît, malgré son volume, peu essentielle aux fonctions du cerveau. Elle a été plusieurs fois intéressée impunément. Les fongus dont elle est le siége subsistent souvent long-temps sans trouble dans les mouvemens ou dans les sensations. On dirait qu'elle ne sert que d'enveloppe et d'écorce aux parties plus essentielles que contiennent les ventricules (1). Cette substance est médul-

---

(1) La moelle allongée paraît être, en effet, le véritable centre d'action du système nerveux ; mais quoique toutes les parties de ce système concourent à un but unique, elles ont chacune une fonction particulière : or, rien de plus incertain encore que les fonctions spéciales de chaque partie de l'encéphale. D'après Rolando, les sensations et les volitions ont leur siége dans les hémisphères cérébraux ; le cervelet, qui leur est subordonné dans son action, est l'organe du principe moteur. D'après M. Flourens, le cervelet est bien l'organe qui coordonne les mouvemens volontaires, mais c'est à la portion de la moelle surmontée par les tubercules quadrijumeaux que se rendent les sensations ; c'est de ce point qu'émane l'influence nerveuse qui détermine les mouvemens musculaires. Au contraire, d'après MM. Foville et Pinel–Granchamp, le cervelet est le siége de la sensibilité, et la substance médullaire des lobes cérébraux celui des mouvemens volontaires ; la partie antérieure des hémisphères cérébraux et les corps striés président aux mouvemens des membres inférieurs ; la partie postérieure de ces lobes et les couches optiques aux mouvemens des membres supérieurs. M. Dugès regarde également le cervelet comme le siége de la sensibilité, et les hémisphères comme celui des mouvemens volontaires ; mais il pense que la sensation est transmise directement au côté du cervelet correspondant à l'impression, et qu'ainsi il n'y a pas d'effet croisé comme pour le cerveau. D'un autre côté, M. Bouillaud établit par des observations nombreuses que les lobules antérieurs des hémisphères cérébraux président aux mouvemens des organes de la parole ; M. Foville lui oppose d'autres observations d'où il semble résulter que le siége de ces mouvemens serait dans la corne d'Ammon.

laire en dedans, et corticale en dehors. Chaque
hémisphère est complétement grisâtre à son extérieur, à cause de cette disposition. Il n'y a qu'à la

---

Selon M. Gall, le cerveau est composé d'autant de systèmes
nerveux particuliers qu'il y a dans le moral de facultés
primitives et originelles; et selon que le cerveau d'un animal
contient un nombre plus ou moins grand de ces systèmes, et
que ces systèmes sont plus ou moins développés, cet animal
a dans sa sphère morale un nombre plus ou moins grand de
facultés, et des facultés plus ou moins actives. Chaque faculté a dans le cerveau une partie nerveuse qui lui est affectée,
de même que chaque sens a son système nerveux spécial : la
seule différence, c'est que les systèmes nerveux des sens sont
séparés, distincts; tandis que les systèmes nerveux des facultés sont réunis et concentrés, et paraissent ne former qu'une
seule masse.

Les raisonnemens sur lesquels M. Gall fonde son hypothèse de
la pluralité des organes du cerveau, sont les suivans : 1°. La
pluralité des facultés entraîne nécessairement la pluralité des
organes: 2°. On observe entre les hommes beaucoup de variétés
psychologiques dont la cause ne peut être que dans le cerveau ;
or, puisque la forme générale de cet organe est sensiblement
la même, cette cause consiste en des différences qui portent sur
des parties isolées du cerveau, et par cela même ces parties isolées sont autant de systèmes nerveux distincts. 3°. Dans un
même homme, jamais les facultés intellectuelles et morales n'ont
toutes le même degré d'activité; tandis qu'une prédomine, une
autre est faible. Or, ce fait, inexplicable si l'on regarde le cerveau comme un organe unique, se conçoit très-bien si l'on admet la pluralité des organes : tandis que la partie cérébrale qui
est l'agent de la première faculté est proportionnellement plus
volumineuse ou plus active, celle qui préside à la seconde l'est
moins. 4°. Dans un même individu, jamais toutes les facultés
n'apparaissent et ne se perdent simultanément; chaque âge a
sa psychologie : c'est que chaque système spécial a son époque

partie interne de la scissure de Sylvius où l'on trouve
une couleur blanchâtre qui indique la nature médullaire des hémisphères en cet endroit. Enfoncée

---

spéciale de développement et de décroissement. 5°. Il est d'observation que, lorsqu'on est fatigué par un genre d'occupation,
une occupation d'un autre genre, loin d'ajouter à la fatigue,
peut servir de délassement : c'est qu'un nouvel organe cérébral
est alors mis en jeu. 6°. Chez les individus affectés de mono-
manie, un des principaux moyens de guérison, c'est de faire
naître dans leur esprit une nouvelle série d'idées qui détournent
et éloignent celles dont ils sont préoccupés. Or, ce fait est inexplicable dans l'hypothèse de l'unité du cerveau. 7°. De même dans
l'idiotie, dans la démence, si le cerveau était un organe unique,
comment une faculté persisterait-elle au milieu de l'abolition de
toutes les autres? 8°. Enfin on voit quelquefois une plaie, une lésion physique bornée à un point de l'encéphale ne modifier
qu'une seule faculté, la paralyser ou l'exalter, et laisser toutes
les autres intactes.

Quelques-uns de ces argumens seraient sans doute sujets à
discussion ; mais toujours est-il certain que si la pluralité des
systèmes nerveux cérébraux n'est pas rigoureusement démon-
trée, du moins cette hypothèse mérite-t-elle toute l'attention des
psychologistes. La supposant admise, M. Gall n'avait plus qu'à
chercher de combien de systèmes nerveux spéciaux est composé
le cerveau de l'homme, et quelles sont les facultés intellectuelles
et morales primitives auxquelles préside chacun d'eux. Dans l'im-
possibilité de prendre pour point de départ l'étude anatomique du
cerveau, puisque les systèmes nerveux cérébraux ne sont pas
isolés, et que d'ailleurs leur inspection ne peut apprendre à
quelle faculté chacun d'eux préside, il examina la tête d'individus qui présentaient à un très-haut degré certaines facultés pré-
dominantes, ou qui excellaient dans tel ou tel genre d'occupa-
tions, et chercha à y reconnaître quelques parties du cerveau qui
fussent proéminentes, et qu'on pût regarder comme les systèmes
nerveux spéciaux ou les organes de ces facultés. Il étudia aussi

dans les anfractuosités, et déployée sur les circonvolutions, la substance corticale forme une couche
assez mince sur ces parties, en sorte que, s'il était

---

le crâne des animaux, comparant ceux qui sont doués à un très-
haut degré d'une faculté spéciale, et ceux qui ne l'ont pas,
afin de voir s'il n'existe pas dans le cerveau des premiers une
partie qui manque dans celui des seconds.

C'est ainsi qu'il est arrivé à *spécifier* dans le cerveau de l'homme
vingt-sept organes correspondant à autant de facultés, et dont un
certain nombre existent également chez les animaux : ceux-ci occupent des parties du cerveau que l'on trouve dans les animaux
comme dans l'espèce humaine, les parties postérieure-inférieure
et antérieure-inférieure ; tandis que ceux qui sont exclusifs à
l'homme siégent dans la partie antérieure-supérieure, qui forme
le front, et qui n'existe que chez lui.

Nous ne nous arrêterons pas davantage à cette ingénieuse
théorie. Nous ferons seulement observer que, pour que les recherches que M. Gall a faites sur les crânes humains et sur ceux
des animaux aient pu donner les résultats qu'il en a tirés, il faut,
1° que l'activité d'une fonction résulte toujours du développement
de son organe ; 2° que tous les organes cérébraux aboutissent à la
périphérie du cerveau ; 3° que le crâne soit exactement moulé sur
celle-ci, de manière à en être une représentation fidèle, puisque
ce n'est qu'à travers cette enveloppe osseuse et les tégumens
qu'il a pu apprécier l'état du cerveau. Or, de ces trois propositions,
la première peut être fondée en thèse générale, mais n'est pas
toujours incontestable ; la seconde supposerait démontrées les idées
de M. Gall sur l'anatomie du cerveau. Selon ce savant anatomiste, les faisceaux nerveux qui, par leur épanouissement, forment les hémisphères cérébraux, grêles d'abord, grossissent successivement en traversant divers ganglions, et se terminent dans
les circonvolutions, qui sont l'épanouissement final des organes
cérébraux, et sur lesquelles, malgré leur apparente ressem-
blance, M. Gall assure qu'il fait aisément la différence des organes qu'il admet. Enfin, quant à la troisième proposition, il est

possible de l'enlever exactement, les hémisphères, restés médullaires, conserveraient la même forme; et cela tient à ce que la substance médullaire se prolongeant dans les circonvolutions, en forme comme le noyau. Ces prolongemens de la substance médullaire partent d'un centre épais de cette substance, qui surmonte le corps calleux et se continue avec sa surface supérieure. Vieussens l'a appelé le *centre ovale.*

La structure des objets situés dans les ventricules est celle-ci :

Dans le corps strié, la substance corticale est extérieure, et a beaucoup d'épaisseur, surtout en haut et en bas. Lorsqu'on fend ce corps perpendiculairement, la substance médullaire se présente au milieu sous la forme d'une bandelette étroite qui règne dans toute sa longueur, et qui se recourbe en avant et en bas, pour venir se continuer au-delà de ce corps avec le corps calleux. Lorsqu'au contraire on coupe transversalement le corps strié, la même substance médullaire se présente sous la forme d'une lame large qui occupe la plus grande

---

bien vrai que le crâne se moule en général sur la forme du cerveau, qu'il en suit toutes les variations dans les divers âges et dans les maladies ; mais l'existence des sinus frontaux et celle du sinus longitudinal supérieur, l'écartement possible des hémisphères cérébraux sur la ligne médiane, l'épaisseur des tégumens, les empreintes musculaires que présente la surface externe du crâne, etc., etc., empêcheront toujours de préjuger, par l'examen du crâne, les aptitudes intellectuelles et morales.

(Note ajoutée.)

partie de ce corps, et qui, en dedans et en devant, se termine par des stries plus ou moins sensibles, isolées les unes des autres, et enfoncées dans la substance corticale : c'est de là que lui est venu son nom.

La bandelette demi-circulaire paraît comme muqueuse et demi-transparente. Elle a, en effet, très-peu de consistance; elle appartient toute entière à la substance médullaire.

Les couches optiques ont, dans toute leur étendue, une enveloppe extérieure médullaire. Mais lorsqu'on les fend perpendiculairement de haut en bas, on voit qu'elles sont formées de deux portions distinctes, quoique continues. La supérieure, qui répond spécialement aux ventricules latéraux et au ventricule moyen, présente une substance grisâtre analogue, jusqu'à un certain point, à la corticale des autres parties, mais beaucoup plus pâle et plus rapprochée du blanc; elle a aussi beaucoup plus de consistance; elle se trouve un peu mélangée avec la médullaire dans divers points. La portion inférieure, qui avoisine la base du cerveau, et qui donne naissance aux nerfs optiques, est presque entièrement médullaire.

Les cornes d'Ammon sont médullaires à l'extérieur, dans l'épaisseur d'une ligne à peu près. Tout leur intérieur offre la substance corticale beaucoup plus prononcée que dans les couches optiques, et plus analogue à celle qui enveloppe extérieurement le cerveau. Même disposition dans l'éminence digitale.

De ce que nous venons de dire, il résulte que tout

ce qui est sur les côtés du cerveau offre presque un mélange des substances corticale et médullaire, lesquelles cependant ne sont jamais en proportion égale, soit que la première se trouve à l'extérieur, comme dans toute la substance cérébrale qui se voit en dehors, dans les corps striés, dans le cordon qui est subjacent au corps frangé, etc., soit qu'elle occupe le centre, comme aux couches optiques, aux cornes d'Ammon, aux éminences digitales, etc. Cette structure contraste avec celle des objets situés sur la ligne médiane.

ARTICLE QUATRIÈME.

DU CERVELET.

LE *cervelet* offre moins du tiers du volume du cerveau. Il occupe en entier les fosses occipitales inférieures, séparé du reste de la cavité crânienne par la tente que lui forme la dure-mère, et continu en devant, soit avec le cerveau, soit avec la moelle, par l'intermède de la protubérance cérébrale.

§ 1er. *Conformation du Cervelet.*

.Sa forme symétrique et régulière répond à celle des fosses postérieures de la base du crâne. Arrondi dans son contour, il est circonscrit par une espèce de courbe elliptique, dont le grand diamètre est transversal, et le petit d'avant en arrière. Il est aplati, plus mince sur les bords que dans son milieu. Sa division en deux hémisphères est moins sensible qu'au cerveau; c'est en arrière, en avant et en bas, qu'elle est le plus marquée; des rainures l'indiquent dans ces sens. Au lieu de ces rainures, il y a en haut une élévation.

Le cervelet présente à l'extérieur une couleur grisâtre semblable à celle du cerveau. On trouve sur sa surface une foule de sillons qui, comme au cerveau, divisent sa substance. Ces sillons, que séparent des éminences ou circonvolutions de même forme, sont concentriques et réguliers, en sorte que les plus étendus sont en arrière, et les plus courts en devant, au voisinage de la protubérance cérébrale. L'arachnoïde passe immédiatement d'une circonvolution à l'autre, et la pie-mère seule s'introduit dans le sillon, auquel on trouve une profondeur qu'on n'aurait pas d'abord soupçonnée, et qui est à peu près égale à celle des anfractuosités cérébrales. Pour bien voir la disposition de ces sillons, il faut fendre, suivant son épaisseur, un des lobes du cervelet dans la direction de ce qu'on nomme l'*arbre de vie*: on voit alors sept ou huit sillons principaux qui s'étendent jusqu'à son centre, divisant ainsi toute la substance corticale en autant de portions concentriques, d'autant plus volumineuses qu'on les examine plus en arrière, et disposées en forme de tranches épaisses. Chacune de ces portions correspond à une des ramifications principales de la substance médullaire, et se trouve divisée en portions secondaires par des sillons transverses moins profonds. Dans ces portions se trouvent des prolongemens médullaires du second ordre, qui semblent naître en forme de ramifications des premiers, en sorte que chaque division médullaire, dans ce qu'on nomme *arbre de vie*, indique deux rainures qui séparent et isolent la portion corticale qui l'entoure. Ce n'est qu'en fendant le cervelet, comme je l'ai dit, qu'on peut bien connaître ses circonvolutions, qui naissent les unes des autres, comme les prolonge-mens médullaires.

L'extérieur du cervelet peut se diviser en surfaces supérieure et inférieure, et circonférence.

La surface supérieure offre, sur la ligne médiane, une saillie légère qui n'a rien de remarquable(1); sur les côtés, deux portions planes, obliquement diri-gées en haut et en bas, recouvertes par la tente du cervelet.

La surface inférieure présente, sur la ligne mé-diane, un enfoncement profond qui loge en devant le commencement de la moelle épinière, et qui en arrière est partagé en deux par une saillie assez volumineuse(2). C'est entre cette saillie et la surface postérieure de la moelle que se trouve la membrane qui bouche le ventricule du cervelet, en sorte que ce ventricule demeure ouvert inférieurement quand on a rompu cette membrane en soulevant la moelle.

La saillie inférieure et moyenne du cervelet ne

_____

(1) Cette saillie de la partie antérieure et moyenne de la face supérieure du cervelet est formée par l'entrecroisement dès lames dont sont composés les deux lobes de l'organe. Quelques auteurs l'ont désignée sous le nom d'*appendice vermiculaire du cervelet (processus vermiformis supérior)* ; M. Gall lui donne celui de *partie fondamentale du cervelet.*

(2) *Processus vermiformis inferior.*

peut bien se voir qu'en écartant ses deux hémisphères, après les avoir préalablement dépouillés de la
pie-mère qui les entoure : alors on voit qu'elle est
allongée de devant en arrière, plus large dans le
dernier sens que dans le premier, grisâtre parce
qu'elle est formée en dehors par la substance corticale, et bornée latéralement par la substance médullaire appartenant à la lame du cervelet, substance qui l'isole entièrement des hémisphères, qui
sont aussi grisâtres en dehors. Cette saillie présente
beaucoup de rainures qui la coupent transversalement, et qui, vu son isolement, ne se continuent
point avec les circonvolutions du cervelet, excepté
un peu en arrière.

Sur les côtés, la surface inférieure du cervelet
forme deux portions convexes qui répondent aux
fosses occipitales inférieures : ce sont les deux hémisphères. L'arachnoïde passe immédiatement de
l'un à l'autre; ce qui la rend très-facile à voir ici.
Très-rapprochés dans l'état ordinaire, ces deux
hémisphères sont contigus en bas et séparés en
haut par la saillie dont j'ai parlé. Un grand espace
reste entre eux lorsqu'on les écarte; cet espace appartient au ventricule du cervelet.

La circonférence du cervelet reçoit en devant la
protubérance cérébrale, qui se continue avec elle
par ses deux prolongemens postérieurs. On trouve
en cet endroit, entre la protubérance et la face supérieure de cet organe, une excavation assez profonde qui répond à l'aqueduc de Sylvius, et qui,
bouchée par l'arachnoïde passant du cervelet sur la
protubérance, et diminuée par la pie-mère qui s'y

enfonce, devient fort sensible lorsqu'on enlève ces deux membranes. On voit alors, dans son fond, une petite portion corticale à l'extérieur et médullaire en dedans, qui naît du cervelet dont elle est distincte dans sa plus grande partie, et qui est appliquée en arrière sur la valvule de Vieussens, sans contracter avec elle aucune adhérence, en sorte qu'elle paraît comme flottante dans cette cavité. Quand on écarte le cervelet, cette espèce d'appendice reste souvent adhérente à la substance de celui-ci; mais il est facile de l'en séparer en interposant dans la rainure qui l'en sépare un manche de scalpel. Au reste, cette petite saillie répond absolument aux autres circon- volutions, dont elle n'est différente que par sa dispo- sition extérieure.

En arrière, la circonférence du cervelet présente une échancrure assez large et triangulaire, qui sé- pare l'un de l'autre les deux hémisphères, se con- tinue avec l'échancrure inférieure qu'elle termine dans ce sens, et reçoit la faux du cervelet.

Sur chaque côté, cette circonférence n'offre qu'un rebord obtus, qui répond un peu au-dessous des gouttières latérale et pétreuse supérieure, et qui n'a rien de remarquable.

§ II. *Organisation du Cervelet.*

Le cervelet présente comme le cerveau une enve- loppe de substance corticale. Cette substance s'en- fonce de même dans ses anfractuosités, qui sont multipliées, étroites, et dont les parois se trouvent exactement adossées, en sorte qu'en ouvrant le

cervelet, cette couche corticale paraît avoir beaucoup d'épaisseur. Vous croiriez qu'elle est continue
dans tous ses points, qu'elle représente une masse
beaucoup plus épaisse qu'au cerveau; mais si l'on
observe la disposition des sillons principaux qui divisent le cervelet en grandes circonvolutions, et des
sillons secondaires qui le subdivisent en circonvolutions secondaires; si l'on remarque qu'il n'est aucune
de ses portions subdivisées dans laquelle le centre
médullaire n'envoie un prolongement, on se con-
vaincra que l'épaisseur de la couche formée par la
substance corticale est purement illusoire, qu'elle
est bien moindre qu'au cerveau, qu'elle ne paraît
très-marquée que parce qu'on n'aperçoit pas au premier coup d'œil les sillons du cervelet dans la coupe
qui en a été faite, et que dans cette coupe ce n'est
point par l'épaisseur qu'il y a entre le centre de l'arbre
de vie et l'extérieur du cervelet qu'il faut la mesurer,
mais par celle qui existe entre chacune de ces divisions médullaires et le sillon correspondant.

La substance médullaire forme deux centres distincts et répondant aux deux hémisphères. Ces deux
centres se voient très-bien en fendant longitudinalement le cervelet : ils ont une forme allongée, et
sont, comme la substance médullaire du cerveau,
parsemés de points rougeâtres. Ils envoient des prolongemens de tout leur contour au milieu de la substance corticale : c'est ce qui forme *l'arbre de vie*.
Ces prolongemens sont différens : il y a d'abord les
troncs qui partent immédiatement du centre nerveux : ils sont au nombre de huit ou neuf, petits en
haut, plus marqués en bas, très-gros en arrière. De

ces troncs naissent les rameaux, de ceux-ci les ramifications; tous sont enveloppés, comme je l'ai dit,
par la substance corticale. Ces deux centres médullaires résultent des prolongemens postérieurs de
la protubérance cérébrale, qui s'enfoncent dans le
cervelet par sa partie inférieure, comme on peut le
voir en les prenant à cette protubérance, et en les
suivant jusque dans cet organe.

Outre ces deux centres médullaires, qui sont latéraux, il y en a un autre, moyen, qui est formé de
la manière suivante: Les deux prolongemens médullaires (1) qui descendent des tubercules quadrijumeaux, et la lame moyenne médullaire qui les unit
sous le nom de *valvule de Vieussens*, objets dont je
vais bientôt parler, s'épanouissent à la partie postérieure du ventricule du cervelet, et forment en cet
endroit une lame médullaire, libre du côté de cette
cavité où l'arachnoïde la tapisse seulement, mais qui
du côté opposé envoie dans l'organe différentes ramifications qui se comportent à peu près comme
celles des deux arbres de vie. Cette lame médullaire
tient de chaque côté aux prolongemens de la protubérance cérébrale dont nous parlions tout à
l'heure, se confond avec eux et les unit. Elle est à
leur égard ce qu'est par rapport aux deux centres
ovales du cerveau, le corps calleux. Comme celui-
ci, elle répond à une cavité par une de ses faces,
mais au lieu d'être libre par l'autre, ainsi que lui,
elle se confond avec le cervelet. Cette lame médul-

(1) *Processus ad testes.*

laire se prolonge un peu au-dessous du ventricule
moyen : là, elle donne également naissance par sa
surface antérieure à des prolongemens médullaires
qui s'enfoncent dans la saillie moyenne que nous
avons indiquée au milieu de l'échancrure inférieure
du cervelet, et où ils sont revêtus par la substance
corticale, dans laquelle ils déterminent des sillons;
mais sur les côtés de cette saillie, la lame du cervelet paraît à nu au fond des deux espaces qui de chaque côté la séparent des hémisphères de cet organe.
Par sa surface antérieure, cette lame est donc libre
en haut dans toute son étendue dans le ventricule
moyen, libre aussi en bas et sur les côtés, mais continue au milieu avec cette éminence; tandis que sa
face postérieure est continue dans toute son étendue avec le cervelet. Pour bien voir cette lame, il
faut, comme pour examiner la saillie moyenne,
écarter les hémisphères de cet organe au niveau de
l'échancrure inférieure, et soulever le commencement de la moelle épinière : alors toute sa face antérieure se distingue très-bien. Pour voir la postérieure, il faudrait enlever toute la substance
corticale du cervelet au niveau de la ligne médiane,
et faire une préparation analogue à celle du centre
ovale.

La consistance du cervelet est un peu moindre que
celle du cerveau, sur les cadavres. Il se putréfie plus
tôt. Je renvoie à l'article de la protubérance cérébrale le ventricule du cervelet, qui appartient aussi
à cette protubérance.

ARTICLE CINQUIÈME.

PROTUBÉRANCE CÉRÉBRALE.

La troisième et la plus petite partie de la masse encéphalique, c'est la *protubérance cérébrale.* Placée entre le cerveau et le cervelet, elle est le moyen de communication de l'un et de l'autre, et se continue avec tous deux par des prolongemens volumineux. Ce rapport, la situation de cette portion cérébrale au milieu de la base du crâne, au-dessus des vaisseaux principaux du cerveau, dont elle reçoit la première impulsion, l'origine du plus grand nombre des nerfs cérébraux qui se fait dans son voisinage, tout porte à regarder la protubérance cérébrale comme une des parties cérébrales les plus importantes à la vie. On cite beaucoup de lésions du cerveau et même du cervelet sans trouble dans les fonctions cérébrales : je n'en connais aucune de la protubérance qui n'ait été funeste.

§ Ier. *Conformation extérieure de la Protubérance cérébrale.*

La forme de la protubérance cérébrale est quadrilatère, telle que ses quatre côtés sont à peu près égaux, les deux latéraux offrant cependant un peu plus de longueur. Son épaisseur égale à peu près sa largeur. Obliquement dirigée en bas et en arrière, elle répond d'un côté à la gouttière basilaire sur laquelle elle appuie, de l'autre au cerveau et au cervelet qu'elle réunit, en formant avec ce dernier le ventricule qui porte son nom.

La surface inférieure de la protubérance est convexe (1). Sur la ligne médiane, elle présente une gouttière assez marquée dans laquelle se trouve l'artère basilaire. Sur les côtés, plusieurs sillons à direction variable, souvent transverses, viennent se réunir à cette gouttière; ils sont beaucoup plus superficiels, souvent à peine apparens, et reçoivent les rameaux latéraux de la même artère. Tous ces vaisseaux, et surtout l'artère basilaire, font beaucoup de saillie à l'extérieur, en sorte que, placés entre la gouttière basilaire et la protubérance, ils communiquent nécessairement à celle-ci un mouvement très-sensible lors de leur dilatation : aucune partie de la masse encéphalique n'est plus avantageusement disposée pour cela.

La surface supérieure de la protubérance commence derrière le ventricule moyen du cerveau et au-dessous de lui. Pour voir cette surface, il faut soulever les lobes cérébraux postérieurs ou les enlever et porter un peu le cervelet en arrière : alors on aperçoit de haut en bas, d'abord la commissure postérieure, puis, au-dessous d'elle, quatre éminences arrondies, d'inégal volume, et dont les deux supérieures sont les plus grosses : on les nomme *tubercules quadrijumeaux.* Deux sillons cruciale-

---

(1) C'est cette portion antérieure de la protubérance cérébrale que les auteurs ont nommée, à cause de sa forme, *protubérance annulaire.*   (*Note ajoutée.*)

ment disposés les séparent avec symétrie (1). Plus bas, on remarque une lame médullaire grisâtre, très-mince, facile à cause de cela à se rompre, et qui se conserve rarement : elle ferme en arrière le ventricule du cervelet; on la nomme *valvule de l'acqueduc de Sylvius* ou *valvule de Vieussens*. Elle est recouverte postérieurement par le petit prolongement du cervelet qui se trouve, comme nous l'avons dit, dans l'excavation qui sépare cet organe de là protubérance. La valvule de Vieussens se continue de l'un et de l'autre côtés avec deux saillies médullaires allongées, arrondies, et beaucoup plus épaisses qu'elle. Ces saillies, entre lesquelles elle est comme enchâssée, partent des tubercules quadrijumeaux inférieurs, et se portent en bas pour se réunir enfin l'une à l'autre et se confondre dans la substance du cervelet, en y formant, conjointement avec la valvule de l'aqueduc de Sylvius, la lame médullaire que nous avons dit tapisser la partie postérieure du ventricule de cet organe.

En devant, la protubérance cérébrale offre dans son milieu une échancrure assez profonde, formée par l'écartement de ses deux prolongemens antérieurs. Dans le fond de cette échancrure et entre ces deux prolongemens, on aperçoit là lame médullaire qui forme la paroi inférieure du ventricule moyen. Les prolongemens antérieurs se présentent sur cha-

---

(1) Ce sont ces deux tubercules supérieurs que l'on désignait autrefois sous le nom de *nates* ; les deux inférieurs, moins gros, moins larges, moins saillans, étaient alors appelés *testes*.

(*Note-ajoutée.*)

que côté de cette échancrure. Nous y reviendrons bientôt.

En arrière, un sillon très-marqué sépare la protubérance d'avec la moelle : il est masqué par l'arachnoïde dans l'état ordinaire. Plus en dehors, on voit les prolongemens postérieurs.

Sur les côtés, la protubérance présente deux rebords épais et arrondis, lesquels correspondent aux scissures latérales du cerveau qui continuent en arrière celle de Sylvius. Ils sont bornés en devant et en arrière par les prolongemens de la protubérance.

§ II. *Conformation intérieure de la Protubérance cérébrale.*

La conformation intérieure de la protubérance cérébrale nous offre en devant un conduit qui vient du ventricule cérébral moyen, et qui mène dans une cavité plus inférieure, dans le ventricule du cervelet, qui est formé principalement par ce viscère, mais que nous décrivons ici parce que la protubérance y concourt aussi beaucoup, et que, ces deux portions de la masse encéphalique étant connues, on concevra mieux sa disposition.

Aqueduc de Sylvius. Ce conduit est arrondi dans son contour; il commence au-dessous de la commissure postérieure; sa direction est oblique en arrière et en bas. Il est formé en devant par la réunion des deux prolongemens antérieurs de la protubérance cérébrale; en arrière, il l'est d'abord par la commissure, puis par la base des tubercules quadrijumeaux, enfin par les deux prolongemens qui partent des tubercules inférieurs, prolongemens qui composent aussi ses parties latérales, et par la valvule mince qui se trouve entre eux. L'intérieur de cet aqueduc offre, en devant, une rainure plus ou moins sensible qui se prolonge dans le ventricule du cervelet. Par lui, les sérosités du ventricule moyen du cerveau peuvent tomber dans celui-ci; et comme ce ventricule moyen communique avec les latéraux par les ouvertures ovalaires placées derrière la double origine de la voûte à trois piliers, il s'ensuit que toutes les cavités cérébrales, celle de la cloison des ventricules exceptée, n'en font réellement qu'une. Cependant il est assez rare que, dans lès épanchemens qui occupent les ventricules latéraux, on trouve du fluide dans le moyen et dans celui du cervelet; s'il y en a, il est toujours en beaucoup moins grande proportion : pour une dilatation de ces deux dernières cavités, il y en a dix des premières; ce sont elles qui sont le siége spécial de tous les épanchemens séreux ou sanguins.

Ventricule du cervelet. Au-dessous de l'aqueduc de Sylvius, on trouve le ventricule du cervelet, cavité assez large, obliquement dirigée depuis cet aqueduc jusqu'à la partie supérieure de la moelle. Sa forme paraît quadrilatère quand on le fend postérieurement; mais cette forme est assez difficile à bien déterminer lorsqu'on l'envisage dans son entier. 1°. En devant, il répond au corps principal de la protubérance cérébrale. On y voit là une rainure sur la ligne médiane, rainure qui fait suite à celle de l'aqueduc, et qui se termine à la moelle épinière (1). Plusieurs lignes obliques viennent, de haut en bas et de dehors en dedans, se rendre à cette rainure. Ces lignes sont formées par des bandelettes blanchâtres très-fines, toutes médullaires, qui sont comme appliquées sur cette partie antérieure du ventricule, de la substance duquel elles naissent insensiblement pour se rendre à la rainure où elles se perdent. On peut soulever ces petites bandelettes, et les isoler dans leur trajet de la substance de la protubérance : elles varient singulièrement pour leur nombre, leur volume, leur direction, etc. (2). 2°. En arrière, l'extrémité de la valvule de l'aqueduc, et les prolongemens médullaires auxquels elle est fixée, bornent d'abord ce ventricule, puis il correspond au corps même du cervelet, dont la lame le tapisse en totalité. 3°. Sur les côtés, il se termine par deux espèces de culs-de-sac qui se trouvent au-dessous des prolongemens postérieurs de la protubérance, et qui sont bouchés par la membrane inférieure dont nous allons bientôt parler. Ces deux culs-de-sac se trouvent séparés par l'éminence moyenne et inférieure du cervelet : on les voit très-distinctement, ainsi

(1) C'est cette rainure que l'on a appelée *calamus scriptorius*, parce qu'elle se termine par un angle aigu analogue au bec d'une plume. Chaussier l'a nommée *fossette angulaire du quatrième ventricule*.

(2) Assez ordinairement les plus supérieures de ces petites bandelettes blanchâtres vont au nerf acoustique ; aussi Piccolhomini, Willis, Haller, Vicq-d'Azyr et Sœmmering les ont-ils regardées comme étant l'origine de ce nerf, opinion combattue par MM. Prochaska et Gall. (*Notes ajoutées.*)

que cette éminence, en écartant les deux hémisphères, quand la membrane a été préliminairement
rompue. 4°. En haut, il se continue avec l'aqueduc
de Sylvius. 5°. En bas, il forme d'abord un cul-de-sac
au commencement de la moelle, et ne se prolonge
point dans cet organe, comme quelques-uns le pré-
tendent. Derrière ce cul-de-sac, il se termine par
une large ouverture que bouche une membrane
étendue depuis la moelle jusqu'au cervelet. Cette
membrane a beaucoup d'analogie avec celle qui,
placée au-dessus du concours des nerfs optiques,
bouche en devant le ventricule moyen. Dense et résistante, elle diffère essentiellement, comme elle,
de la pie-mère à laquelle elle tient, et de l'arachnoïde
qui la tapisse ainsi que le ventricule. Cette membrane passe, non-seulement de la partie postérieure
et inférieure du cervelet au commencement de la
moelle épinière, mais elle se fixe encore sur les côtés
aux prolongemens postérieurs de la protubérance.
La pie-mère forme en cet endroit, au-dessous
d'elle, deux espèces de replis où l'on trouve plusieurs granulations, et qui ont de l'analogie avec
les plexus choroïdes, quoiqu'ils soient beaucoup
plus petits. Ces replis, dont je n'ai pas parlé en traitant de la pie-mère, se trouvent de chaque côté
sous les prolongemens postérieurs et dans les deux
culs-de-sac qui terminent latéralement le ventricule
du cervelet.

§ III. *Prolongemens de la Protubérance cérébrale.*

La protubérance cérébrale se continue avec les

deux autres parties du cerveau par quatre prolongemens médullaires considérables, dont deux sont
antérieurs et deux postérieurs.

Prolongemens antérieurs ou cérébraux. Ils naissent des angles correspondans de la protubérance,
en empiétant un peu sur son bord antérieur et sur
les bords latéraux. Fort rapprochés l'un de l'autre
dans cet endroit, ils se portent en avant, en haut et
en dehors, en s'écartant toujours davantage et en
augmentant progressivement de volume. Parvenus
à la partie inférieure et moyenne du cerveau, ils s'engagent au-dessous des nerfs optiques, dont ils sont
très-distincts, et se confondent aussitôt avec la substance des couches de même nom, dans lesquelles
ils se perdent. En bas, ces prolongemens, isolés l'un
de l'autre et recouverts par la pie-mère et par
l'arachnoïde, sont séparés, tout-à-fait antérieurement, par les éminences mamillaires. Au milieu,
ils se trouvent réunis par une substance médullaire
qui forme la paroi inférieure d'abord du ventricule
moyen, ensuite de l'aqueduc de Sylvius. En haut,
ils tiennent de l'un et l'autre côtés aux tubercules
quadrijumeaux qui les réunissent.

Prolongemens postérieurs ou cérébelleux. Ils
naissent des angles postérieurs de la protubérance,
mais surtout de ses bords latéraux, sur lesquels ils
s'avancent de manière à se confondre presque avec
les antérieurs. Ils sont beaucoup plus écartés l'un
de l'autre que ceux-ci; ce qui tient à ce que la
moelle vertébrale commence dans leur intervalle.
Très-volumineux vers la protubérance, ils diminuent
à mesure qu'ils avancent en arrière et en dehors, ce

qui est l'inverse des antérieurs, qui, plus petits à leur origine, grossissent en se portant dans les couches optiques. Après un trajet fort court, ils s'enfoncent chacun dans l'hémisphère correspondant du cervelet, dont ils vont former les deux centres médullaires latéraux, qui offrent ensuite la disposition que nous avons indiquée.

§ IV. *Organisation de la Protubérance cérébrale.*

La protubérance cérébrale est remarquable par une densité beaucoup plus grande que celle de toutes les autres parties du cerveau. Cette densité permet de la comprimer bien davantage avant d'en altérer le tissu. Médullaire à l'extérieur, elle offre dans son intérieur une substance particulière, dans laquelle la corticale et la médullaire sont irrégulièrement mélangées, et où elles ont un aspect comme marbré, surtout au milieu; car sur les côtés, sa disposition est plus régulière, et sa section offre des stries entrecoupées résultant de lames adossées les unes aux autres. La médullaire y forme quelquefois des lignes continues dans une étendue assez grande. La corticale n'y a point un aspect aussi grisâtre qu'à l'extérieur du cerveau et du cervelet ou sur le corps cannelé: sa couleur a beaucoup d'analogie avec celle de l'intérieur des couches optiques. En général, ce serait avoir une idée inexacte des deux substances cérébrales, que de les considérer comme partout identiques; elles varient suivant les diverses parties. Quoique leur nature intime nous échappe, cependant la différence des attributs de couleur, de densité, de résistance, indique assez celle de cette nature. En fendant la protubérance sur la ligne médiane, et en continuant la section sur le milieu du commencement de la moelle épinière, j'ai observé que la partie postérieure de cette éminence semble distincte de l'antérieure. On dirait que, derrière elle, la moelle épinière va se continuer avec les couches optiques, en en restant distincte, quoiqu'elle lui soit cependant continue.

Les prolongemens cérébraux sont médullaires au dehors, et formés en dedans comme la protubérance elle-même ; la substance médullaire y prédomine cependant davantage. Le plus souvent leur centre est occupé par un peu de substance noirâtre qui ne se rencontre en aucune autre partie de la masse encéphalique. Ils sont sensiblement striés à l'extérieur, surtout en devant, ce qui y a fait admettre des fibres.

Les prolongemens cérébelleux sont médullaires, sans alliage de substance corticale, sans doute à cause de leur destination, qui est d'aller, en s'épanouissant dans le cervelet, former les centres médullaires de cet organe.

ARTICLE SIXIÈME.

DE LA MOELLE VERTÉBRALE ET DE SES DÉPENDANCES.

CE prolongement de l'organe encéphalique, qui est destiné à continuer celui-ci jusqu'à la partie inférieure du tronc, occupe le canal vertébral, que nous avons décrit précédemment (tom. I. pag. 162).

Avant de commencer la description de la moelle vertébrale, il faut exposer les enveloppes membraneuses qui la contiennent. Ces enveloppes sont des appendices de celles de la masse encéphalique, qui, comme je l'ai dit, s'engagent dans le canal vertébral par le trou de même nom.

§ Ier. *Des Membranes de la Moelle vertébrale.*

a. *Dure-Mère.*

Le canal vertébral est d'abord tapissé intérieurement par une portion de la dure-mère, qui se prolonge jusqu'à sa partie inférieure. Cette portion forme un canal membraneux adapté au canal osseux, mais différent de lui par sa forme. Il est arrondi, tandis que le canal osseux est triangulaire, au moins dans deux régions, en sorte que celui-ci est sensiblement plus large, surtout au niveau des angles; mais cette disproportion se remarque aussi indépendamment de la non-coïncidence des formes, en sorte que le canal fibreux est en partie libre dans la cavité qu'il occupe. Son rapport avec la moelle présente la même disproportion. Il est beaucoup plus large qu'elle n'est volumineuse, en sorte que, quand le canal vertébral est ouvert, ce prolongement médullaire paraît comme flottant au-dedans de sa gaîne fibreuse, qu'il est facile de distendre beaucoup en poussant de l'air dans son intérieur; expérience qui donne une largeur sensible au sac que représente l'arachnoïde déployée et sur la moelle et sur cette gaîne fibreuse. Il ne paraît pas que ce sac contienne pour cela beaucoup plus de fluide que dans le cerveau ; il en résulte seulement que, dans les hydropisies, il peut s'y accumuler une quantité assez marquée de sérosité, sans que ce fluide ait alors sur les fonctions de la moelle une influence aussi grande que celui qui s'épanche accidentellement dans le crâne en a sur le cerveau, vu que la compression qu'il exerce est moindre, ayant plus de place pour être contenu.

La surface extérieure du conduit fibreux dont nous parlons correspond au canal vertébral, mais ne lui adhère point ainsi que la dure-mère adhère à tous les os du crâne, en sorte qu'on ne peut aucunement l'assimiler au périoste comme dans cette cavité : aussi trouve-t-on une membrane fine tapissant le devant des lames vertébrales, et le ligament vertébral postérieur revêtant la partie postérieure du corps des vertèbres, qui le séparent des os. Un tissu cellulaire rougeâtre, lâche, filamenteux, est placé entre le conduit osseux et le conduit fibreux, excepté cependant en devant où l'union avec le ligament vertébral antérieur est assez marquée. Ce tissu ne contient point de graisse dans la plus grande partie du canal : c'est seulement en bas, au niveau du sacrum, que ce fluide s'y accumule ; on y en rencontre même habituellement. Le tissu cellulaire est aussi beaucoup plus abondant là qu'ailleurs.

Sur les côtés, cette surface extérieure est remarquable par les petits conduits que la dure-mère fournit à chaque nerf, au moment où il sort par le trou vertébral correspondant. Ces conduits varient en direction, en longueur et en volume, comme les nerfs auxquels ils appartiennent. Presque horizontaux dans la région cervicale, ils y ont fort peu de longueur; tandis que dans la dorsale, puis dans la lombaire, ils acquièrent une direction successivement plus oblique et enfin presque perpendiculaire, et une longueur toujours plus marquée. Ils ont entre eux les mêmes rapports de volume : très-étroits dans la région cervicale, où ils répondent à des nerfs d'un petit volume, ils acquièrent dans les régions suivantes une largeur considérable pour recevoir des nerfs très-volumineux. Tous sont sensiblement renflés au niveau du trou qui les transmet, à cause du ganglion que leur nerf offre en cet endroit. Parvenus au dehors du canal vertébral, ces conduits se perdent aussitôt dans le tissu cellulaire, et ne se continuent pas avec le périoste, comme nous avons vu que le faisaient les conduits fibreux sortant du crâne. Cette continuité des organes fibreux avec le tissu cellulaire est assez commune : les aponévroses brachiale, crurale, etc., et la gaîne de beaucoup de tendons en offrent des exemples.

La surface interne de la dure-mère vertébrale, continue partout à l'arachnoïde, lui doit l'aspect lisse qu'elle présente. On y voit, sur les parties latérales, entre les orifices des conduits des nerfs, l'attache des diverses appendices du ligament dentelé. La dure-mère paraît s'ouvrir pour recevoir ces appendices, qui, avant de s'identifier avec elle, pénètrent chacune dans le petit trou qu'elle leur offre.

En haut, le conduit fibreux vertébral se conit-

nue avec la dure-mère crânienne par le trou occipital, au-dessous duquel on voit cette membrane s'ouvrir pour le passage de l'artère vertébrale.

En bas, ce conduit général se perd en formant une
multitude de conduits fibreux particuliers pour les
nerfs sacrés.

Dans toute la région vertébrale, la dure-mère
présente la même structure qu'au crâne; cependant
les fibres y sont moins distinctes et plus régulière-
ment disposées que dans cette cavité. L'épaisseur
du plan qu'elles forment est aussi moindre. Cette
épaisseur diminue insensiblement et par gradation à
l'extrémité des canaux destinés aux nerfs. Des vaisseaux assez nombreux parcourent cette membrane.

b. *Pie-Mère ou Membrane propre de la moelle épinière.*

Les trois parties de l'organe cérébral que renferme
la cavité du crâne n'ont point, à proprement parler,
de membrane qui forme corps avec elles : car la pie-
mère qui les recouvre immédiatement n'est, comme
nous l'avons dit, qu'un réseau vasculaire qui ne
mérite pas le nom de membrane. Au contraire, la
moelle épinière présente, outre la dure-mère et l'a-
rachnoïde auxquelles elle répond, une membrane
particulière qui l'enveloppe. Est-ce la pie-mère dont
la nature a changé? sa densité ne permet guère de le
penser, quoiqu'on soit d'abord tenté de le présumer
en voyant le réseau vasculaire qui l'enveloppe et qui
entre dans sa composition. Tout ce que les auteurs
ont écrit sur ce point, comme sur les membranes cé-

rébrales, laissait un grand vide en anatomie. J'em-
ploie, pour démontrer l'existence de cette membrane,
deux moyens différens : on la fend longitudinalement,
et avec le scalpel on enlève en raclant toute la substance médullaire qui se présente ; on obtient ainsi
la membrane toute seule, et elle paraît alors demi-
transparente, mais cependant assez dense. Un autre moyen auquel j'ai recours est celui-ci : après
avoir coupé la moelle près de son entrée dans le
canal vertébral, on peut la comprimer entre les
doigts au-dessous de l'endroit coupé; on fait sortir
par cette expression toute la substance médullaire,
et on obtient un canal membraneux que l'on peut
distendre par insufflation, et même injecter.

Considérée dans sa surface extérieure, cette membrane propre correspond à l'arachnoïde : elle ne lui
adhère point; car si l'on introduit entre elles un
tube, et qu'on y pousse de l'air, on fait saillir sur-le-
champ avec facilité la lame séreuse. En devant et en
arrière, cette membrane propre répond aux artères
spinales antérieure et postérieure qui répandent sur
elle leurs rameaux. Sur les côtés et au niveau des
nerfs, elle se continue immédiatement avec le névrilème qui leur appartient, et donne aussi attache au
ligament dentelé.

La surface interne de la membrane propre répond
et adhère partout à la moelle, d'une manière si intime qu'elle paraît former avec elle un corps continu.
On peut cependant, comme nous l'avons dit, enlever celle-ci; mais alors la membrane perd beaucoup
de sa densité, quoique cette densité semble d'abord
en être indépendante,

Cette membrane est formée par un tissu solide, assez épais, fort résistant, et qui paraît composé de fibres distinctes, surtout lorsqu'on le considère sur les parties latérales. Cette densité est d'autant plus grande qu'on examine la membrane plus inférieurement; c'est ce qui a donné à l'extrémité de la moelle une résistance bien supérieure à celle de son origine : car le tissu même de ce prolongement n'est pas plus solide en bas qu'en haut. Peu de vaisseaux appartiennent à ce tissu lui-même; mais un grand nombre le traversent pour aller dans le corps même de la moelle, après s'être infiniment subdivisés sur sa surface. Ce sont ces vaisseaux, joints au prolongement de la membrane elle-même, qui la rendent si adhérente à la moelle. La couleur de cette membrane est d'un blanc un peu jaunâtre : c'est elle qui fait paraître telle la moelle lorsqu'on examine celle-ci à travers ses parois ; car en la fendant on voit que la substance médullaire est bien plus blanche qu'elle ne le paraît à l'extérieur.

Soumise à l'action de l'eau froide, la membrane de la moelle acquiert, au bout de quelques jours, comme le névrilème des nerfs, un peu plus de dureté qu'elle n'en avait. Un plus long séjour la ramollit, effet général de toute macération. Elle se racornit beaucoup par l'action de l'eau bouillante : alors la moelle qu'elle contient, n'étant pas susceptible d'un racornissement semblable, s'échappe en grande partie par ses extrémités. Quand on fait plusieurs ouvertures à cette membrane à l'instant où le racornissement s'opère, le même phénomène se manifeste à travers ces ouvertures. Le contact de l'air amène fort lentement sa putréfaction : elle reste long-temps intacte, la moelle étant putréfiée. Quand on la fait dessécher, elle prend une couleur jaunâtre. Elle se racornit beaucoup par le calorique nu. Les acides y produisent d'abord le même effet, puis la fluidifient.

Son usage est de soutenir la moelle et de la comprimer un peu. En effet, une petite ouverture qu'on y fait produit sur-le-champ une hernie médullaire sensible. Elle est à cette substance ce que le névrilème est aux nerfs : je la crois même identique à celui-ci par sa nature.

Cette membrane ne commence point brusquement à l'origine de la moelle. Quand on examine attentivement la surface externe de la protubérance cérébrale, on voit que la pie-mère y a acquis une consistance qu'elle ne présente point ailleurs. En passant sur les éminences pyramidales et olivaires, cette consistance augmente : là commence réellemen tune membrane qui n'a de commun avec la pie-mère que sa continuité.

c. *Ligament dentelé.*

Le ligament dentelé, qui occupe les côtés de la moelle, a été considéré par les modernes comme un prolongement de la pie-mère. Mais une observation plus exacte m'oblige de revenir au sentiment des anciens, qui le regardaient comme un corps particulier. En effet, rien ne prouve d'abord que la pie-mère existe sur la moelle, puisque la membrane dense qui appartient à ce corps paraît différer es-

sentiellement de ce lacis vasculaire qu'on observe
sur le cerveau. Mais de plus cette membrane propre,
quelle qu'elle soit, ne se continue point avec le ligament dentelé, qui partout en est entièrement
distinct (1). Ce ligament règne tout le long du
corps de la moelle jusqu'à ses deux extrémités,
sous la forme d'un cordon étroit, aplati et blanchâtre; il occupe l'espace triangulaire qui résulte
de l'écartement des deux filets par lesquels chaque
nerf prend naissance, et sépare ainsi ces deux filets.
En dedans, il adhère à la membrane propre de la
moelle par un tissu cellulaire assez dense, et qui
ferait croire d'abord qu'il y a continuité de substance; mais on peut sans peine détacher ce rebord
en disséquant ce tissu, et alors la membrane ne
paraît point intéressée dans sa substance; preuve
qu'elle ne se continue point avec lui. D'ailleurs, tirez
avec une pince ce ligament en dehors, et écartez-le
ainsi de la moelle : le tissu cellulaire qui lui sert de
moyen d'union paraîtra alors très-apparent et très-
distinct.

En dehors, le ligament dentelé présente une suite

---

(1) Les auteurs ne sont pas encore d'accord sur la nature intime du *ligament dentelé* ou *denticulé.* MM. Hipp. et J. Cloquet pensent, comme Bichat, qu'il est bien distinct de la pie-
mère ou membrane propre de la moelle. Meckel le considère
comme un prolongement intérieur de la dure-mère; Chaussier
comme une production de l'arachnoïde. M. Ollivier pense au
contraire, avec MM. Cuvier et Bellingeri, qu'il provient de la
pie-mère, ainsi qu'il est facile de le reconnaître, dit-il, surtout
lorsqu'on examine le canal vertébral du cheval.

de petits prolongemens qui lui ont mérité son nom,
et qui vont se fixer à la dure-mère. Ces prolongemens forment de petits cordons arrondis, étroits,
extrêmement denses et résistans malgré leur ténuité; à l'endroit de leur origine, le ligament s'élargit
pour les former, en sorte qu'ils ont une base comme
triangulaire. Leur disposition est telle, que chacun
correspond à un des intervalles que laissent entre
eux deux nerfs vertébraux, et le partage plus ou
moins également. Ces prolongemens, très-courts en
haut, où ils méritent à peine le nom de cordons, acquièrent un peu plus de longueur à mesure qu'on
avance inférieurement. Entre eux, le ligament dentelé forme des rebords concaves.

Très-mince dans l'endroit où il adhère à la membrane médullaire, le ligament dentelé devient beaucoup plus épais en dehors, soit aux prolongemens,
soit dans leurs intervalles.

La résistance et la densité qu'il présente ne permettent nullement, comme l'ont fait quelques auteurs, de le confondre avec l'arachnoïde, qui le recouvre ainsi que ses prolongemens. D'ailleurs, celle-
ci étant, comme je l'ai dit, soulevée par l'insufflation, on le voit au-dessous, séparé d'elle par l'air
qui la distend, et n'ayant aucune connexion.

On n'a aucune autre notion sur la structure du
ligament dentelé. Appartient-il au tissu fibreux? On
voit dans son tissu des lignes parallèles qui semblent
indiquer des fibres. Mais de quelle nature sont-elles?
Je me suis assuré qu'elles sont susceptibles d'un
grand racornissement. La résistance de ce ligament
paraît lui donner pour usage d'assujettir la moelle

dans la gaîne fibreuse de la dure-mère, gaîne qui,
étant libre et par conséquent mobile par sa surface
externe, est retenue et comme fixée aux os par les
prolongemens qu'elle envoie dans les trous vertébraux pour les nerfs.

d. *Arachnoïde.*

J'ai dit qu'arrivée au trou occipital, l'arachnoïde
s'y enfonce et descend sur la moelle vertébrale :
voici comment elle se comporte dans son trajet sur
ce prolongement médullaire.

Libre du côté de la membrane propre de la moelle
vertébrale, elle ne lui tient que par un petit nombre de filets cellulaires faciles à rompre, et qui le
plus souvent existent à peine. Pour vous en convaincre, enlevez au canal sa portion osseuse antérieurement et postérieurement; mettez ainsi à découvert la moelle encore entourée de sa triple enveloppe; incisez longitudinalement et avec précaution en avant et en arrière la dure-mère, qui sera
ensuite repliée sur les côtés; soufflez en haut de l'air
entre la membrane propre et l'arachnoïde : celle-ci
se soulèvera en totalité, abandonnera cette membrane propre tout le long de la moelle, et vous
aurez ainsi un tube distendu par l'air, interrompu
seulement aux endroits où il fournit des prolongemens aux nerfs. Cette expérience ferait croire, au
premier coup d'œil, que le canal de l'arachnoïde est
infiniment plus large que la moelle qu'il renferme
n'est grosse; mais pour peu qu'on y fasse attention,
on voit bientôt que cette amplitude que l'insuffla-

tion lui donne vient du développement des prolongemens qui accompagnent chaque nerf, et qui
forment autant de plis dans l'état ordinaire. Le défaut
d'adhérence de l'arachnoïde vertébrale, du côté de
la moelle, la distingue essentiellement de l'arachnoïde crânienne, qui, comme nous l'avons vu, est
intimement unie, au niveau des circonvolutions, avec
la pie-mère dans la plus grande partie de la surface
cérébrale. Dans l'expérience que je viens de rapporter, c'est sous l'arachnoïde qu'on souffle de l'air;
quand on laisse intacte la dure-mère, et qu'on en
fait parvenir sous cette membrane, c'est dans sa
cavité même qu'il est contenu.

Sur les côtés, l'arachnoïde fournit, au niveau de
chaque nerf qui s'échappe par le trou vertébral correspondant, une enveloppe conique qui l'accompagne jusqu'au canal fibreux que lui fournit la dure-
mère, et qui, au lieu de s'y introduire, se réfléchit
sur la surface interne de cette membrane. Cette réflexion est rendue très-sensible en coupant à son
origine le canal fibreux, lequel devient alors un
trou bouché par l'arachnoïde, qui y est rendue
sensible par sa transparence.

En avant et en arrière, l'arachnoïde envoie aussi
à la dure-mère du canal des gaînes membraneuses
qui s'épanouissent sur sa surface interne et contiennent les vaisseaux de la moelle, lesquels se trouvent, ainsi que les nerfs vertébraux, hors de la cavité
que lubrifie la sérosité.

Inférieurement, l'arachnoïde se termine par une
foule de replis, accompagnant jusqu'à leur sortie les
nombreux faisceaux qui terminent la moelle épi-

nière, revenant ensuite sur la dure-mère, et formant ainsi en bas un cul-de-sac qui empêche la
sérosité de s'infiltrer dans le tissu cellulaire, et sans
lequel on ne pourrait concevoir les hydropisies de
l'extrémité du canal vertébral.

§ II. De la Moelle vertébrale.

La moelle, organe allongé, cylindrique, mais
d'une forme assez irrégulière, occupe le canal résistant que lui offre sa membrane propre. Elle
s'étend de la protubérance cérébrale jusque vers
la première vertèbre des lombes. Son volume est
différent dans les diverses régions de ce canal. Fort
renflée à son origine, elle se rétrécit beaucoup ensuite, puis offre un nouveau renflement considérable au milieu de la région cervicale. Rétrécie encore vers la fin de cette région, elle acquiert plus de
volume à la partie supérieure du dos, diminue encore au-dessous, et reprend près de sa terminaison
un volume assez considérable, en formant une extrémité ovale et renflée, dont la pointe inférieure
s'allonge en s'amincissant, et se trouve cachée au
milieu des nerfs nombreux qu'elle fournit pour les
régions lombaire et sacrée.

L'origine de la moelle est remarquable, outre
son volume, 1° par quatre éminences qu'on y
voit antérieurement et qui sont symétriquement
disposées. Deux sont en dedans, séparées l'une de
l'autre par une rainure moyenne beaucoup plus
profonde en haut où elle se termine à la protubérance, qu'en bas où elle se continue avec celle de la

partie antérieure de la moelle. Dans cette rainure s'enfonce la pie-mère qui la remplit. Ces éminences ont été nommées *éminences pyramidales* (1). Deux autres externes, plus arrondies dans leur longueur, ont reçu le nom d'*olivaires*. Entre les unes et les autres on voit de chaque côté une rainure où naissent les filets des nerfs hypoglosses. 2°. En arrière, cette origine de la moelle répond au ventricule du cervelet, qu'elle concourt à former, en faisant suite à la protubérance, sans être séparée de celle-ci par une rainure transversale, comme en devant où la saillie plus grande de cette dernière établit une ligne de démarcation très-tranchée. Le ventricule du cervelet se termine là, comme je l'ai dit, par un cul-de-sac qui se continue avec la rainure postérieure de la moelle. 3° Sur les côtés, l'extrémité supérieure de la moelle se continue avec la partie inférieure des prolongemens postérieurs de la protubérance, par deux appendices qui se trouvent derrière les éminences olivaires, appendices qui sont un peu plus grosses, et qui montent à ces prolongemens (2).

En fendant en même temps longitudinalement et la protubérance et l'origine de la moelle, pour bien voir la disposition intérieure de cette origine, on

---

(1) On les appelle aussi *pyramides antérieures*; et l'on donne le nom de *pyramides postérieures* à deux petits renflemens demi-ovoïdes, placés en dedans et en bas des corps restiformes vers l'angle du quatrième ventricule, et souvent aussi aux corps restiformes eux-mêmes.

(2) C'est à ces appendices qu'on a donné le nom de *corps restiformes*. (*Notes ajoutées*.)

aperçoit qu'elle forme un renflement considérable, dont l'organisation paraît analogue à celle de la protubérance, et où les éminences qui se marquent à l'extérieur ne se distinguent point par leur structure. Ce renflement se prolonge beaucoup plus loin qu'il ne le paraît au dehors : la substance qui le forme remonte dans l'intérieur de la protubérance, et semble, comme je l'ai dit, aller se continuer avec les prolongemens antérieurs de celle-ci. La section sur la ligne médiane, indiquée plus haut, rend très-apparente cette disposition (1).

_____

(1) Nous devons aux anatomistes et aux physiologistes modernes, à Charles Bell, Tiedemann, Shaw, Rolando, Magendie, Desmoulins, Laurencet, etc., une connaissance beaucoup plus complète de l'organisation de la moelle épinière, et de ses connexions avec les nerfs et avec les diverses parties des organes encéphaliques. Il est aujourd'hui démontré que le prolongement rachidien est formé de deux cordons latéraux réunis sur la ligne médiane, que chaque cordon latéral est lui-même formé de deux faisceaux, l'un antérieur ou abdominal, l'autre postérieur ou spinal ; que les nerfs qui communiquent avec le cordon antérieur, qui en tirent leur _origine_, comme l'on dit communément, portent aux parties dans lesquelles ils vont se distribuer le principe du mouvement ; qu'au contraire les nerfs qui naissent du faisceau postérieur, étrangers à la motilité, président seulement à la sensibilité de ces parties ; que les nerfs qui ont une double racine, comme les nerfs spinaux, qui communiquent, par conséquent, d'une part avec le faisceau antérieur de la moelle, et d'une autre part avec le postérieur, sont tout à la fois sensitifs et moteurs. Enfin, suivant Ch. Bell, une bandelette particulière, placée sur les limites des uns et des autres, entre les sillons d'où sortent les racines antérieure et postérieure, se ter-

Dans tout le reste de son étendue, la moelle vertébrale, considérée en devant et en arrière, ne nous
offre rien que nous n'ayons observé en parlant de sa

---

minant supérieurement au bulbe rachidien, et se continuant inférieurement dans toute l'étendue de la moelle, donne naissance
par une seule racine, sur les parties latérales de l'extrémité supérieure de la moelle, à une série particulière de nerfs exclusivement destinés à l'exécution des phénomènes respiratoires.
(*Voy.* tome IV, la note de la page 4.)

Selon M. Laurencet, au contraire, cette bandelette latérale de la
moelle, qu'il nomme *faisceau de l'infundibulum*, ne commence
à être apparente en dehors du prolongement rachidien qu'entre
les corps olivaire et restiforme ; mais elle se prolonge inférieurement entre les cordons antérieur et postérieur de la moelle, et se
continue supérieurement sur le plancher du quatrième ventricule.

Enfin, selon d'autres anatomistes, la bandelette de Bell n'est
qu'une dépendance du faisceau olivaire, qu'une subdivision du cordon antérieur de la moelle ; elle disparaît au niveau de la partie
inférieure des éminences pyramidales, et se continue supérieurement, ainsi que l'a dit M. Laurencet. Les deux faisceaux antérieurs
de la moelle se diviseraient donc pour former les éminences pyramidales ou pyramides antérieures, les corps olivaires et la
lame médullaire de Bell, les deux postérieurs formant les corps
restiformes ; et la moelle allongée se trouverait ainsi formée de
quatre plans de fibres, dont trois ne seraient qu'une triple division des faisceaux antérieurs, et le quatrième la continuation
du faisceau postérieur.

Selon M. Laurencet, qui admet l'existence d'un faisceau
latéral de la moelle se continuant supérieurement, et qui
regarde l'encéphale comme une membrane nerveuse résultant
de l'expansion des faisceaux de la moelle, le faisceau pyramidal
antérieur et le faisceau olivaire, formés par la division du cordon antérieur de la moelle, constituent (après avoir traversé la
protubérance) la partie antérieure du pédoncule cérébral, la
partie inférieure de la couche optique, et l'intérieur ou les can-

membrane, si ce n'est une rainure longitudinale qui
correspond à la ligne médiane, et qui, sensible sur
ses deux surfaces, paraît la diviser en deux moitiés

---

nelures des corps striés. Là ces fibres s'étalent en membranes ;
dont les diverses inflexions composent la, totalité des lobes cérébraux ; et l'extrémité opposée de ces membranes se retrouve
dans les lames de la voûte à trois piliers et du *septum lucidum*.
Ces lames sont elles-mêmes composées de la manière suivante :
le faisceau latéral moyen ou faisceau de l'infundibulum, qui
occupe les parties latérales postérieures du bulbe rachidien, se
continue supérieurement sur le plancher du quatrième ventricule
et à la partie interne du pédoncule cérébral, constitue le tubercule
mamillaire, duquel s'élève trois fascicules médullaires qui traversent l'intérieur ou s'étalent à la surface de la couche optique
et se rendent au pilier antérieur de la voûte. D'un autre côté,
les faisceaux postérieurs ou restiformes, après s'être élargis pour
former le cervelet, se continuent par les *processus cerebelli ad*
testes, qui sont eux-mêmes formés par des fibres blanches des
corps genouillés et des tubercules quadrijumeaux ; ceux-ci communiquent avec le pilier antérieur de la voûte, par une lame médullaire blanche.qui recouvre,la couche optique, ainsi que par
un filet blanc qui contourne le bord supérieur de cette éminence,
et par un tractus médullaire situé au-dessous de la bandelette
cornée. Ainsi composés, les piliers antérieurs de la voûte s'épanouissent dans le septum lucidum et dans la voûte elle-même,
pour former la membrane qui fait suite à celle des hémisphères,
c'est-à-dire à la membrane résultant de l'élargissement des
faisceaux antérieurs. Quant au corps calleux et à la protubérance,
ce sont, suivant M. Laurencet, des croisemens de fibres semblables à celui des pyramides antérieures.—De cette disposition des
fibres médullaires du centre nerveux encéphalo-rachidien, il ré-
sulterait que la membrane nerveuse, formée par l'épanouissement des cordons antérieurs de la moelle, se recourbe en arrière
en formant des replis nombreux, et se concentre de nouveau en
faisceau dans les cordons moyen et postérieur de la moelle, re-

latérales, distinctes surtout en devant. Cette rainure
disparaît peu à peu inférieurement. Sur les côtés, là
moelle donne naissance aux nerfs vertébraux, qui
tous ont une double origine, et forment deux filets
qui se réunissent en un seul avant de sortir du canal.
Ces nerfs, dont la disposition sera examinée plus en
détail par la suite, augmentent considérablement de
volume en bas, en prenant une direction très-oblique
et presque perpendiculaire. Eux seuls existent dans
le canal, au-dessous des premières vertèbres lombaires : le corps de la moelle finissant dans cet endroit, le faisceau qu'ils forment par leur réunion
remplace celle-ci.

La moelle vertébrale est essentiellement formée
d'une pulpe blanchâtre, moins éclatante en couleur
que celle du cerveau, et beaucoup plus fluide. On y
trouve aussi de la substance grisâtre, entremêlée, et
de même consistance. Cette dernière m'a paru plus
abondante à la partie inférieure que supérieurement (1). Est-elle de même nature que la corticale

---

présentant ainsi une anse nerveuse dont les fibres se croisent avec
celles du côté opposé, au corps calleux, à la protubérance cérébrale et au niveau des éminences pyramidales. Mais en examinant sans prévention le procédé par lequel M. Laurencet se flattait
de démontrer la continuité de la membrane nerveuse qui constitue selon lui l'encéphale et de l'*étaler sans la lacérer*, il paraît
difficile d'adopter ses opinions, qui cependant méritent d'être
soumises à des observations ultérieures.   (*Note ajoutée.*)

(1) La moelle épinière est composée de substance blanche et
de substance grise comme l'encéphale ; mais dans le cerveau et
le cervelet, la substance grise forme une couche externe et enveloppe pour ainsi dire la substance blanche ; au lieu que dans la
moelle épinière, c'est la substance blanche qui est placée exté-

du cerveau ? je l'ignore. L'une et l'autre sont pénétrées d'un grand nombre de vaisseaux sanguins qui, comme ceux du cerveau, n'y arrivent que par des ramifications capillaires, et y distribuent beaucoup de sang.

ARTICLE SEPTIÈME.

DÉVELOPPEMENT DU CERVEAU.

§ Ier. *Etat du Cerveau et de ses dépendances dans le premier âge.*

J'AI fait remarquer, dans l'*Anatomie générale*, combien le système nerveux cérébral est développé dans le premier âge, et combien surtout le cerveau est précoce sous ce rapport. Je vais entrer ici dans les détails descriptifs de ce phénomène important de la nutrition, en suivant l'ordre adopté dans la description du cerveau et de ses dépendances.

a. *Développement des Membranes cérébrales.*

1°. *Dure-mère.* La dure-mère se trouve, dans les premiers mois, confondue avec le péricrâne et avec la membrane moyenne où doivent bientôt se développer les germes osseux. Une vésicule, purement membraneuse, forme alors les parois du crâne, tandis que déjà à sa base il y a des portions cartila-

---

rieurément. D'autant plus distinctes que l'individu est moins âgé, elles diffèrent peu l'une de l'autre chez le vieillard, la teinte grisâtre du centre de la moelle diminuant insensiblement vers la circonférence.   (*Note ajoutée.*)

gineuses très-étendues. Je n'ai point disséqué des
têtes à cette époque ; mais lorsque déjà l'ossification
a envahi des portions étendues de la voûte, il reste
encore de grands intervalles complétement membraneux, et où l'on peut voir la disposition primitive. Il est facile par là de se convaincre que, quoique
adhérente à la membrane qui doit s'ossifier, la dure-
mère n'est point identifiée avec elle, et qu'elle peut
s'en séparer : cependant l'union est beaucoup plus
intime que quand l'os est formé ; cela est même extrêmement remarquable. Dès que l'ossification s'est
emparée d'un point quelconque, l'adhérence y devient beaucoup moindre.

A la naissance, les fontanelles qui restent présentent encore, par rapport à la dure-mère, des traces de
l'état existant complétement dans le crâne pendant
les premiers mois. Cette membrane y est plus adhérente qu'ailleurs. Même disposition dans les sutures,
au niveau desquelles il y a un double moyen d'u-
nion, savoir, le reste de la membrane qui est encore intermédiaire aux bords osseux, et les prolongemens vasculaires et fibreux qui vont au péricrâne.
Dans l'adulte, le premier moyen disparaît : aussi
l'adhérence est-elle bien moindre au niveau des
sutures que chez le fœtus.

A la base du crâne, partout où il y a des portions
cartilagineuses, comme aux apophyses clinoïdes, sur
l'apophyse crista-galli, etc., l'adhérence de la dure-
mère est beaucoup plus grande chez le fœtus que
là où les os se sont déjà développés. Sur toutes les
sutures on fait la même observation. Outre cela, il
y a des points que l'ossification n'a pas encore en-

vahis, et que remplissent alors des prolongemens
de la dure-mère : telle est la profonde excavation
située au-dessous du canal vertical supérieur ; tel
est aussi l'orifice, plus considérablement évasé que
par la suite, de l'aqueduc du vestibule, etc....Toutes
ces circonstances unissent tellement alors la dure-
mère à la base du crâne, qu'il est presque impossible de les séparer.

Dans l'intérieur du canal vertébral, cette membrane est libre comme par la suite, complétement
isolée des vertèbres, et étrangère par conséquent à
leur développement.

Quant à la structure de cette membrane, mince
et transparente dans les premiers temps, elle n'offre
aucune trace sensible de fibres. Son organisation
semble homogène dans le crâne à celle de la couche
supérieure, dans laquelle les points osseux doivent
se développer. C'est vers l'époque de la naissance
qu'on commence à apercevoir quelque'disposition
fibreuse, d'abord dans la faux cérébrale, puis dans la
tente du cervelet, enfin à la surface de la totalité de
la membrane. Les fibres se prononcent davantage au
niveau des endroits ossifiés, qu'au-dessous de ceux
encore membraneux, comme les fontanelles.

La résistance de cette membrane est déjà très-
considérable alors; on la rompt avec difficulté. J'ai
eu occasion de l'irriter souvent sur de très-jeunes
animaux, dans diverses expériences qui avaient un
autre but : elle ne m'a point paru plus sensible que
par la suite.

Les vaisseaux qui passent par les sutures pour
pénétrer la dure-mère sont alors beaucoup plus nom-

breux que dans les âges suivans : de là, plus de sang épanché lorsqu'on enlève la calotte du crâne. A la surface interne des pariétaux, des temporaux, du coronal, de l'occipital, etc., partout, en un mot, où la membrane est appliquée sur une surface osseuse, ces vaisseaux qu'on déchire fournissent aussi un suintement plus marqué, mais jamais très-sensible.

2°. *Arachnoïde.* Telle est, à cette époque, l'extrême ténuité de l'arachnoïde, qu'il est presque impossible de la suivre. La comparaison d'une bulle de savon peut exprimer son état dans les endroits où elle est libre par ses deux faces. A la surface interne de la dure-mère, elle est plus dense ; on la sépare même avec plus de facilité que dans les âges suivans. Chez plusieurs sujets on en enlève, avec un peu de précaution, des lambeaux assez considérables : quelquefois, comme chez l'adulte, quelques fibres y restent alors attachées, mais on l'en distingue facilement.

C'est surtout chez les hydrocéphales, où l'épanchement est consécutif à une inflammation chronique de cette membrane, qu'on la distingue avec une extrême facilité, et sur le cerveau, et sur la dure-mère. J'ai déjà vu plusieurs cas avec cette disposition ; mais je n'en connais point où cette inflammation chronique se soit propagée jusque sur la membrane des ventricules.

L'arachnoïde est sensiblement plus humectée de sérosité à cet âge que dans le suivant. Sur plusieurs fœtus, on en trouve un peu d'accumulée au bas des ventricules latéraux du cerveau ; tandis que, chez l'adulte, elle n'est jamais, dans l'état ordinaire, que sous forme de rosée : cette accumulation n'est pas cependant constante.

3°. *Pie-mère.* A voir, d'une part, le volume proportionnellement très-considérable des troncs cérébraux, artériels et veineux; d'une autre part, le nombre des capillaires qui pénètrent la substance cérébrale, et qu'on divise en l'incisant, nombre bien plus grand que par la suite, on croirait que la pie-mère, intermédiaire aux uns et aux autres, doit être beaucoup plus développée à proportion que les deux membranes précédentes. Cependant elle ne les surpasse point sous ce rapport; elle m'a paru même souvent moins rouge que chez l'adulte, dans des sujets dont les sinus étaient remplis d'une quantité considérable de sang très-noir, fluide et visqueux, comme il l'est toujours dans les veines du fœtus. D'autres fois la rougeur est assez sensible, car il y a des variétés sous ce rapport; ce qui me fait croire que le genre de mort peut contribuer à l'état sous lequel se présente cette membrane.

Ses prolongemens intérieurs, la toile choroïdienne, les plexus choroïdes, sont proportionnés à elle : peu gorgés de sang dans certains cas, ils le sont plus dans d'autres.

Les granulations ne sont point sensibles; elles ne le deviennent que dans les âges suivans.

J'ai dit que la membrane propre de la moelle vertébrale, quoique décrite avec la pie-mère par les auteurs, en est cependant très-distincte par sa résistance, sa densité et sa nature intime. Cette différence n'est pas moins frappante chez le fœtus : tandis que les lames cellulaires de la pie-mère sont chez lui à peine sensibles, tant est grande leur ténuité, et qu'elles se rompent avec une extrême facilité, l'enveloppe de la moelle est déjà très-résistante. Elle donne même à ce prolongement médullaire une consistance apparente très-marquée : il se soutient de lui-même tant qu'il en est revêtu, tandis qu'il s'affaisse et présente une extrême mollesse dès que cette enveloppe est incisée. Cette densité de la membrane propre de la moelle va toujours en croissant de haut en bas. Elle laisse, sous l'occipital, toute sa mollesse au prolongement médullaire, et le rend très-ferme à son extrémité renflée.

.. Le ligament dentelé est développé proportionnellement à cette membrane.

b. *Développement des diverses parties de la Masse encéphalique.*

Le volume proportionnellement plus grand de cette masse chez le fœtus porte spécialement sur la partie supérieure du cerveau, et sur toute cette substance corticale et médullaire qui entoure les ventricules, et qui extérieurement correspond à la voûte du crâne. Les ventricules eux-mêmes, et les éminences qu'ils renferment sont bien aussi proportionnellement plus prononcés que par la suite, mais moins que cette convexité cérébrale. Il en est de même de la protubérance et du cervelet ; en sorte que le rapport de grandeur entre eux et le cerveau n'est pas exactement le même que par la suite : ils paraissent plus petits à proportion. Ces rapports de développement coïncident avec ceux qu'on observe dans la cavité osseuse du crâne. En effet, la base de cette cavité est bien moins grande chez le fœtus, comparativement aux âges suivans, que la voûte, disposition qui peut tenir à ce que celle-ci n'est qu'à moitié ossifiée, tandis que l'autre est beaucoup plus avancée.

Quoi qu'il en soit, ce grand développement de la partie supérieure et convexe du cerveau ne suppose pas, dans le fœtus et l'enfant, un développement proportionnel et correspondant des fonctions cérébrales. En effet, cette partie supérieure est bien moins liée que l'inférieure, que le cervelet et la protubérance à ces fonctions: aussi observez que la plupart des crétins ont la tête très-saillante en haut et très-aplatie transversalement, comme le remarque Fodéré. M. Pinel a aussi observé que, dans plusieurs idiots, le diamètre perpendiculaire prédominait sensiblement sur les autres, sur le transversal surtout; ce qui annonce un excès de développement dans la partie supérieure du cerveau, dans cette portion corticale et médullaire moins liée que le reste de l'organe à ses fonctions, qu'on a vues un grand nombre de fois se continuer avec des plaies, des suppurations, des meurtrissures, des déchirures, etc., intéressant cette portion supérieure, tandis que ces mêmes fonctions cessent dès que la partie inférieure est altérée.

Tous ces faits doivent être visiblement rapprochés du mode de développement du cerveau. Cependant il est à présumer que, chez l'enfant, le volume de cet organe, partout plus prononcé que par la suite, quoiqu'il y ait des différences dans ses diverses parties, influe sur la sensibilité plus marquée et sur la motilité plus vive qui sont l'apanage de cet âge.

Le tissu cérébral diffère beaucoup chez le fœtus de ce qu'il sera par la suite. Sa mollesse est extrême dans les premiers mois, où il appartient plutôt à la classe des fluides qu'à celle des solides, sous le rapport de la consistance; mais quand on considère son intérieur, le grand nombre de vaisseaux qu'il reçoit y annonce l'organisation la plus prononcée. Je crois qu'il est peu de parties où cette disposition vasculaire soit plus marquée. Quand on coupe le cerveau par tranches, chaque coup de scalpel intéresse une multitude de ces vaisseaux, dont le sang s'écoule fréquemment, tandis qu'ils n'offrent que des stries rougeâtres chez l'adulte, stries bien moins nombreuses.

Non-seulement, comme je l'ai dit dans l'*Anatomie générale*, les deux substances corticale et médullaire sont peu distinctes, à cause de la couleur grisâtre ou plutôt rougeâtre de la seconde, couleur due au grand nombre de vaisseaux-sanguins qui la parcourent; mais j'ai observé, sur plusieurs sujets, que la première est sensiblement plus blanche qu'elle. Une section faite aux lobes cérébraux montre quelquefois sensiblement une bordure blanchâtre correspondant aux circonvolutions et anfractuosités divisées, bordure qui doit être un jour grisâtre; d'autres fois la différence est peu sensible entre ces deux substances.

Ce phénomène est remarquable chez le fœtus, non-seulement dans la partie supérieure du cerveau, mais encore partout où les deux substances se trouvent entremêlées. J'ai examiné exactement les corps striés, les couches optiques, les cornes d'Ammon, les éminences digitales : point de différence très-sensible dans leur apparence extérieure. Là où la substance médullaire existe seule, comme dans le corps calleux, la voûte à trois piliers, etc. ; elle est rougeâtre comme partout ailleurs, mais jamais blanche comme par la suite.

La distinction entre ces deux substances est un peu plus marquée dans le cervelet, où l'arbre de vie commence à paraître, quoique encore très - confusément. La disposition marbrée de la protubérance, qui était nulle encore au septième ou huitième mois, commence à se marquer un peu à l'époque de la naissance. Je n'ai point trouvé à cette époque, et même un peu au-delà, la substance noirâtre qui se trouve dans les prolongemens antérieurs de cette protubérance; ce n'est que lorsque ces prolongemens ont déjà une certaine consistance qu'elle commence à se former.

Chez les fœtus que j'ai eu occasion d'examiner à l'époque de la naissance, et même un peu avant, j'ai trouvé la substance grisâtre qui occupe le milieu de la moelle vertébrale déjà très ⁻ sensible et très - distincte, surtout vers le renflement inférieur de ce prolongement (1).

---

(1) Vers le commencement du deuxième mois de la conception, la moelle épinière, dont la place était auparavant occupée par un fluide limpide, est formée de deux filets blancs, adossés par leur partie interne et formant une gouttière longitudinale. Ces deux cordons, qui ne sont primitivement composés que de substance

J'ai indiqué, dans l'*Anatomie générale*, quelques détails sur l'action des réactifs auxquels on soumet le cerveau du fœtus, action un peu différente dans ses résultats de celle qu'on observe chez l'adulte.

§. II. *État du Cerveau dans les âges suivans.*

A mesure que l'on avance en âge, le cerveau prend peu à peu des caractères bien différens de ceux qu'il a chez le fœtus et l'enfant.

La dure-mère cesse d'avoir des connexions aussi intimes par sa surface externe, à cause de l'ossification successive de toutes les parties de la cavité crânienne ; ce n'est plus que sur les sutures qu'elle adhère beaucoup : aussi plus celles-ci s'effacent par les progrès de l'ossification, plus il est facile d'enlever sans résistance la calotte du crâne. Chez le vieillard, on n'éprouve aucune difficulté ; elle se détache au moindre effort d'un levier placé entre les

---

blanche, et qui sont renflés à leur bord externe, se prolongent dans toute l'étendue du canal rachidien, et se continuent supérieurement avec la moelle allongée, dont la largeur est double. Insensiblement ils se rapprochent en arrière ; et de leur adossement postérieur, qui s'opère de bas en haut, et qui a lieu à sept semaines suivant M. Serre, mais seulement à trois mois selon Tiedemann, résulte un canal central dans lequel s'enfonce un repli de la piemère, canal qui s'oblitère peu à peu de bas en haut, à mesure que les vaisseaux de cette membrane sécrètent la substance grise. Ce canal, qui communique supérieurement avec le quatrième ventricule par le calamus scriptorius, existe quelquefois encore à l'époque de la naissance, et peut persister jusqu'à six mois ou un an.

(*Note ajoutée.*)

bords de la section circulaire faite par la scie ou par
la pointe du marteau, tandis que ce soulèvement est
impossible chez le fœtus.

Cette membrane s'ossifie assez souvent, mais son
ossification n'est point, comme dans les artères, un
effet naturel de l'âge ; elle arrive aussi souvent chez
l'adulte que chez le vieillard. J'ai indiqué, à l'article
de l'arachnoïde, comment elle se forme et le siége
qu'elle occupe.

L'arachnoïde et la pie-mère vont toujours en se
prononçant davantage. Cette dernière offre chez le
vieillard une rougeur qui contraste et avec le peu
de sang qu'on trouve dans les sinus, à moins que le
genre de mort n'y en ait accumulé, et avec le petit
nombre de stries vasculaires de la substance médullaire. J'ai indiqué un contraste inverse chez le
fœtus.

Les granulations cérébrales ont aussi un développement et surtout une densité qui suivent la raison
directe de l'âge.

A mesure que l'accroissement se fait, la substance
cérébrale prend de plus en plus de là consistance ;
cependant elle conserve jusqu'à la quinzième ou
seizième année une mollesse qui fait que, jusqu'à
cet âge, le cerveau est très-peu propre aux dissections nécessaires à l'étude de cet organe.

Chez le vieillard, la consistance cérébrale est
portée au plus haut degré. Lorsqu'on l'examine
à cet âge, comparativement à ce qu'elle est chez le
fœtus, on voit que la différence est très-grande ;
alors aussi les vaisseaux sont sensiblement diminués
dans cette substance : il y pénètre une quantité de

sang proportionnellement moindre, de plus de moitié, que chez le fœtus. Diminution de vaisseaux et augmentation de consistance, c'est donc un double caractère essentiel à cet âge dans le cerveau, qui est, à cause de cela, très-favorable aux dissections.

Les deux substances corticale et médullaire sont alors caractérisées le plus possible. Les nuances de la première sont marquées au plus haut point dans la couche optique, les corps striés, les cornes d'Ammon, et dans cette portion de la partie inférieure du ventricule moyen qui donne origine à la tige pituitaire, etc., portion dont l'aspect extérieur et même l'organisation ne sont point exactement les mêmes qu'ailleurs. Ces nuances étaient absolument impossibles à saisir chez le fœtus, où à peine distingue-t-on l'apparence générale de la substance corticale de celle de la médullaire, comme je l'ai dit. Pendant l'accroissement, et chez l'adulte, elles se sont successivement plus prononcées. La substance corticale est surtout plus grise et comme terne.

Je ne m'étendrai pas plus long-temps sur le développement du cerveau; je renvoie aux considérations que j'ai présentées sur ce point dans le Système nerveux de la vie animale.

APPAREIL CONDUCTEUR

DU SENTIMENT

ET

DU MOUVEMENT.

CONSIDÉRATIONS GÉNÉRALES.

QUOIQUE les nerfs cérébraux qui servent à transmettre le sentiment et le mouvement volontaire soient essentiellement distincts par leur structure, leurs propriétés, leurs usages, etc., de ceux qui appartiennent à la vie organique, et qui viennent des ganglions, cependant les anastomoses multipliées que ces derniers entretiennent avec les premiers, leur mode de distribution, qui se rapproche beaucoup du leur, m'engagent, comme je l'ai dit dans le Discours préliminaire, à placer leur description à la suite de celle de ces nerfs, et à ne point la renvoyer à l'exposition des organes intérieurs. D'ailleurs, comme je l'ai fait observer dans l'*Anatomie générale*, nous ignorons complétement le mode d'action des nerfs organiques ; seulement nous savons incontestablement, d'après le résultat des expériences sur les animaux vivans et d'après l'observation, qu'ils n'agissent point comme ceux de la vie animale. Si je les appelle *nerfs de la vie organique*, c'est qu'ils se distribuent presque exclusivement aux viscères principaux de cette vie, qui cependant en reçoivent aussi du cerveau. Cette obscurité répandue sur les fonctions directes de ces nerfs rend moins discordante avec mon plan général de physiologie, cette réunion de l'un et l'autre systèmes nerveux, pour la description.

J'examinerai donc d'abord celui de la vie animale, puis celui de la vie organique; enfin, je jetterai un coup d'œil général sur l'ensemble des nerfs de chaque organe, coup d'œil qui sera comme le résumé de ce que j'aurai dit dans les descriptions.

On divise communément les nerfs de la vie animale en ceux qui sortent par les trous de la base du crâne, et en ceux qui s'échappent par les trous vertébraux. Cette division est évidemment inexacte; car ce n'est pas sur des considérations purement accessoires, mais sur des faits fondamentaux, qu'il faut s'appuyer : or, le passage d'un nerf par telle ou telle partie est visiblement indifférent à sa disposition essentielle. Il me semble qu'il vaut mieux partir d'une autre donnée, savoir, de l'origine même des nerfs dans la substance cérébrale.

Je divise donc les nerfs d'après leur origine dans les grandes parties de la masse encéphalique, le cerveau, le cervelet, la protubérance cérébrale, et la moelle épinière. La première et les deux dernières de ces parties fournissent exclusivement les nerfs de la vie animale (1); le cervelet n'en donne point. Ainsi je ferai trois grandes divisions dans l'exposé des nerfs de la vie animale : 1° nerfs du cerveau, 2° nerfs de la protubérance, 3° nerfs de la moelle

---

(1) *Voy.* la note suivante.

vertébrale, ceux-ci seront ensuite subdivisés. Quant aux nerfs de la vie organique, je les rapporterai à quatre chefs principaux : 1° nerfs des ganglions de la tête, 2° nerfs des ganglions du cou, 3° nerfs des ganglions de la poitrine, 4° nerfs des ganglions du bas-ventre : les membres en sont dépourvus.

NERFS

DE

LA VIE ANIMALE.

D'APRÈS la division indiquée plus haut, l'exposition des nerfs de la vie animale sera distribuée en trois articles, qui comprendront : 1° les nerfs du cerveau, 2° ceux de la protubérance cérébrale, 3° ceux de la moelle vertébrale. Le dernier sera ensuite subdivisé (1).

---

(1) Il est évident, ainsi que Bichat l'a fait observer dans son *Anatomie générale*, que le mot *origine* n'a ici qu'un sens métaphorique, qu'il explique seulement une liaison, une connexion matérielle entre un nerf et tel ou tel point du centre cérébro-spinal. Or, les parties avec lesquelles les nerfs communiquent ainsi sont souvent situées assez profondément, de sorte que l'on peut facilement se tromper sur leur connexion véritable. C'est ainsi que le nerf olfactif, qui semble, au premier examen, tenir aux lobes encéphaliques, appartient réellement à un prolongement de la moelle allongée, fait que Béclard a eu occasion de constater sur des fœtus dépourvus de cerveau proprement dit ; c'est ainsi que les nerfs optiques, que l'on a cru long-temps tirer leur origine des éminences appelées par cette raison *couches* des nerfs optiques, proviennent des tubercules quadrijumeaux, ainsi que nous le dirons. Par conséquent, il n'y a réellement pas de nerfs qui tirent leur origine du cerveau : tous proviennent de la moelle allongée ou de la moelle épinière ; et la division adoptée ici par Bichat ne peut plus être admise aujourd'hui.

La classification proposée par Ch. Bell est sans doute la meil-

ARTICLE PREMIER.

NERFS DU CERVEAU.

On n'en trouve que deux, l'olfactif et l'optique. Ils sont remarquables par leur structure, par leur destination exclusive pour des organes sensitifs, par leur volume très-grand en le comparant à celui des parties où ils vont se rendre.

§ 1er. *Nerfs olfactifs.*

Ces nerfs ont été considérés assez superficiellement par le plus grand nombre des anatomistes, qui se sont contentés de ce qu'une première inspec-

---

leure de toutes, puisqu'elle est fondée sur les véritables connexions des nerfs avec l'axe cérébro-spinal. Il divise les nerfs en réguliers et irréguliers. Il appelle *nerfs réguliers* ceux qui ont une double racine, qui communiquent avec les parties antérieure et postérieure de l'axe nerveux, qui sont par conséquent à la fois les agens de la sensibilité et ceux des mouvemens des actes volontaires, et se distribuent latéralement aux parties régulières du corps. Les *nerfs* dits *irréguliers* sont, au contraire, simples dans leur origine, irréguliers dans leur distribution, et non symétriques comme les précédens ; de ces nerfs, les uns président spécialement aux mouvemens des parties auxquelles ils se distribuent. Les autres, étrangers à la motilité, sont uniquement relatifs à la sensibilité de ces parties ; et en effet, l'inspection anatomique démontre que la racine unique des premiers communique avec la colonne motrice des centres nerveux, que celle des seconds communique au contraire avec leur colonne sensitive. (*Voy.* la note de la page 145.)   (*Note ajoutée.*)

tion leur offrait, et n'ont pas recherché exactement la disposition de leur portion nasale. C'est aux travaux des anatomistes modernes, de Prochaska, de Leiobsten, de Sœmmering, de Scarpa surtout, etc., que nous en devons une description plus exacte.

L'origine des nerfs olfactifs a excité spécialement l'attention des anatomistes, qui l'ont placée en différentes parties, en voulant la poursuivre profondément dans la substance cérébrale. Mais il est presque impossible de la suivre au-delà de la superficie du cerveau : or, en commençant l'examen à cette superficie, on distingue à ces nerfs deux racines médullaires et une corticale. Les premières sont les plus connues et les plus sensibles.

L'externe, qui est assez longue, est cachée en grande partie dans la scissure de Sylvius. Elle commence à la partie la plus reculée du lobe antérieur du cerveau, dans son angle de réunion avec le moyen, sur la substance corticale de sa dernière circonvolution. Des troncs vasculaires assez gros pénètrent le cerveau à l'endroit de cette origine, d'où elle se porte en avant et en dedans pour donner naissance au tronc commun. Souvent, dans ce trajet, elle reçoit, des circonvolutions voisines, un ou deux petits filets médullaires ; ce qui la fait paraître divisée en deux ou trois portions distinctes et écartées.

La courte racine médullaire est très-variable dans sa disposition : tantôt elle vient du lobe antérieur, près la précédente, avec laquelle elle parait presque confondue ; tantôt, plus courte, elle naît plus en dedans sur la substance médullaire qui occupe la partie interne de la scissure de Sylvius ; quelquefois elle est divisée en deux portions ; toujours elle se dirige en avant ; elle reçoit souvent dans son trajet un ou deux petits cordons médullaires accessoires, jusqu'à ce qu'enfin elle se réunisse à la longue racine. On trouve assez souvent dans l'angle qu'elle forme avec celle-ci plusieurs petits filets blanchâtres très-courts qui se réunissent à toutes deux. Il est facile de concevoir, d'après les variétés nombreuses que présente la disposition des deux racines médullaires, surtout de l'interne, comment les auteurs se sont peu accordés sur le nombre des origines du nerf olfactif, en sorte que les uns n'en ont admis qu'une seule, d'autres en ont reconnu trois, le plus grand nombre en ayant décrit deux. J'ai eu occasion d'observer plusieurs fois que le mode d'origine d'un côté n'est pas exactement le même que celui du côté opposé.

Pour voir la troisième racine, il faut soulever le nerf et écarter les deux côtés du sillon longitudinal qui le reçoit dans son trajet : on aperçoit alors sous les deux premières racines un corps pyramidal grisâtre, dont la base est enfoncée dans le sillon, tandis que le sommet s'avance antérieurement pour se réunir à ces deux racines dans le point de leur jonction ; là, il dégénère en un cordon grisâtre, mince, qui règne sur la surface supérieure du nerf, dont il occupe le milieu. Cette troisième racine est nommée *corticale*, pour la distinguer des deux autres. Mais si on la fend suivant sa longueur, on y trouve un centre médullaire très-distinct, et qui va en s'amincissant toujours davantage jusqu'à son sommet; en sorte que, comme Scarpa l'a observé, il forme véritablement une racine de même nature que les autres, mais que la substance corticale enveloppe jusque sur son extrémité.

Quoi qu'il en soit, le nerf présente un renflement sensible et comme triangulaire à la réunion de ces trois racines; de là il se porte horizontalement en devant sous le lobe antérieur, placé dans un sillon longitudinal auquel il correspond principalement par sa troisième portion, qui, comme nous l'avons dit, se trouve plus supérieure, et par conséquent plus enfoncée dans la substance cérébrale. Sa surface inférieure, plane et apparente à l'extérieur, est recouverte par l'arachnoïde. Le sillon ainsi que le nerf se portent un peu en dedans à mesure qu'ils avancent. Par cette direction, ce dernier se rapproche de celui du côté opposé, en sorte qu'en devant il ne reste entre eux qu'un fort petit intervalle que remplit l'apophyse crista-galli, tandis qu'ils étaient fort écartés en arrière. En bas, le nerf correspond d'abord à la surface supérieure des petites ailes du sphénoïde, puis à la gouttière ethmoïdale. Étroit en arrière, il devient plus épais et plus large antérieurement. J'observe que, dans son trajet dans le sillon cérébral, il est très-convenablement placé pour n'être point comprimé par la masse du lobe antérieur qui pèse sur lui. En effet, ce sillon loge en arrière presque toute l'épaisseur de ce nerf, qui ne peut être comprimé par conséquent sur l'aile du sphénoïde. Plus volumineux en devant, il fait sous ce sillon une saillie marquée; mais la lame ethmoïdale, très-déprimée, lui forme en cet endroit une

gouttière qui prévient également la compression.
Au reste, il n'occupe partout que le bas de ce sillon, lequel n'est autre chose qu'une circonvolution
cérébrale, qui est droite au lieu de se contourner
comme les autres, et qui s'enfonce profondément
commé elles, ainsi qu'on le voit en écartant ses parois, qui ordinairement sont contiguës.

Parvenu dans les gouttières ethmoïdales, le nerf
olfactif, qui a successivement augmenté de largeur,
offre enfin un tubercule assez volumineux (1), d'une
couleur grisâtre, d'une forme ovale et allongée, plus
marquée en devant qu'en arrière où il naît insensiblement de ce nerf. C'est à l'endroit de ce renflement
que celui-ci abandonne le crâne pour se porter dans
les narines par les trous nombreux de la lame plane
de l'ethmoïde.

Pour concevoir sa distribution dans ces cavités, il
faut se rappeler l'organisation des conduits qui donnent passage à ses rameaux, conduits sur lesquels
Scarpa a spécialement fixé l'attention des anatomistes, et que j'ai renvoyés ici, au lieu de les décrire
dans l'Ostéologie.

Les trous qui traversent la lame plane sont différemment disposés sur l'une et l'autre faces :

_____

(1) Ces tubercules ou lobules médullaires, placés l'un à droite,
l'autre à gauche de l'apophyse crista-galli, et se continuant en arrière avec le pédicule triangulaire qui vient d'être décrit, ne sont
plus regardés aujourd'hui comme les troncs des nerfs olfactifs, mais
comme des prolongemens antérieurs de la moelle allongée. On
n'appelle *nerfs olfactifs* que les filets moirs et grisâtres qui naissent de la face inférieure de ces deux renflemens, et qui tra-
aussitôt la lame criblée de l'ethmoïde. |(*Note ajoutée.*)

En haut, les principaux sont de deux ordres : les uns internes, rapprochés de l'apophyse crista-galli, au nombre de six à huit, bornés en devant par une fente très-sensible, et les autres externes, en nombre à peu près égal. L'espace qui reste entre eux n'en offre que de très-petits, irrégulièrement disposés, et plus nombreux en devant qu'en arrière.

En bas, on trouve dans la partie supérieure des fosses nasales beaucoup d'ouvertures correspondantes aux précédentes, mais plus nombreuses, parce que chacun des orifices supérieurs donne naissance à un petit canal qui se divise en plusieurs autres dans son trajet, surtout sur les côtés. L'orifice des conduits, dans les cavités nasales, a lieu ainsi qu'il suit : 1° les moyens, très-courts, offrant plutôt des trous que des conduits réels, tous ouverts dans l'espace vide qui sépare les deux parois latérales du nez, n'occupent que l'épaisseur de la lame criblée. Leur nombre est peu considérable, vu l'étroitesse de la voûte du nez en cet endroit. Plusieurs percent l'os perpendiculairement ; d'autres sont obliques. 2°. Les conduits internes se dirigent le long de la cloison. Leur longueur et leur direction varient : courts et obliques en avant, ils ont au milieu une direction perpendiculaire et sont plus allongés : En arrière, ils sont très-longs, et se dirigent de nouveau obliquement du côté de la partie postérieure de la cloison ; plusieurs vont jusqu'à la moitié de celle-ci. Presque tous, un peu avant de se terminer, dégénèrent en de simples rainures qui se perdent bientôt. 3°. Les conduits externes règnent sur le cornet supérieur et sur la lame plane. Quelques-uns ont un

trajet très-court; d'autres sont beaucoup plus longs.
Aucun ne s'observe sur la surface concave des cornets. Ils ne descendent point non plus sur l'inférieur;
le supérieur en présente beaucoup, et leur disposition y est très-variable. Tous se subdivisent en plusieurs conduits secondaires. Aucun ne communique
dans les cellules ethmoïdales, quoique plusieurs
n'en soient séparés que par une lame fort mince. On
ne doit point les confondre avec ceux appartenant
aux nerfs sphéno-palatins.

La distribution des nerfs olfactifs est conforme à
celle des conduits qui leur donnent passage. On observe que le bulbe formé par l'extrémité du nerf et
placé dans la gouttière ethmoïdale donne naissance
à trois ordres de rameaux, internes, externes et
moyens. Tous s'engagent dans les ouvertures auxquelles ils correspondent, comme on peut facilement
s'en convaincre en enlevant le bulbe nerveux: les
rameaux qu'ils donnent demeurent alors à leur
place, et on reconnaît l'endroit de leur introduction.
Le nombre, le volume et la direction de ces rameaux sont sujets à beaucoup de variations. Souvent les trous les plus volumineux en reçoivent
deux ou trois.

Les rameaux moyens divergent aussitôt, et se
portent un peu en avant en même temps qu'en bas.
Des rameaux externes et internes qui naissent sur
les côtés du bulbe, les uns antérieurs, vont presque
perpendiculairement gagner les ouvertures ethmoïdales les plus proches; les autres, postérieurs, prennent successivement, avant leur introduction, une
direction plus oblique en arrière. Tous sortent logés

dans les conduits de la dure-mère qui tapissent ceux creusés dans les os. Parvenus dans les narines, les rameaux moyens se perdent tout de suite dans la pituitaire.

Rameaux internes. Ceux-ci suivent tous la cloison, et ne tardent pas à se diviser en filets plus petits avant même d'avoir quitté la lame criblée. Ces filets, subdivisés encore, se portent entre la couche fibreuse de la pituitaire et les os. En avant, ils ne vont guère qu'au milieu de la cloison. Plusieurs vont jusqu'au bas, dans le milieu, où ils sont plus longs. En arrière, ils se recourbent la plupart pour se porter du côté des sinus sphénoïdaux. Ils parcourent, en sortant de leurs conduits, un trajet plus ou moins considérable. La surface muqueuse de la cloison nasale est donc abondamment pourvue de nerfs en dehors d'abord, puis dans son tissu muqueux même.

Rameaux externes. Ils se continuent, aussitôt après leur introduction, dans les conduits qu'on trouve sur les cornets, s'y divisent et s'y subdivisent en s'anastomosant entre eux, sans abandonner d'abord les conduits, qui s'anastomosent de même. Leur entrelacement devient encore plus fréquent lorsqu'ils en sont sortis et qu'ils se distribuent enfin à la membrane pituitaire. Les postérieurs sont en grand nombre sur le cornet supérieur, où ils se dirigent d'abord obliquement en arrière, pour se recourber ensuite en bas et en devant, de manière que leur convexité regarde le sinus sphénoïdal. Ceux qui occupent la partie antérieure sont moins nombreux et presque perpendiculaires. Les moyens sont re-

marquables par leur longueur; ils vont quelquefois
de la lame plane jusqu'au bas du cornet moyen. Perpendiculaires jusqu'au milieu de ce cornet, ils se
recourbent ensuite et se portent transversalement
en arrière, suivant la longueur de cet os. Dans tout
ce trajet, ces rameaux donnent de nombreux filets à
la membrane pituitaire. Lorsque les conduits n'ont
pas la même longueur qu'eux, ils continuent leur
trajet entre le périoste et la membrane jusqu'à la
fin. Aucune de leurs divisions ne va, à ce qu'il paraît, se distribuer à la surface concave du cornet qui
répond aux cellules ethmoïdales; aucune ne se rend
d'une manière sensible à la membrane qui tapisse
ces cellules. Les rameaux externes des nerfs olfactifs
ne se distribuent point au cornet inférieur.

Comment se terminent les filets nerveux? On a
cru que les villosités apparentes sur la pituitaire
macérée étaient leurs extrémités. On ne peut rien
découvrir qui prouve cette opinion; on voit seulement les nerfs former un réseau sur cette membrane, mais on ne peut les suivre jusqu'à sa surface
villeuse.

Nous avons vu qu'à son origine le nerf olfactif
offrait une structure en grande partie médullaire,
mais un peu corticale. Dans le reste de son trajet au
crâne, il est formé alternativement de stries corti-
cales et médullaires entremêlées. Les anciens anatomistes avaient observé que son milieu offrait un
sillon sensible. Une observation plus exacte découvre plusieurs autres lignes semblables, en sorte que
ce nerf est véritablement sillonné et à fibres très-
sensibles. Le cordon qu'il représente dans le crâne a

une forme triangulaire; ce qui le distingue de tous les autres.

C'est surtout dans le bulbe qui le termine sur la gouttière ethmoïdale, que la substance corticale est bien prononcée. Ce bulbe ressemble par là assez bien aux ganglions; mais lorsqu'on le fend plus profondément, on voit qu'il n'a d'analogie avec eux que par la couleur. La consistance, la densité, l'organisation intérieure, tout établit une différence essentielle entr'eux. Pourquoi ce mélange des deux substances cérébrales dans le seul nerf olfactif? on l'ignore.

Mou et pulpeux dans le crâne, ce nerf prend une consistance très-marquée, et se recouvre d'un névrilème dans les fosses nasales. Sous ce rapport, il y a une exacte analogie entre lui et le nerf optique. Le bulbe grisâtre des gouttières ethmoïdales est la limite qui sépare la portion purement médullaire d'avec celle qui, de plus, est névrilématique (1).

_____

(1) On pense généralement que le nerf olfactif est, ainsi que son nom l'exprime, spécialement et seul destiné à la perception des odeurs; et en effet, par son origine et sa distribution, il constitue plus qu'aucun autre nerf des cavités nasales un système nerveux spécial; d'ailleurs il a dans les animaux un volume et un développement proportionné à l'énergie de l'odorat, et l'on a vu les lésions des nerfs olfactifs entraîner la perte de l'odorat. Néanmoins quelques expériences de M. Magendie semblent justifier le doute élevé à cet égard par Méry. M. Magendie a constaté d'abord que le nerf olfactif, mis à nu sur des animaux vivans, était insensible à toute espèce d'irritans, de sorte que doué d'une sensibilité spéciale, de la sensibilité relative aux odeurs, il paraîtrait ne pas posséder la sensibilité générale. Ayant ensuite

§ II. *Nerfs optiques.*

Les nerfs optiques, plus volumineux que les précédens, sont remarquables par le trajet considérable
qu'ils font dans le crâne, et par le peu de chemin
qu'ils parcourent après qu'ils en sont sortis. Ils
naissent, par une extrémité assez épaisse, de la partie
inférieure et postérieure des couches optiques, à
l'endroit où ces éminences font saillie à la partie
inférieure du cerveau, derrière les prolongemens
antérieurs de la protubérance cérébrale (1). Ils rè-

---

fait la section complète de ces nerfs, il vit que les cavités nasales
conservaient leur sensibilité générale, qui dès lors devait être
attribuée à l'influence de la cinquième paire ; et, en effet, de la
section de la cinquième paire résulta l'abolition de cette sensibilité. Enfin il reconnut que, par la section des nerfs olfactifs seuls,
l'odorat n'était pas complétement anéanti ; qu'au contraire, par
la section de la cinquième paire, les nerfs olfactifs étant conservés
intacts, il y avait à la fois abolition complète et de la sensibilité
générale et de la sensibilité relative aux odeurs. D'où il conclut
que, dans le sens de l'odorat, ces deux sensibilités se trouvent
encore réunies en un même nerf, ou bien que, si les nerfs olfactifs
sont le système nerveux de l'odoration, ils réclament, pour remplir leur office, l'intégrité de la cinquième paire de nerfs. Cette
dernière conséquence lui paraît d'autant plus probable que la
cinquième paire de nerfs exerce une influence semblable sur les
nerfs auditifs et optiques ; que chez le chien, qui a l'odorat très-
fin, le filet ethmoïdal de la cinquième paire est très-gros et
fournit plusieurs de ses divisions à la partie supérieure de la cavité
olfactive.   (*Note ajoutée.*)

(1) Il est aujourd'hui reconnu que les nerfs optiques ne commencent pas aux couches optiques, mais qu'ils naissent de la

gnent à la partie interne de cet enfoncement qui
continue en arrière la scissure de Sylvius, en faisant
un angle avec elle; et que borne en dehors le lobe
moyen. A leur origine, se trouvent deux ou trois
saillies assez sensibles qui semblent indiquer cette
origine, et dont l'une se continue avec les tubercules quadrijumeaux. En fendant la couche optique
en cet endroit, on voit qu'elle y est médullaire,
excepté un peu dans les petites saillies, où il y a de la
substance corticale. Au reste, on ne peut point distinguer comment a lieu cette origine au-delà de la
superficie de la couche optique, soit qu'on fende
celle-ci transversalement, soit qu'on la coupe horizontalement.

Quoi qu'il en soit, aussitôt après son origine, le
nerf optique se porte en devant et en dedans, en se
contournant sur le prolongement antérieur de la
protubérance, auquel il est continu en partie. Large
et aplati jusqu'au-devant de ce prolongement, il
s'arrondit et se rétrécit en cet endroit. Caché d'abord
par la saillie du lobe moyen, il se trouve bientôt à

---

moelle allongée, d'abord par un filet assez considérable qui remonte des tubercules quadrijumeaux postérieurs jusqu'à une
petite saillie de la partie postérieure et externe des couches optiques appelée *corps genouillé* interne; en second lieu par un autre
filet qui descend plus extérieurement de la lame superficielle de
la couche optique et qui se termine également à une petite saillie
placée en dehors de la précédente et nommée *corps genouillé* externe. Ces deux filets forment par leur réunion le tronc du nerf
optique, qui se porte en devant et en dedans en se contournant
sur le prolongement antérieur de la protubérance cérébrale.

(*Note ajoutée.*)

découvert à la partie inférieure du ventricule cérébral moyen, et se dirige obliquement en dedans,
pour se rapprocher de son semblable. Dans ce trajet, il n'est libre que par sa face inférieure. Supérieurement, il adhère en dedans au prolongement
antérieur de la protubérance, en dehors à la partie
inférieure de la couche optique, ou plutôt il se continue avec eux.

Parvenu au-devant de la fosse pituitaire, il se
réunit à celui du côté opposé, et se confond avec
lui. S'entrecroisent-ils? Divers faits semblent prouver et combattre cette opinion qui a longuement
occupé les anatomistes (1). J'ai vu deux cas où, l'œil
étant atrophié, le nerf optique du même côté était
sensiblement plus rétréci que l'autre jusqu'à leur
réunion, mais tous deux étaient du même volume
en arrière. Je crois qu'ici comme ailleurs, il faut
s'en tenir à la simple inspection, sans chercher à
deviner ce que les sens ne nous montrent pas. Or,
en partant de là, on voit que cette réunion forme
un corps quadrilatère, embrassant en arrière et
en haut la substance grisâtre (*tuber cinereum*) qui
bouche inférieurement le ventricule moyen et d'où
naît la *tige pituitaire.* Son adhérence avec cette sub-

(1) Il paraît qu'il y a véritablement dans la commissure des
nerfs optiques un entrecroisement partiel, que quelques-unes
des fibres du côté interne de l'un des nerfs s'entrecroisent avec
celles du nerf opposé; de manière que chaque nerf, au-delà de
cette décussation, est formé de quelques fibres du nerf opposé
et de là majeure partie de celles qui le composaient primitivement.
(*Note ajoutée.*)

stance est très-marquée : on ne peut la séparer sans solution de continuité. En devant et en haut, ce corps donne attache à la membrane dense et transparente qui bouche la partie antérieure du ventricule : on voit très-bien cette membrane en renversant les nerfs en arrière.

Au-delà de cette réunion, les nerfs optiques s'écartent de nouveau, s'arrondissent, deviennent plus denses et plus résistans, se dirigent obliquement en avant et en dehors jusqu'au trou optique, par lequel ils sortent du crâne. Dans cette seconde partie de leur trajet, ils augmentent sensiblement de volume, et conservent la forme arrondie qu'ils avaient prise avant de se réunir. Telle est leur disposition dans l'intérieur du crâne.

Tant qu'ils ne sont point sortis de la scissure postérieure du cerveau, ils sont à nu au milieu de la substance de cet organe, et ne reçoivent aucune enveloppe des membranes qui le revêtent ; mais, depuis le moment où ils sont à découvert, au-delà de l'angle que forme le lobe moyen, jusqu'au trou optique, la pie-mère leur forme une enveloppe immédiate, et l'arachnoïde les recouvre inférieurement, sans se continuer sur leur partie supérieure, excepté tout-à-fait en devant où elle leur compose un canal comme aux autres nerfs.

Au moment où ils passent par les trous optiques, ces nerfs, un peu rétrécis, se coudent légèrement en dehors de manière à former un angle fort obtus avec leur portion crânienne. Ils conservent cette nouvelle direction jusqu'à leur terminaison dans l'œil. Renfermés, pendant ce trajet, dans un conduit fibreux que leur forme la dure-mère, comme nous l'avons dit, et qui tient au névrilème par de petits prolongemens cellulaires très-distincts et qu'on rompt facilement, ils sont environnés par les quatre muscles droits, dont les sépare seulement une grande quantité de graisse. Plus immédiatement, ils répondent aux nerfs ciliaires, et dans leur partie externe et postérieure au gânglion ophthalmique. Enfin, parvenus à la partie postérieure et interne de l'œil, ils traversent la sclérotique et la choroïde, pour se terminer au milieu de la rétine par une extrémité tronquée qui offre la même couleur blanche qu'on leur observe partout, couleur tout-à-fait différente de celle de la rétine elle-même qui naît du contour de cette extrémité.

Entre leur origine et l'endroit de leur réunion, les nerfs optiques sont mous et pulpeux comme la substance médullaire d'où ils émanent. En les fendant, on n'y trouve aucune trace de substance corticale, comme dans les olfactifs; ils ne sont point non plus striés suivant leur trajet. Ils paraissent augmenter légèrement de consistance à leur réunion et au-delà, jusqu'au trou optique. Mais dans toute leur portion crânienne ils sont entièrement dépourvus de névrilème; la substance médullaire les compose en totalité.

La portion orbitaire, outre l'enveloppe qu'elle reçoit de la dure-mère, est pourvue d'un névrilème extérieur qui lui donne la consistance qu'on lui trouve. Ce névrilème extérieur, plus dense que celui des autres nerfs, forme une enveloppe générale à celui-ci, qui ne représente réellement qu'un seul

cordon, et que l'on ne peut point, comme les autres, diviser en filets secondaires. Cependant il a une
disposition intérieure analogue à cette division en
filets : en effet, ce névrilème général envoie dans
l'intérieur du nerf des prolongemens en forme de
cloisons, desquels résultent plusieurs canaux particuliers dans lesquels la substance médullaire se
trouve logée. On voit cette disposition en fendant
longitudinalement le nerf. On peut obtenir le névrilème seul avec ses prolongemens, en comprimant
celui-ci de manière à faire sortir toute la substance
médullaire par les deux bouts coupés. C'est ce névrilème qui, resserré et racorni par l'action du calorique, pousse en partie au dehors la moelle qu'il
contient, et qui forme alors deux saillies sensibles à
chaque extrémité divisée du nerf. Quoique réellement divisé en plusieurs stries médullaires occupant
les canaux névrilématiques de son intérieur, le nerf
optique ne peut donc, comme les autres, se partager
en filets par la dissection, parce que tous ces canaux
font corps les uns avec les autres et avec le névrilème extérieur, au lieu d'être simplement unis par
du tissu cellulaire, comme les filets des cordons nerveux (1).

---

(1) Ainsi que nous l'avons dit, les expériences de M. Magendie
donnent lieu de croire que bien que le nerf optique soit le système
nerveux de la vision, le nerf de la cinquième paire a aussi quelque
part à cette fonction. Il a constaté que la section de ce dernier
nerf, le nerf optique restant intact, n'entraînait pas seulement
l'abolition de la sensibilité générale de l'œil, mais aussi celle de
la sensibilité spéciale relative à la lumière.   (*Note ajoutée.*)

ARTICLE DEUXIÈME.

NERFS DE LA PROTUBÉRANCE CÉRÉBRALE.

CES nerfs naissent de cette protubérance elle-même ou de ses prolongemens, mais principalement de ceux-ci. Ce sont : 1° les moteurs oculaires communs ; 2° les pathétiques ; 3° les trijumeaux ; 4° les moteurs oculaires externes ; 5° les faciaux ; 6° les auditifs (1).

§ Ier. *Nerfs moteurs oculaires communs.*

Ces nerfs tiennent le milieu, pour le volume, entre les optiques et les pathétiques. Ils naissent de la partie interne des prolongemens antérieurs de la protubérance cérébrale, entre cette éminence et les éminences mamillaires qui sont en devant. On distingue difficilement à l'extérieur les filets par lesquels se fait cette origine, et on les suit plus difficilement encore dans la substance médullaire. On les enlève sans peine en cet endroit, en emportant la pie-mère : aussi faut-il bien faire attention, dans leur dissection, à cette circonstance, qui tient à ce que, très-mous à leur origine même, ils abandonnent avec facilité la substance cérébrale. Cette mollesse cesse presque tout de suite ; le nerf ne la présente que pendant deux ou trois lignes ; son névrilème, qui naît pres-

_____

(1) *Voyez* la note de la page 163.

que aussitôt, augmente considérablement sa résistance, et il ne peut plus se rompre au-delà qu'avec
difficulté.

A l'endroit où il commence à être apparent à la
surface inférieure du cerveau, les artères cérébrale
postérieure et cérébelleuse supérieure, qui sont là
très-rapprochées l'une de l'autre, l'embrassent de
telle manière que les anatomistes anciens ont voulu
expliquer, par sa compression entre ces deux vaisseaux distendus par le sang, la cause immédiate du
sommeil; mais les progrès de la physiologie moderne
me dispensent de réfuter cette opinion. De là, ce nerf,
arrondi et assez résistant, se porte obliquement en
avant et en dehors, libre, très-apparent sous le cerveau quand on soulève celui-ci, et enveloppé d'un
prolongement de l'arachnoïde. La pie-mère l'a
abandonné à son origine même (1), où est né le névrilème; il est seulement accompagné de quelques
stries rougeâtres.

Arrivé au niveau de la pointe que forme en devant
la tente du cervelet, il s'introduit dans un canal
membraneux qui l'environne jusqu'à la fente sphénoïdale. Ce canal formé en dehors par la portion de
dure-mère qui borne latéralement le sinus caver-

---

(1) Cette origine a lieu par deux filets, l'un situé en dedans,
sur la surface triangulaire formée par la pulpe grisâtre qu'on remarque à la partie interne des pédoncules du cerveau ; l'autre
placé très en dehors, s'enfonce au-delà de la rainure où l'on voit
la tache noire de Sœmmering, et qui sépare les deux faisceaux
du pédoncule, le pyramidal antérieur et celui de l'infundibulum
ou latéral moyen.   (*Note ajoutée.*)

neux, est tapissé dans son commencement, qui est complétement fibreux, par le prolongement indiqué de l'arachnoïde, lequel se réfléchit de dessus le nerf qu'il a accompagné, en forme de canal, à quelques lignes de distance, et forme ainsi un cul-de-sac bouchant la cavité arachnoïdienne générale, et soutenant même le mercure sans se rompre. Au-delà de cette réflexion, le canal qui reçoit le nerf n'est plus formé qu'en dehors par la dure-mère. En dedans, un tissu cellulaire mince, d'une nature particulière, totalement étranger à cette membrane, le sépare de l'artère carotide. Quand on a incisé ce trajet, on distingue facilement, par le poli de la surface du nerf, l'endroit où l'arachnoïde le couvre, de celui où il en est privé.

Parvenu ainsi, dans une direction légèrement oblique en dehors, jusqu'au niveau de la fente sphénoïdale, il se divise en deux branches avant d'y pénétrer. Dans la plus grande partie de son trajet sous la dure-mère, il se trouve plus en dedans que le nerf pathétique et que la branche ophthalmique, et plus élevé qu'eux. Mais lorsqu'il est parvenu sous l'apophyse clinoïde antérieure, et qu'il s'est divisé, sa branche supérieure est recouverte par ces deux nerfs, qui la croisent obliquement et qui lui deviennent internes.

Des deux branches du nerf moteur oculaire commun, l'une est supérieure et l'autre inférieure. Toutes deux pénètrent dans l'orbite par la partie la plus large de la fente sphénoïdale. L'inférieure est constamment placée, dans ce passage, entre les deux portions du muscle droit externe. Tantôt la supérieure est située de même; tantôt elle est plus en dedans que ce muscle, et n'a avec lui aucun rapport.

Branche supérieure. Lorsque les deux branches sont entrées dans l'orbite, la supérieure se dirige au-dessus du nerf optique, va aussitôt se porter à la surface inférieure du muscle droit supérieur, et se divise en plusieurs rameaux divergens qui vont se perdre dans l'épaisseur de ce muscle. Un d'eux, plus long que les autres, se contourne en dedans pour aller se rendre à l'élévateur de la paupière, dans lequel il se perd par plusieurs filets.

Branche inférieure. La branche inférieure, beaucoup plus volumineuse que la précédente, se porte aussitôt au-dessous du nerf optique. Là, elle se divise en trois rameaux : 1° l'*interne*, qui est le plus considérable, va obliquement gagner l'origine du muscle droit interne, et s'y perdre par plusieurs filets ; 2° le *moyen*, beaucoup plus court, se perd, aussitôt après son origine, dans l'extrémité postérieure du muscle droit inférieur ; 3° l'*externe*, qui est le plus long et le plus mince des trois, fournit presque sur-le-champ un rameau qui remonte sur la partie externe du nerf optique, pour se terminer à la partie postérieure-inférieure du ganglion ophthalmique ; ensuite il longe le bord externe du droit inférieur, auquel il est uni par un tissu cellulaire, sans lui fournir aucune branche, et va enfin se terminer au petit oblique, près de son insertion au globe de l'œil. Quelquefois la distribution de cette branche a lieu de la manière suivante : elle fournit d'abord le rameau du droit interne, puis celui du ganglion ; enfin elle se divise en deux pour le droit inférieur et pour le petit oblique.

La structure de ce nerf n'a rien de particulier. Névrilématique dans le crâne comme dans l'orbite, et distinct en cela des deux nerfs précédens, il présente cependant une résistance moins grande dans la première que dans la seconde de ces cavités. Le rameau qui va au ganglion est de même nature que les autres.

§ II. *Nerfs pathétiques.*

Ces nerfs, les plus petits de ceux qui naissent de la protubérance, sont remarquables par le trajet considérable qu'ils font dans le crâne; ils ne donnent de rameaux qu'à l'endroit de leur terminaison.

Ils naissent immédiatement au-dessous des tubercules quadrijumeaux, sur les parties latérales de la valvule de Vieussens. Deux racines leur donnent origine, et elles se réunissent aussitôt en une seule extrêmement mince (1). Cette origine, molle et sans névrilème, se rompt avec une extrême facilité ; mais

---

(1) Le nombre et la disposition des racines des nerfs pathétiques sont très-variables. Quelquefois il n'y en a qu'une, d'autres fois on en compte jusqu'à quatre. Souvent même l'origine de l'un de ces nerfs diffère de celle du nerf opposé. Il reçoit des fibres du *processus cerebelli ad testes* et du faisceau de l'*infundibulum :* ces dernières traversent la feuille grise du plancher du quatrième ventricule au niveau des tubercules *nates.* Ces deux nerfs forment en se croisant, à leur origine, une commissure quelquefois peu apparente, mais admise par la plupart des anatomistes.

(*Note ajoutée.*)

bientôt ces nerfs en prennent un et sont alors plus
résistans. Ils se contournent sur les prolongemens
antérieurs de la protubérance cérébrale, entre le
cerveau et le cervelet, et au-dessus de l'arachnoïde,
qu'il faut inciser pour les voir, et viennent ensuite
se porter antérieurement le long du rebord libre de
la tente du cervelet jusqu'à l'apophyse clinoïde postérieure.

Là, ils s'engagent dans un canal fibreux de la
dure-mère, enveloppés par l'arachnoïde qui les y
accompagne un peu et se réfléchit ensuite sur le
canal pour revenir dans le crâne. Au-delà de cette
réflexion, ces nerfs, appliqués en dehors contre la
dure-mère, ne sont, en dedans, séparés du sinus
caverneux que par un tissu dense particulier, à
fibres très-minces, et jamais graisseux. C'est le même
que celui qui recouvre le nerf précédent, auquel il
sert aussi à unir celui-ci, qui de là se dirige horizontalement en avant jusqu'au-dessous de l'apophyse
clinoïde antérieure, placé entre le nerf moteur
commun qui est au-dessus, et la branche ophthalmique qui est au-dessous. Auprès de la fente sphénoïdale, il croise la direction du premier en remontant obliquement au-dessus pour se porter plus en
dedans que lui et que la branche ophthalmique. Il
entre ainsi dans l'orbite par la partie large de la
fente, en traversant un trou complétement fibreux,
pratiqué dans le prolongement de la dure-mère qui
s'enfonce dans cette fente. Arrivé dans cette cavité,
il passe au-dessus des deux muscles élévateurs, et
va, subjacent au périoste, gagner le milieu du grand
oblique, dans lequel il se termine par plusieurs ra-

meaux, que l'on peut suivre assez loin dans l'épaisseur du muscle.

§ III. *Nerfs trijumeaux.*

Ces nerfs, remarquables par leur volume, ne font qu'un court trajet dans le crâne, et ont au dehors une distribution très-compliquée (1).

Ils naissent de la partie externe et inférieure des prolongemens postérieurs de la protubérance cérébrale, près de l'endroit où ces prolongemens se réunissent à cette éminence. Leur origine se fait par un très-grand nombre de filets distincts, mais réunis et parallèles, qui forment un cordon aplati. Ces filets, solides et denses dans leur structure, à cause

---

(1) Ce volume considérable et cette distribution si compliquée des nerfs trijumeaux ou de la cinquième paire semblent indiquer qu'ils président à des fonctions aussi importantes que multipliées ; et en effet, ainsi que nous l'avons dit précédemment, l'intégrité de la cinquième paire de nerfs paraît être une condition indispensable pour que les sens puissent recevoir l'impression de la lumière, des sons, des odeurs et des saveurs ; la section des nerfs optique, auditif, olfactif ne détruit pas complétement la faculté de voir, d'entendre, d'odorer, si la cinquième paire est intacte ; au contraire la section de la cinquième paire, sans lésion des nerfs sensitifs, abolit cette faculté. Aussi, d'après cette considération que la cinquième paire de nerfs avive seule les organes des sens dans les animaux invertébrés, M. Richerand pense que, dans les vertébrés chez lesquels les sens ont chacun un système nerveux propre, les nerfs de la cinquième paire ou trijumeaux sont des nerfs de renforcement nécessaires au jeu de ces organes.

(*Note ajoutée.*)

du névrilème qui enveloppe chacun d'eux, tiennent fort peu à la substance médullaire dont ils partent, et s'en détachent par le moindre effort. Cette substance médullaire forme, à l'endroit de l'origine, une espèce de saillie ou de mamelon, qu'on ne voit pas d'abord parce qu'il se trouve caché au milieu des filets nerveux. Quand on enlève avec précaution la pie-mère, en allant du prolongement postérieur à ces filets sur lesquels elle se continue, ils se détachent de dessus cette saillie et la laissent à découvert. En les enlevant ainsi avec précaution, on voit qu'ils naissent sur toute sa surface, à sa base et à son sommet. Par cette disposition, ils occupent moins de place que s'ils naissaient sur une surface plane : aussi l'espace qu'occupe cette origine est-il petit malgré leur grand nombre. Ainsi des fibres charnues naissant tout autour d'une apophyse ou d'un tendon, tiennent-elles moins de place sur une surface osseuse. Je ne crois pas qu'on ait encore indiqué cette disposition. Quoi qu'il en soit, ce tubercule médullaire, de même nature que le prolongement dont il naît, est seulement un peu plus mou : il diffère essentiellement des filets nerveux, auxquels le névrilème donne beaucoup de consistance (1).

---

(1) Le nerf trijumeau tire son origine de l'extrémité supérieure de la moelle épinière, entre l'éminence olivaire et le corps restiforme, par trois cordons ou racines dont un remonte directement de la partie externe des pyramides antérieures à la base du bulbe rachidien ; le second, plus gros, pénètre profondément dans l'épaisseur de la protubérance, paraît se continuer avec les fibres du faisceau olivaire de la moelle et forme avec le précé-

Ces filets sont, chez presque tous les sujets, divisés en deux portions que séparent des lames celluleuses, et dont l'une, antérieure et interne, est composée de cinq à six filets, tandis que l'autre, qui en réunit le plus grand nombre, est en arrière et en dehors : le bulbe médullaire répond à celle-ci. Quelquefois cette séparation n'a pas lieu au premier coup d'œil; mais toujours les filets antérieurs, au nombre de cinq à six, sont remarquables, 1° parce qu'ils sont étrangers au bulbe; 2° parce qu'ils sont plus gros, plus mous et souvent même plus blancs; 3° par la disposition que je vais bientôt indiquer dans leur trajet, où ils semblent former un nerf distinct du trijumeau. Quoi qu'il en soit, ils se placent sous les autres, et forment avec eux un cordon unique.

Ce cordon unique que composent tous les filets du nerf, lesquels varient de soixante-dix à quatre-vingt, prend aussitôt une direction oblique en avant et en dehors, jusqu'à l'extrémité du bord supérieur du rocher. Là, il s'engage dans un canal que lui forme la dure-mère et que nous avons décrit, et parvient ainsi dans la fosse temporale interne. L'arachnoïde, après l'avoir accompagné pendant un trajet assez long, se réfléchit et revient dans le crâne.

Le nerf s'élargit et s'aplatit beaucoup en passant sur le bord supérieur du rocher. Ses filets y sont encore parallèles; mais, parvenus dans la fosse tem-

dent le renflement ou mamelon d'où les filets semblent sortir; le troisième, latéral, se perd dans l'épaisseur du pédoncule du cervelet, en se portant vers le corps rhomboïdal. (*Note ajoutée.*)

porale interne, ils s'écartent les uns des autres en divergeant sensiblement, et forment par là un ruban aplati, au lieu d'un cordon arrondi; des espaces plus sensibles les séparent; mais ils ne s'entrelacent que très-peu, ne s'unissent presque point les uns aux autres, comme cela arrive dans le trajet des nerfs; chacun paraît rester distinct, et peut être suivi depuis l'origine jusqu'au renflement médullaire. Ce renflement (1) est d'une nature toute différente des filets : grisâtre, tandis qu'eux sont blancs, il offre une concavité de leur côté pour les recevoir, et une convexité pour donner naissance aux trois divisions du nerf qui nous occupe (2). Sœmmering l'a très-bien décrit. Il adhère intimement à la dure-mère; en sorte qu'on ne peut guère l'en séparer sans solution de continuité. Lui donne-t-il des filets? je ne le crois pas. Il n'a point le tissu dense et pulpeux des ganglions; on y voit des aréoles et un entrecroisement de fibres qui le rapprochent des plexus. Il est intermédiaire, pour ainsi dire, aux uns et aux autres, en se rapprochant plus des derniers. Les filets nerveux qui viennent s'y rendre s'y con-

---

(1) On lui a donné le nom de *plexus gangliforme*, de *ganglion sémilunaire*, etc.   (*Note ajoutée.*)

(2) Suivant M. Meckel, les faisceaux correspondans aux premier et troisième cordons indiqués précédemment (*voyez* la note de la pag. 187) ne prennent aucune part à la formation du renflement gangliforme, et occupent seulement un sillon creusé sur sa face inférieure. Ainsi isolés du ganglion, qui ne correspondrait qu'au cordon moyen, ils présenteraient une disposition analogue à celle des nerfs rachidiens.   (*Note ajoutée.*)

fondent et s'y entrelacent tellement qu'il est impossible de les y suivre. Il semble rompre toute espèce de continuité entre ces filets et ceux des trois divisions maxillaire inférieure, maxillaire supérieure et ophthalmique. Ces divisions y trouvent réellement une origine nouvelle, comme les ganglions vertébraux empêchent les filets venant de la moelle de se continuer directement avec ceux qui composent les nerfs spinaux. Cependant, quand la disposition plexiforme est très-marquée, en examinant attentivement les premiers filets, on peut suivre la continuité de quelques-uns dans les trois divisions du nerf.

Lorsqu'on renverse de dedans en dehors le faisceau aplati des filets du nerf et le renflement auquel ils se terminent, on voit, comme l'a fait observer Prochaska, qu'entre eux et le rocher les filets antérieurs dont nous avons parlé restent totalement distincts. Leur volume, leur blancheur, leur isolement, les font reconnaître ; ils ne s'unissent point au renflement, vont gagner le trou maxillaire inférieur, se joignent à la branche du même nom, et se comportent avec elle comme je le dirai ; ils sont étrangers au maxillaire supérieur et à l'ophthalmique. Ce sont donc spécialement les filets de la première origine qui forment et le faisceau aplati et le renflement tenant de la forme des plexus et des ganglions.

Quoi qu'il en soit, les trois branches des nerfs trijumeaux partent, ainsi qu'il suit, de la convexité de ce renflement.

La première, qui se sépare en devant, est l'*oph-*

thalmique: c'est la moins considérable. Écartée des deux autres dès son origine, elle se dirige obliquement en avant et en haut vers la paroi externe du sinus caverneux.

La seconde, plus grosse, naît au-dessous, et s'appelle *maxillaire supérieure*. Elle prend une direction horizontale en avant, et après un trajet sensible s'engage dans le trou du même nom.

Enfin, la troisième, tout-à-fait postérieure et plus volumineuse encore, prend une direction presque perpendiculaire en bas, et s'engage aussitôt dans le trou ovale du sphénoïde. C'est la *maxillaire inférieure*.

A. *Branche ophthalmique* (nerf ophthalmique).

La branche ophthalmique, la moins volumineuse des trois qui partent du renflement des trijumeaux, conserve d'abord un peu la direction du tronc qui lui a donné naissance. Placée dès son origine au-dessous de la dure-mère, elle s'avance, couverte par cette membrane, dans l'endroit où elle forme la paroi externe du sinus caverneux; et, comme les nerfs moteur commun et pathétique, elle est séparée en dedans de ce sinus par des lames distinctes d'un tissu cellulaire particulier. Dans ce trajet on remarque qu'elle conserve une disposition plexiforme très-apparente à l'œil. Elle n'est point lisse et blanchâtre, mais inégale et grisâtre. On dirait que c'est le renflement commun qui se prolonge sous forme arrondie, sans changer de structure; ce n'est que dans ses rameaux que cette branche prend l'aspect des autres nerfs. Inférieure d'abord au moteur commun et au pathétique, mais toujours parallèle au dernier, elle remonte bientôt obliquement avec lui au-dessus du moteur commun, et se divise, avant d'entrer dans l'orbite ou en y entrant, en trois rameaux, lesquels pénètrent séparément le repli fibreux qui se prolonge de là dure-mère dans la fente sphénoïdale pour s'y continuer avec le périoste. L'un de ses rameaux est très-petit, externe, et se nomme *lacrymal;* l'autre, très-gros et supérieur, s'appelle *frontal;* le troisième, moyen pour la grosseur, est le rameau *nasal.*

1° *Rameau lacrymal* (nerf lacrymal). Il se sépare de la branche ophthalmique, en dehors et au moment où celle-ci change de direction pour remonter sur le moteur oculaire commun. Il s'engage dans un conduit particulier que la dure-mère lui forme, qui présente une direction oblique en dehors et en avant, et auquel il est fort adhérent. Sorti de ce conduit, qui n'a que quelques lignes de longueur, il se porte le long de la paroi externe de l'orbite, entre le périoste et l'abducteur, jusqu'à la glande lacrymale et à la paupière supérieure.

Dans ce trajet, il fournit deux filets, l'un, postérieur ou *sphéno-maxillaire,* va s'anastomoser avec un filet de la branche maxillaire supérieure; l'autre, antérieur ou *malaire,* s'échappe par un conduit pratiqué dans l'os malaire, pour s'anastomoser sur la joue avec un filet du nerf facial; souvent, avant de sortir de l'orbite, celui-ci traverse la glande lacrymale.

Arrivé à cette glande, le rameau lacrymal se place

à sa surface interne et y donne trois ou quatre filets qui s'y distribuent. Un ou deux s'en échappent quelquefois pour s'unir à celui qui perce l'os malaire; d'autres vont à la conjonctive; plusieurs restent dans la glande.

Le rameau lui-même, ayant traversé cette glande, se porte en dedans, derrière l'aponévrose où s'épanouit le tendon de l'élévateur de la paupière supérieure, et se perd par un grand nombre de filamens sur cette paupière.

2°. *Rameau frontal* (nerf frontal). Il se sépare après le lacrymal de la branche ophthalmique. Son volume et son trajet pourraient le faire considérer comme la continuation de cette branche. Il s'introduit dans l'orbite entre sa paroi supérieure et l'extrémité correspondante du muscle droit supérieur de l'œil. Dirigé de là obliquement en avant et en dehors selon l'axe de l'orbite, il se porte au-dessus du releveur de la paupière, ce qui permet de le distinguer aussitôt qu'on a enlevé la voûte orbitaire. Simple dans son origine, il se divise constamment en deux rameaux secondaires, l'un interne, l'autre externe. Rien n'est moins constant que l'endroit de cette division : tantôt c'est au moment même de l'entrée du rameau principal dans l'orbite, tantôt près de la base de cette cavité, au moment où il en sort. Il en est de même pour le volume de ces deux rameaux secondaires comparés l'un à l'autre : tantôt le volume est égal dans tous deux, tantôt l'un prédomine de beaucoup sur l'autre, et alors pour l'ordinaire c'est l'interne qui est le plus petit. Ces considérations s'appliqueront à beaucoup d'autres parties du système nerveux.

a. *Rameau frontal interne.* Il se porte en dedans et s'approche de la poulie du grand oblique. Un filet s'en détache bientôt et va inférieurement s'anastomoser avec un semblable du rameau nasal dont nous parlerons bientôt. Plusieurs autres, qui en naissent ensuite, au niveau de la poulie cartilagineuse, vont se rendre à la paupière supérieure, où ils se portent tous de dedans en dehors, et où plusieurs vont souvent s'anastomoser avec ceux du rameau lacrymal, en faisant une arcade devant l'œil. J'ai quelquefois vainement cherché ces anastomoses, qu'on trouve d'autres fois très-facilement. Les muscles sourcilier et frontal en reçoivent aussi. Le rameau sort ensuite de l'orbite entre la poulie du grand oblique et le trou orbitaire supérieur; et, se réfléchissant en haut, va se perdre dans les muscles frontal et sourcilier, en se trouvant sur un plan un peu postérieur à celui des filets du rameau externe. Plusieurs de ces filets se perdent au-delà du frontal, dans le tissu cellulaire sous-cutané.

b. *Rameau frontal externe.* Il suit la direction primitive du rameau principal, dont il est vraiment la continuation, sort de l'orbite par le trou orbitaire supérieur, tantôt simple, tantôt déja divisé en deux filets. Aussitôt après, il fournit un filet qui se porte transversalement en dehors, et qui, subdivisé dans la paupière supérieure, s'anastomose avec ceux du nerf facial, remonte sur le front et passe derrière le sourcilier. Souvent ce filet indiqué par les auteurs manque. Presque toujours, à l'endroit de la

sortie, j'en ai trouvé un autre qui se dirige du côté
de la racine du nez, et paraît aller s'unir à un des
filets du rameau interne. Quoi qu'il en soit, le rameau externe sort le plus souvent par un seul
trou, alors même qu'il s'est déjà divisé dans l'orbite ;
il se partage dans ce trou en deux ramifications lorsqu'il y arrive simple. Pour bien voir le trajet des
filets qu'elles donnent, il faut détacher exactement
d'arrière en avant la peau, les muscles et le périoste
du crâne au moyen du manche du scalpel : lorsqu'on
les a isolées jusqu'à l'œil, on dissèque très-bien à
leur face interne tous ces filets, que l'on distingue
en profonds et en superficiels. Les premiers se perdent dans les muscles sourcilier et frontal et dans
les tégumens. Les seconds, dont le trajet est plus
étendu, se prolongent jusque vers l'occiput ; ils
communiquent avec ceux du côté opposé, quoique
cependant ces anastomoses soient moins fréquentes
que celles qui ont lieu avec les nerfs facial et occipitaux, et dont les filets les plus externes sont le
siége. Ce sont ces filets qui se trouvent surtout
superficiels ; mais avant de le devenir, ils rampent
sous la face interne du muscle frontal, qu'ils percent
ensuite ainsi que son aponévrose. Quelques auteurs
disent avoir suivi des ramuscules jusqu'au bulbe des
poils ; j'en doute avec Haller. C'est la pression de ces
nerfs, ainsi que celle des occipitaux et des rameaux
du facial, qui occasionent l'engourdissement que
nous sentons à la tête par l'effet d'un chapeau trop
étroit.

3°. *Rameau nasal* (nerf nasal). Il appartient autant aux narines qu'à l'appareil locomoteur des yeux,

et tient le milieu, pour le volume, entre le lacrymal et le frontal. Il entre dans l'orbite en traversant l'extrémité postérieure du muscle droit externe, conjointement avec le moteur oculaire commun qui est situé un peu plus en dehors que lui, et avec le moteur externe qui se trouve plus bas et dans une direction opposée. Ce rameau remonte obliquement au-dessus du nerf optique pour gagner la paroi interne de l'orbite, recouvert dans ce trajet par le muscle droit supérieur qu'il sépare du nerf optique, puis placé au-dessous du grand oblique, dans beaucoup de tissu cellulaire graisseux, où il se divise en deux rameaux secondaires.

En entrant dans cette cavité, ou même auparavant, le rameau nasal fournit un filet court qui côtoie en dehors le nerf optique pour aller se rendre au ganglion ophthalmique; quelquefois il donne deux filets qui ont la même destination. Un ou deux filets *ciliaires*, et quelquefois plus, sont immédiatement fournis par lui au-dessus du nerf optique, après qu'il a communiqué avec le ganglion. Ces filets, quoique indépendans de ceux de ce ganglion, seront cependant décrits avec eux, parce qu'ils ont le même trajet.

Parvenu au milieu de la paroi interne de l'orbite et vis-à-vis le trou orbitaire interne et antérieur, le rameau nasal se divise en deux rameaux secondaires d'un volume égal : l'un appartient aux narines, l'autre est extérieur.

a. *Rameau nasal interne.* Il a un trajet très-étendu et très-remarquable. Scarpa l'a décrit avec beaucoup d'exactitude. Il s'introduit par le trou orbitaire in-

terne et antérieur, conjointement avec un rameau
artériel, dans un petit canal qui se porte en dedans
et en haut, et qui aboutit dans le crâne, sur la partie
interne de la gouttière ethmoïdale correspondante.
Là, ce rameau s'engage dans un sillon osseux, où il
est recouvert par la dure-mère, et qui le conduit sur
le côté de l'apophyse crista-galli. Il s'introduit dans
la petite fente qu'on y voit, et parvient à la partie
antérieure et supérieure des narines. Aussitôt il
devient plus gros, et se divise en deux ramifications,
l'une interne, l'autre externe. 1°. L'*interne* descend
sur la partie antérieure de la cloison, entre la pituitaire et le périoste, et après un court trajet se subdivise en deux filets, dont l'un, très-mince, descend
sur la face interne de l'os du nez, et se termine en
se ramifiant dans les tégumens du lobe; souvent il
s'introduit dès son origine dans un conduit osseux
pratiqué sur l'éminence nasale du coronal, d'autres
fois dans un sillon osseux auquel il adhère fortement;
l'autre, un peu moins ténu, descend sur la membrane pituitaire, au niveau du rebord de la cloison,
et se termine près de sa base en se subdivisant. 2°. La
ramification *externe* appartient à la paroi externe
des narines. Elle donne d'abord un filet qui s'introduit dans un canal ou sillon osseux pratiqué sur l'os
du nez ou sur l'apophyse nasale; puis il se retrouve
à nu derrière la membrane pituitaire, à la partie
inférieure du nez; là, il traverse un des petits trous
de cette portion osseuse, ou passe sous le bord
inférieur de l'os du nez, et va se perdre aux tégumens extérieurs. D'autres filets, fournis par la même
ramification, au nombre de deux ou trois, descen-

dent sur la pituitaire, dans l'endroit où elle recouvre la partie externe et antérieure des narines, et se terminent sur elle près de l'extrémité antérieure du cornet inférieur. Quelquefois un d'eux se trouve renfermé pendant quelque temps dans un conduit osseux. Il ne paraît pas qu'aucun de ces rameaux se porte dans le sinus frontal ou dans les cellules ethmoïdales, malgré ce qu'en ont dit quelques auteurs.

b. *Rameau nasal externe.* Il forme la continuation du rameau principal et se prolonge le long de la paroi interne de l'orbite. Parvenu près de la poulie du grand oblique et au-dessous d'elle, il s'anastomose avec un filet du rameau frontal interne, puis sort de l'orbite, et se divise en plusieurs filets, dont les externes se distribuent : 1° à la paupière supérieure, où ils rencontrent des filets du rameau frontal; 2° à l'inférieure, où ils s'unissent à des filets sous-orbitaires, et même à quelques-uns du facial; 3° sur le sac lacrymal. Les filets internes se répandent: 1° sur le dos du nez, où quelquefois on les voit s'anastomoser avec les filets sous-cutanés du rameau interne, qui se sont portés de l'intérieur à l'extérieur, de la manière indiquée; 2° dans le pyramidal; 3° à la peau.

B. *Branche maxillaire supérieure* (nerf maxillaire supérieur).

Cette branche, plus volumineuse que l'ophthalmique, mais plus petite que la maxillaire inférieure, se dirige en avant et un peu en dehors, au sortir du renflement commun des nerfs trijumeaux, dont elle occupe la partie moyenne. Large d'abord, elle se rétrécit ensuite, et offre une forme triangulaire entre son origine et le trou maxillaire supérieur, espace qui est très-court; elle y conserve, comme l'ophthalmique, une couleur un peu grisâtre, et une disposition plexiforme très-apparente, qu'elle perd à son entrée dans la fosse ptérygo-maxillaire. Engagée dans le trou rond du sphénoïde, elle pénètre ainsi dans la fosse ptérygo-maxillaire qu'elle traverse horizontalement, plongée dans beaucoup de tissu cellulaire, et où son trajet est à peu près double du précédent. Introduite enfin dans le canal sous-orbitaire, elle le parcourt en entier, et va, en s'épanouissant au-delà de son orifice antérieur, se terminer à la face.

On doit donc considérer la branche maxillaire supérieure : 1° dans son passage par le trou rond du sphénoïde ; 2° dans la fosse ptérygo-maxillaire; 3° dans le canal sous-orbitaire; 4° à la face.

1°. *Rameau orbitaire.* La branche maxillaire, en passant par le trou rond, donne un rameau assez considérable qui se porte en avant et en haut et entre dans l'orbite par la fente sphéno-maxillaire. Parvenu dans cette cavité, il se divise en deux filets, dont l'un, *malaire*, anastomosé d'abord avec le lacrymal, s'introduit ensuite dans le conduit de l'os malaire pour se rendre à la face, s'y distribuer au palpébral, à la peau, et s'y unir au nerf facial; l'autre, *temporal*, traverse la portion orbitaire du même os malaire pour se rendre dans la fosse temporale et s'anastomoser avec les branches du maxillaire inférieur, remonter ensuite en dehors et en arrière, traverser l'aponévrose du muscle temporal, devenir cutané, communiquer avec les filets superficiels du facial, et se perdre enfin aux tégumens des tempes.

2°. Parvenu dans la fosse ptérygo-maxillaire, la branche maxillaire supérieure fournit un ou deux rameaux qui se portent en bas et en dedans, environnés de beaucoup de graisse molle. Quand il n'y en a qu'un, il est assez gros ; quand il s'y en trouve deux, ils sont plus minces d'abord, mais ensuite ils paraissent se continuer avec un renflement nommé *ganglion sphéno-palatin.* Meckel l'a décrit le premier; l'art lui doit beaucoup pour la description des différentes branches qui émanent de ce renflement, qu'il ne faut point assimiler aux ganglions qui sont les centres des nerfs de la vie organique ; il n'en a point la structure ; souvent même on n'en trouve nulle apparence. Alors, s'il n'y a qu'un rameau, il se divise immédiatement, en se renflant un peu, en ceux qui doivent se rendre aux parties voisines; s'il s'en trouve deux, ils s'unissent simplement pour se diviser ensuite. Quand le renflement nerveux existe, il ne provient que de cette union, et ne ressemble nullement aux ganglions : voilà pourquoi je décris ici ses filets, tandis que j'ai renvoyé aux nerfs de la vie organique ceux du ganglion ophthalmique.

Quoi qu'il en soit, c'est de ce rameau renflé ou de cette union des deux rameaux placés sur le trou sphéno-palatin, que partent plusieurs autres, distingués en internes, postérieurs et inférieurs.

a. *Rameaux internes* (nerfs sphéno-palatins). Ils s'introduisent en nombre variable par le trou du même nom dans les cavités nasales, près l'extrémité postérieure du cornet moyen. Il faut les distinguer en ceux qui appartiennent à la paroi externe et en ceux qui se voient sur la cloison des narines.

Parmi les premiers, 1° deux ou trois se portent d'abord entre le périoste et la pituitaire, à la face concave du cornet supérieur, et vont se perdre dans le méat correspondant, près de l'ouverture postérieure des cellules ethmoïdales ; quelques filets paraissent s'introduire sur les bords de ces cellules ; mais on les perd bientôt. 2°. D'autres rameaux fort courts vont au cornet moyen ; le plus supérieur de ceux-ci, après un certain trajet sur sa surface convexe, le traverse par un petit trou, et se perd bientôt sur sa surface concave dans la pituitaire ; les autres finissent sur son extrémité postérieure. 3°. Enfin il en est d'autres fort petits qui, bientôt réunis en un seul, se recourbent au-devant du sinus sphénoïdal pour gagner un peu la partie postérieure de la cloison, dans l'endroit où on ne peut plus suivre les olfactifs.

Un seul rameau se voit, à proprement parler, sur la cloison ; mais il est plus considérable que tous les précédens : c'est celui que Cotunni a découvert, et que depuis on a nommé *naso-palatin*. Né du renflement ou de l'adossement nerveux de la fosse ptérygo-maxillaire, il s'introduit avec les autres par le trou sphéno-palatin, se recourbe ensuite de dehors en dedans au-devant du sinus sphénoïdal, en traversant la paroi supérieure des fosses nasales, pour se porter sur les côtés de la cloison, entre la membrane pituitaire et le périoste, en sorte qu'en enlevant ces deux membranes, qui tiennent ensemble, il leur reste toujours adhérent, et non à la cloison. Parvenu sur celle-ci, il se dirige très-obliquement en devant et en bas, jusqu'à sa partie antérieure et inférieure, près des conduits incisifs de Sténon. Là, il s'introduit dans un conduit qui lui est propre, pour se porter à la voûte palatine. Ce conduit n'est point l'incisif : il y en a deux, un pour chaque rameau. Scarpa en a donné la première description : ils sont contigus aux incisifs, dont une lame mince les sépare ; l'un est antérieur, l'autre postérieur. Ils commencent en bas de la cloison , et descendent dans la suture même des deux apophyses palatines ; en sorte que, si l'on écarte cette suture, on les voit divisés , chacun suivant leur longueur, en deux sillons : ils se terminent à la voûte palatine, derrière les deux incisives moyennes. Souvent l'un ou l'autre communiquent dans leur trajet avec les conduits incisifs, mais ils s'ouvrent ensuite à la voûte palatine d'une manière isolée. Cependant j'ai vu deux cas où, dans tout leur trajet, ils n'étaient séparés de ces conduits que par une lame membraneuse et non osseuse, et où, par conséquent, ces nerfs se trouvaient vraiment dans ceux-ci ; au reste, ils n'y étaient que secondairement, le prolongement de la pituitaire occupant spécialement leur cavité. Chaque rameau naso-palatin s'introduit dans un de ces petits conduits, le droit dans l'intérieur, le gauche dans le postérieur. Tous deux arrivent ainsi à la voûte palatine, où ils s'anastomosent ensemble ; puis ils se divisent en un grand nombre de filamens qui se perdent surtout dans la petite caroncule membraneuse qu'on remarque derrière les dents incisives.

b. *Rameaux inférieurs* (nerfs palatins). Ils nais-sent ou du renflement, ou immédiatement du rameau ou des rameaux indiqués, lorsque ce renflement n'existe pas. Ils sont au nombre de trois, un grand et deux petits.

Le grand rameau palatin, antérieur aux autres, s'introduit peu après son origine dans le conduit qui lui appartient, et qui se trouve entre l'os maxillaire, le palatin et le sphénoïde ; il le parcourt en entier. J'ai plusieurs fois remarqué qu'au lieu d'y former un faisceau unique, ses filets divers s'y trouvent complétement isolés par un tissu lâche, qui permet de voir sans dissection cet isolement.

Avant d'y entrer, il fournit une première ramification *nasale*, qui s'introduit au niveau de l'éminence sphénoïdale de l'os palatin, et qui se trouve d'abord entre les cornets moyen et inférieur. De là, elle se porte par un filet sur le cornet moyen, en contourne le rebord libre, va se perdre à sa surface concave par un autre filet plus long, se dirige ensuite vers le cornet inférieur, et se distribue à sa surface convexe jusqu'à son extrémité, pour se perdre en se subdivisant dans la pituitaire.

Un peu avant que le rameau palatin ne sorte du conduit osseux, et près de la voûte palatine, il donne une seconde ramification *nasale* qui traverse une petite ouverture de la portion verticale de l'os palatin, pour pénétrer dans les narines, se porter horizontalement sur le rebord du cornet inférieur où elle se subdivise, et se perdre enfin près de l'apophyse nasale de l'os maxillaire. Un canal osseux la renferme le plus souvent dans son trajet.

Au même endroit à peu près, le grand nerf palatin donne en arrière une autre ramification *gutturale* qui, renfermée aussitôt dans un des conduits accessoires de l'os palatin, descend jusqu'à la région palatine, où elle sort par une ouverture isolée pour se diviser sur le voile du palais.

Le grand rameau palatin lui-même sort enfin de son canal, au niveau de l'ouverture pharyngienne de la bouche, se recourbe en devant sous la voûte palatine, et s'y divise en plusieurs filets principaux, dont les uns, extérieurs, côtoient la partie interne du rebord alvéolaire supérieur, et se perdent dans la portion des gencives qui la revêt, au voisinage des dents correspondantes; les autres, internes, se répandent sur le milieu de la voûte, et paraissent en grande partie se distribuer aux glandes muqueuses de cette région; il est même facile d'en suivre jusqu'à ces glandes. Quelques-uns vont-ils s'anastomoser avec des filets du rameau naso-palatin? on ne peut point le voir.

Pour bien mettre ce rameau à découvert, il faut scier longitudinalement les fosses nasales, enlever la pituitaire au niveau du conduit palatin postérieur et la lame osseuse qui l'en sépare : on le voit très-bien alors. L'apophyse palatine étant ensuite brisée, la membrane palatine reste, et on aperçoit sur sa surface supérieure les terminaisons de ce rameau. On a coupé, en enlevant la pituitaire, les ramifications des cornets, mais cela n'empêche pas de les suivre.

Le rameau palatin moyen, né plus en arrière que le précédent, descend dans la fossette qui se trouve au-dessous du trou sphéno-palatin, et s'introduit dans un conduit propre, d'où il sort derrière le crochet de l'apophyse ptérygoïde. Il se divise alors en deux ramifications, dont l'une fournit des filets à l'amygdale voisine, et se perd par quatre ou cinq autres dans la substance musculaire du voile; l'autre, divisée en deux ou trois filets, se termine dans ce même voile.

Le petit rameau palatin, postérieur au précédent, descend entre le muscle ptérygoïdien externe et le sinus maxillaire. Bientôt il entre dans un canal d'où il sort entre la tubérosité maxillaire et l'apophyse pyramidale de l'os palatin. Deux filets le terminent : l'un se perd à la luette, l'autre à l'amygdale et aux glandes palatines.

c. *Rameau postérieur* ou *ptérygoïdien* (nerf vidien). Il est fourni en arrière par le renflement sphéno-palatin. Il se porte tout de suite horizontalement en arrière, et s'engage dans le conduit osseux creusé à la base de l'apophyse ptérygoïde. Avant de s'y introduire, il donne à la membrane du sinus sphénoïdal deux filamens extrêmement minces, qui ne manquent dans aucun sujet; mais souvent ils peuvent à peine s'apercevoir, tant est grande leur ténuité. Pendant son trajet dans le canal, il en part des filets qui vont se rendre à la partie postérieure et supérieure de la cloison, à la membrane de la voûte du pharynx, près de l'orifice du canal d'Eustache, à cet orifice lui-même, etc. Parvenu à la partie postérieure du canal, le rameau ptérygoïdien en sort, traverse la substance cartilagineuse qui remplit le trou déchiré antérieur, et se divise en deux filets, l'un crânien, l'autre carotidien.

Le filet *crânien* rentre dans le crâne, entre le rocher et le bord voisin du sphénoïde, se porte à la surface supérieure du rocher, sur laquelle il se dirige en arrière et en dehors, renfermé dans la gouttière qu'on y observe, et recouvert par la dure-mère, qui lui forme une espèce de gaîne à laquelle il adhère fortement. Il s'introduit ainsi dans la partie supérieure de l'aqueduc de Fallope, et s'y anastomose avec le nerf facial. Une petite artère l'accompagne (1).

---

(1) Le rameau *crânien* fournit, ainsi que l'a démontré Jacobson, des filets dont il importe de suivre le trajet. Avant de s'introduire dans l'hiatus de Fallope, il donne deux filets extrêmement ténus qui pénètrent dans la caisse du tympan par deux conduits dont les orifices presque imperceptibles sont l'un au-dessus de l'autre dans la gouttière de la face supérieure du rocher. Ces deux filets vont s'anastomoser entre eux sur le promontoire, et communiquer avec un filet du ganglion cervical supérieur et avec le nerf glosso-pharyngien; triple anastomose découverte par Jacobson et reconnue par Lobstein, anastomose qui ne manque jamais, qui existe chez tous les mammifères, et qui peut avoir pour résultat d'établir une connexion intime entre l'organe de la parole et celui de l'ouïe, beaucoup mieux que ne le ferait la corde du tympan, à laquelle cette fonction a été attribuée.

Parvenu dans l'aqueduc de Fallope, il s'applique contre le tronc du nerf facial sans s'anastomoser avec lui; il l'accompagne jusqu'au niveau de la base de la pyramide du tympan, au-dessous de laquelle il pénètre dans cette cavité par une petite ouverture spéciale, en se réfléchissant en haut et en dehors. Il traverse le tympan d'arrière en avant, placé d'abord sous l'enclume, puis.

Le filet *carotidien* s'introduit dans le canal de ce nom, se porte sur l'artère carotide à laquelle il se joint, et s'anastomose autour d'elle avec le nerf moteur externe et avec un ou deux filets du ganglion cervical supérieur, de la manière que je le dirai en décrivant ce ganglion.

3°. Après avoir fourni les nerfs de la fosse ptérygo-maxillaire par le renflement indiqué, la branche maxillaire supérieure s'avance horizontalement jusqu'à la fente sphéno-maxillaire, et s'introduit dans le canal sous-orbitaire, dont elle prend le nom.

a. *Rameaux dentaires postérieurs.* Avant d'y entrer, elle fournit un ou deux rameaux assez considérables, qui descendent sur la tubérosité maxillaire et s'introduisent dans les conduits osseux qu'elle leur présente. Divisés bientôt en plusieurs filets, ces rameaux arrivent au bord alvéolaire, sortent de ces conduits par des ouvertures qui répondent aux alvéoles des trois ou quatre dernières molaires, et s'introduisent dans la cavité de chacune de ces dents par le trou que présente leur racine. Un filet assez marqué suit la paroi externe du sinus, et va com-

---

entre sa longue branche et la partie supérieure du manche du marteau ; il descend en devant et sort par la scissure glénoïdale à côté du tendon du muscle antérieur du marteau. Alors il se dirige en bas, en dedans et en avant, et s'accolle au nerf lingual, avec lequel il reste uni jusqu'au niveau de la glande sous-maxillaire, où il l'abandonne pour gagner le ganglion du même nom. C'est à ce rameau nerveux que l'on donne le nom de *corde du tympan*, depuis son entrée dans le tympan jusqu'à sa jonction avec le nerf lingual. (*Note ajoutée.*)

muniquer avec le nerf dentaire antérieur; un autre contourne la tubérosité maxillaire, et va se perdre aux gencives et au muscle buccinateur.

La branche sous-orbitaire, considérée dans son canal, ne fournit aucun rameau; mais souvent elle paraît divisée de très-bonne heure en plusieurs faisceaux qui demeurent parallèles les uns aux autres. Parvenue près de l'orifice externe, elle fournit le rameau dentaire antérieur.

b. *Rameau dentaire antérieur.* Celui-ci s'engage bientôt dans le conduit de même nom, creusé dans la paroi antérieure du sinus maxillaire. Il fournit d'abord un filet qui communique avec un des nerfs dentaires postérieurs; puis il se divise en plusieurs autres qui vont chacun par un conduit particulier se porter aux dents incisives, aux canines et aux deux premières molaires. Dans leur trajet, ces filets dentaires donnent souvent, dit-on, de petits filamens qui vont à la membrane du sinus maxillaire; mais il m'a paru toujours très-difficile de les distinguer.

4°. Au sortir du canal sous-orbitaire, la branche maxillaire supérieure se trouve au-dessous du releveur propre de la lèvre supérieure, et s'épanouit en un nombre indéterminé de rameaux, qui peuvent se diviser en supérieurs, internes, externes et inférieurs.

a. *Rameaux supérieurs ou palpébraux.* Ils sont assez peu nombreux, vont à la paupière supérieure, au palpébral, aux tégumens des joues, aux muscles de la racine du nez, à la caroncule lacrymale et au sac lacrymal. On découvre des anastomoses entre leurs divisions et le filet antérieur du rameau nasal de la branche ophthalmique, le nerf facial, et même quelquefois les filets du rameau lacrymal qui ont passé par les trous malaires.

b. *Rameaux inférieurs ou labiaux.* Ils sont plus considérables. On les voit bien en les disséquant de dedans en dehors, après avoir renversé la lèvre supérieure. Ils descendent en fournissant des divisions au releveur propre, au canin, au labial et à la peau de la lèvre. Plusieurs filamens parviennent au bord libre de cette lèvre, et s'y terminent. Les glandes muqueuses répandues sur elles en reçoivent aussi.

c. *Rameaux internes ou nasaux.* Ils se répandent sur le nez, sur ses ailes, se prolongent à sa cloison, communiquent avec le rameau nasal interne, donnent à l'élévateur commun, au dilatateur des ailes, à l'extrémité de ses rameaux, à l'abaisseur, à la peau, au commencement de la surface muqueuse, etc.

d. *Rameaux externes.* Ils sont les moins nombreux; destinés au grand zygomatique, au canin et à la commissure, ils établissent diverses communications avec le facial.

On voit, d'après cela, que la branche maxillaire supérieure, à sa sortie, offre un centre d'où émanent en rayonnant une foule de filets qui se distribuent à presque toute la partie de la face que bornent en haut l'œil, la bouche en bas, le nez en dedans, en dehors le masseter. L'étonnante multiplicité des ramifications ne permet pas de les préciser avec rigueur.

C. *Branche maxillaire inférieure* (nerf maxillaire
inférieur).

Cette branche est composée, comme je l'ai dit, de deux portions distinctes. 1°. L'une, extérieure, qui est la plus considérable, vient exclusivement du renflement commun du nerf trijumeau; elle est triangulaire, aplatie, plus volumineuse que les branches maxillaire supérieure et ophthalmique, et ne parcourt qu'un très-petit trajet avant d'arriver au trou ovale. 2°. L'autre portion, cachée par celle-ci, étrangère au renflement commun, provenant des quatre ou cinq rameaux qui ont une origine isolée sur la protubérance cérébrale, passe par le même trou ovale, en restant toujours distincte de la précédente, qui est beaucoup plus épaisse qu'elle, et qui en est encore différenciée en ce que la disposition plexiforme du renflement s'y conserve jusque dans la fosse zygomatique, au lieu que dans celle-ci il y a l'apparence ordinaire des nerfs.

Au sortir du trou ovale, la petite portion devient antérieure; elle se joint parfois intimement à la grande, et alors tous les rameaux suivans ne sont point distincts dans leur origine. D'autres fois elle reste en partie isolée en cet endroit, et dans ce cas le rameau buccal et l'un des temporaux profonds paraissent surtout en provenir.

Quoi qu'il en soit, au-dessous du trou ovale, la branche maxillaire supérieure se trouve entre la paroi supérieure de la fosse zygomatique et le muscle ptérygoïdien externe. Là, elle se divise en deux portions, l'une supérieure et externe, l'autre inférieure et interne. On voit bien cette division en commençant la dissection de dedans en dehors, après avoir fendu longitudinalement le crâne et enlevé les portions osseuses qui sont en dedans de la fosse zygomatique.

1°. De la *portion externe* viennent les rameaux temporaux, massetérin, buccal et ptérygoïdien.

a. *Rameaux temporaux profonds.* On en compte deux pour l'ordinaire, l'un antérieur, situé assez profondément dans l'enfoncement que la fosse temporale présente en devant; l'autre postérieur, beaucoup plus superficiel. Tous deux naissent de l'extrémité de la portion externe; quelquefois le buccal fournit l'un et le massetérin l'autre : il est des sujets où l'on en trouve trois. Quoi qu'il en soit, ils prennent pendant quelque temps une direction horizontale, placés entre le muscle ptérygoïdien externe et la paroi supérieure de la fosse zygomatique; puis ils se recourbent sur l'os temporal, au niveau de la crête qu'on y observe, et remontent sur la fosse temporale, situés profondément entre cet os et le muscle de même nom. Dans leur trajet, ils se subdivisent en un grand nombre de filets qui se perdent dans l'épaisseur du muscle temporal, en s'anastomosant ensemble, et ensuite avec les temporaux superficiels, par de petits trous de l'aponévrose temporale, trous que l'on voit souvent très-difficilement. Le rameau antérieur s'anastomose en outre avec le filet du rameau lacrymal de la branche maxillaire supérieure, qui, comme nous l'avons dit, traverse l'épaisseur de l'os malaire.

· b. *Rameau massetérin.* Aussi volumineux que les précédens, il leur est un peu postérieur. Dirigé comme eux horizontalement en dehors et en arrière, il se porte entre la paroi supérieure de la fosse zygomatique et le muscle ptérygoïdien externe, au-devant de l'apophyse transverse du temporal. Puis il traverse dans le même sens l'échancrure sigmoïde, placé entre le muscle temporal qui est en devant, le fibro-cartilage articulaire et le col du condyle de la mâchoire qui sont en arrière, et parvient ainsi à la surface interne du masseter, où il donne d'abord quelques filets postérieurs; puis il descend sur cette surface obliquement en avant, en distribuant d'autres filets, et se perd dans son milieu; jamais il ne va jusqu'à l'attache inférieure du muscle.

. c. *Rameau buccal.* Plus volumineux que les précédens, il se sépare en même temps qu'eux, se dirige aussitôt en avant et en bas, passe entre les deux muscles ptérygoïdiens, et fournit quelques filets à l'externe. Il descend ensuite entre le ptérygoïdien interne et la face interne de l'os maxillaire inférieur, parvient sur le buccinateur, placé d'abord entre lui et l'apophyse coronoïde, continue souvent son trajet sur ce muscle pendant quelque temps sans se ramifier, mais d'autres fois se subdivise au moment même où il y arrive. Les filets qu'il donne s'entre-lacent ensemble. J'en ai compté ordinairement six ou sept naissant de la partie inférieure du rameau; car sa partie supérieure n'en fournit presque point. Les premiers vont au temporal, au niveau de l'apophyse coronoïde : ils sont très-minces; les suivans

se perdent dans l'épaisseur du buccinateur. Le rameau lui-même, devenant plus superficiel à mesure
qu'il est plus antérieur, se place sous les tégumens,
et parvenu au bord externe de l'abaisseur de l'angle
des lèvres, s'engage sous ce bord et se perd à ses
environs, en remontant un peu.

    d. *Rameau ptérygoïdien.* C'est le plus petit de tous.
Profondément caché, après son origine, entre les
muscles ptérygoïdien externe et péristaphylin externe, il se dirige en bas et va se terminer au ptérygoïdien interne.

    2°. La *portion interne* de la branche maxillaire
inférieure se porte d'abord perpendiculairement,
puis elle se partage bientôt en trois rameaux, comme
je l'ai dit.

    a. *Rameau lingual* (nerf lingual). Ordinairement
un peu moins volumineux que le dentaire, il lui
envoie assez souvent un filet peu de temps après
s'en être séparé. Un peu plus bas, et au-dessous de
la scissure glénoïdale, ce rameau reçoit celui du
tympan, qui forme avec lui un angle très-aigu en
haut. L'endroit de la réunion est plus ou moins bas;
elle accroît sensiblement le volume de ce rameau;
c'est moins une anastomose réelle qu'une jonction,
un adossement de filets. Le rameau lingual descend
ensuite entre le ptérygoïdien interne et l'os maxillaire inférieur, se porte un peu en devant, s'engage entre la glande sous-maxillaire et la membrane
buccale, passe, avec le conduit excréteur de cette
glande, entre la face supérieure du mylo-hyoïdien
et l'hyo-glosse, puis se portant bientôt au-dessus de
la glande sublinguale, arrive sur les parties latérales

de la langue, placé alors entre le génio-glosse et le lingual; il se porte de là jusqu'à l'extrémité de celle-ci.

Dans ce trajet, 1° il fournit un filet extérieur au ptérygoïdien interne, filet qui manque quelquefois et que j'ai vu s'anastomoser avec le rameau ptérygoïdien. 2°. Plus bas, deux ou trois filets très-minces se distribuent à la portion postérieure et interne du tissu des gencives. 3°. Au niveau de la grande sous-maxillaire, ce rameau varie singulièrement; quelquefois plusieurs filets s'en échappent et forment ensuite un petit renflement ou ganglion d'où partent de nouvelles divisions nerveuses pour la glande. D'autres fois, au lieu d'un ganglion, c'est une espèce de plexus difficile à démêler, que forment les filets allant à la maxillaire. Dans les cas les plus rares, le trajet des filets, dont le nombre varie alors, est direct. 4°. Au-delà de la glande maxillaire, des filets de communication unissent le rameau lingual au nerf hypoglosse. 5°. Ensuite quatre ou cinq autres filets se portent en dehors et en bas, pour la glande sublinguale et pour la partie interne et antérieure du tissu des gencives. 6°. Au niveau de cette glande, des filets plus gros commencent à se détacher du rameau, pour pénétrer entre le lingual et le génio-glosse, dans le tissu de la langue, qui depuis cet endroit jusqu'à la pointe en reçoit successivement jusqu'à ce que le rameau soit épuisé. On compte près de dix ou douze de ces filets destinés à la langue, et qui avant de la pénétrer restent plus ou moins isolés. On les suit très-loin dans les fibres charnues, où la plupart parcourent un long trajet, et se ter-

minent presque à la membrane qui revêt ces fibres (1).

b. *Rameau dentaire inférieur* (nerf dentaire inférieur). Un peu plus volumineux que le lingual, il
descend obliquement à côté de lui entre les ptérygoïdiens, puis entre l'interne et la mâchoire inférieure, correspondant en dedans au ligament latéral
interne de l'articulation temporo-maxillaire.

Près de l'orifice du conduit dentaire, il donne
un filet considérable qu'on peut nommer *mentonnier;* et qui se porte dans un sillon creusé au-dessous de ce conduit. Il est retenu dans ce sillon par
une expansion cellulaire dense, qui se continue
avec le ligament. Sorti de ce sillon, il glisse entre
la mâchoire et le mylo-hyoïdien, s'approche du menton, donne auparavant quelques filamens à la glande
sous-maxillaire, qui paraissent s'y unir à ceux du
rameau lingual. Sa terminaison se fait par quatre
ou cinq autre filamens, d'abord long-temps distincts,
puis distribués aux mylo-hyoïdien, génio-hyoïdien,
et digastrique.

Le rameau dentaire s'introduit ensuite dans le
conduit dentaire, le parcourt dans toute son étendue, en donnant aux grosses molaires et à la première petite des rameaux qui y pénètrent par le
trou de leur racine. Au niveau du trou mentonnier, ce rameau se divise en deux portions, l'une,

---

(1) La plupart des filets de terminaison du nerf lingual gagnent les bords et la pointe de la langue; et, quoi qu'en ait dit
Bichat, quelques-uns ont été suivis jusque dans les papilles
mêmes. *(Note ajoutée.)*

plus petite, continue le même trajet dans l'épaisseur de la mâchoire, et se distribue aux racines des dents canines et incisives; l'autre, plus grosse, sort par le trou mentonnier, et se divise bientôt en plusieurs filets qui s'anastomosent en divers endroits avec ceux du facial et qui coupent la plupart des siens à angle. En comparant cette portion qui sort du canal dentaire avec celle qui y entre, j'ai observé que la différence est à peu près de moitié, l'autre moitié étant restée pour les dents. Pour voir cette portion extérieure, il faut renverser la lèvre et inciser la membrane de la bouche. On la rencontre aussitôt sortant du trou par un seul faisceau ou par deux, et se séparant tout de suite en rayonnant; presque tous ses filets remontent d'abord entre la membrane de la bouche et les muscles. En remontant ainsi, ils envoient leurs filamens aux abaisseur de l'angle des lèvres, abaisseur de la lèvre inférieure, releveur du menton, buccinateur, etc. Ces filamens deviennent antérieurs; mais un grand nombre restent sous la membrane de la bouche, et continuent à remonter jusqu'au rebord libre des lèvres, où ils se terminent à la peau, au labial, et aux glandes muqueuses. Lorsque ces nerfs sont exactement disséqués, on voit tout le contour de la lèvre inférieure recevoir ainsi une foule de filamens qui s'y portent de bas en haut, comme ceux du maxillaire supérieur se sont portés de haut en bas au bord de la lèvre supérieure.

c. *Rameau temporal superficiel.* Il naît tantôt par un seul tronc, tantôt par deux rameaux entre lesquels passe l'artère sphéno-épineuse, et qui se réunissent ensuite. Contourné horizontalement sur la partie postérieure du col du condyle, entre lui et le conduit auditif, il donne dans cet endroit deux filets qui s'anastomosent avec le facial, puis il remonte au-devant du conduit auditif, couvert par la glande parotide, fournit au conduit et à ce pavillon plusieur rameaux, et parvient au niveau de la base de l'apophyse zygomatique. Là, il se divise en deux ramifications qui accompagnent dans leurs subdivisions les branches de l'artère temporale superficielle. Ces ramifications communiquent avec la branche supérieure du nerf facial, et occupent toutes les parties latérales du crâne.

§ IV. *Nerfs moteurs oculaires externes.*

Ils ont un volume moyen entre celui des moteurs communs et des pathétiques. Leur étendue est peu considérable, et leur distribution fort simple.

Ils naissent par plusieurs filets réunis du sillon qui sépare la protubérance cérébrale d'avec la moelle, et de cette protubérance elle-même. Deux branches les composent quelquefois à cette origine, et se réunissent ensuite en une seule. La postérieure vient du sillon, et même souvent un peu de l'éminence pyramidale ; l'antérieure, de la portion voisine de la protubérance (1). Chacune est composée de deux

---

(1) En examinant attentivement l'origine de ce nerf, on reconnaît qu'il ne naît point du sillon de la protubérance cérébrale, mais que ses racines sont situées à côté des éminences pyramidales antérieures, et se continuent avec les fibres de ces éminences, le long desquelles elles montent jusqu'au sillon qui sépare le bulbe rachidien et la protubérance. (*Note ajoutée.*)

ou trois filets qui souvent, placés à la suite les uns des autres, ne forment point deux portions distinctes. Quoi qu'il en soit, on ne peut les suivre dans la substance médullaire; ils s'enlèvent le plus souvent avec la pie-mère, à cause de leur mollese, à l'endroit même de l'origine; mais devenus névrilématiques là où la pie-mère tient à eux, ils prennent tout de suite de la consistance, se réunissent, et forment le cordon du nerf. Celui-ci se porte aussitôt horizontalement en devant et en dehors, et parvenu sur les parties latérales de l'apophyse basilaire, pénétré dans le sinus caverneux par une ouverture que la dure-mère lui présente. L'arachnoïde, qui lui a formé une enveloppe depuis son origine, l'accompagne encore jusqu'à quelques lignes de son introduction, et se réfléchit ensuite pour revenir dans le crâne.

Le nerf parcourt le sinus caverneux, situé à la partie inférieure et externe de cette cavité, en dehors de l'artère carotide, à laquelle il adhère assez fortement, et séparé du sang du sinus par un repli membraneux qui l'entoure. Cependant on le trouve rougeâtre en cet endroit; mais c'est probablement un effet cadavérique et de transsudation. Dans la moitié de ce trajet, il est assez mince. Sa grosseur augmente antérieurement. Sa direction change aussi un peu dans le même endroit: il se porte en haut et en dehors au moment où il est près de sortir du sinus. Une ouverture de la dure-mère, située au-dessus de celle de la veine ophthalmique, le transmet dans l'orbite par la fente sphénoïdale. En y pénétrant, il se trouve placé entre les deux portions du muscle droit externe, avec le moteur commun et la branche nasale de l'ophthalmique; puis il se dirige plus en dehors, en suivant pendant quelque temps la face oculaire du même muscle droit externe, et se perd enfin dans son épaisseur par plusieurs rameaux qui y entrent en divergeant, et étant isolés les uns des autres, comme ils ont tiré leur origine de la protubérance.

Le moteur externe ne fournit aucune branche; il est, comme le pathétique, destiné à un seul muscle. Mais on remarque facilement deux filets qui viennent à lui au milieu de son trajet dans le sinus, au niveau de l'ouverture supérieure du canal carotidien. Ces filets, partis du ganglion cervical supérieur, parcourent le canal dans toute son étendue, y reçoivent le filet inférieur du rameau ptérygoïdien, et en sortent pour remonter un peu obliquement dans le sinus caverneux et se réunir au moteur commun, en formant avec lui un angle aigu en arrière et obtus en avant; ce qui annonce bien que c'est lui qui les reçoit et non qui les donne : d'ailleurs, leur couleur particulière et leur mollesse les différencient de ce nerf. Ils présentent beaucoup de variétés : souvent c'est un plexus multiplié qui entoure la carotide, et se réunit en un seul filet pour se joindre au moteur oculaire externe; quelquefois trois et même quatre filets s'adossent ainsi dans le sinus. C'est après les avoir reçus que le nerf augmente de volume; on peut les isoler de lui dans une assez grande étendue.

§ V. *Nerf facial.*

Le nerf facial, plus solide dans sa structure que l'auditif, avec lequel la plupart des anatomistes l'ont réuni dans la description, parcourt un trajet beaucoup plus long et a une destination essentiellement différente.

Il naît de la partie latérale et inférieure de la protubérance cérébrale, dans la rainure qui la sépare de la moelle épinière, au-dessus et un peu en dehors des corps olivaires, à côté du nerf auditif, dont il est cependant très-distinct (1). A cette origine, il représente un cordon médullaire de même substance que la protubérance, nullement névrilématique, et qui, dans l'espace de quatre à cinq lignes, adhère, par sa face supérieure, au prolongement postérieur de cette protubérance; mais devenu libre au-delà, il prend plus de consistance, se revêt de névrilème et se porte vers le trou auditif interne. Le plus souvent, outre cette portion médullaire, principale origine du nerf, il y en a une autre plus petite qui est formée par plusieurs filets distincts, comme Sœmmering l'a observé. Ces filets paraissent

_____

(1) Le nerf facial tire son origine de la bandelette médullaire décrite par Ch. Bell (*voy.* pag. 144); par conséquent c'est un des nerfs qu'il a réunis sous la dénomination de *nerfs respiratoires* (*voy.* tome IV, pag. 4). Il devient apparent immédiatement derrière le bord postérieur de la protubérance cérébrale, à quelques lignes en dehors du nerf moteur oculaire externe, et seulement à une ligne en avant du nerf auditif. (*Note ajoutée.*)

souvent faire partie du nerf auditif au premier coup d'œil, mais on les voit bientôt s'unir au facial. Très-souvent la démarcation entre ces deux origines est presque nulle.

Quoi qu'il en soit, ainsi né du cerveau, le nerf facial, placé à côté de l'auditif, en suit le trajet jusqu'au fond du conduit acoustique. Là, il l'abandonne, s'engage tout entier dans l'aqueduc de Fallope, et le parcourt dans toute son étendue.

Ce canal, plus remarquable par son étendue que par son diamètre, commence à la partie supérieure et antérieure du conduit auditif, remonte ensuite un peu en dehors et en arrière, jusqu'à la partie supérieure du rocher, puis se dirige tout-à-fait en arrière, en passant d'abord sur la caisse du tympan, ensuite dans sa paroi interne; enfin, il descend verticalement jusqu'au trou stylo-mastoïdien, auquel il se termine.

Le nerf facial parcourt exactement ce conduit, que tapisse un prolongement fibreux extrèmement mince, et qu'il remplit en totalité, de manière cependant à être libre dedans, comme tous les autres nerfs contenus dans des conduits osseux, lesquels ne contractent aucune adhérence. On l'en retirerait facilement, en saisissant une des extrémités, sans les filets qu'il y donne dans son trajet. Sorti par le trou stylo-mastoïdien, il se dirige en dehors et en avant, est caché par la glande parotide, et se divise en deux branches dont nous allons bientôt suivre le trajet.

Il ne fournit aucun rameau dans l'aqueduc jusqu'au niveau de l'hiatus de Fallope. 1°. Là, il reçoit

le filet supérieur du rameau ptérygoïdien (nerf vidien). 2°. Ensuite il donne un filet au muscle interne
du marteau. 3°. Parvenu à la partie postérieure de
la caisse, il en donne un autre, fort petit, qui traverse la base de la pyramide dans une ouverture
comme capillaire, pour gagner le muscle de l'étrier.
5°. Peu après, le nerf facial fournit un autre rameau
considérable, que l'on connaît sous le nom de *rameau du tympan*. Celui-ci descend d'abord parallèlement au tronc pendant quelque temps; mais bientôt il se réfléchit en haut et en dehors, et s'introduit
dans le tympan par une ouverture située à la base
de la pyramide. Il traverse obliquement cette cavité
d'arrière en avant, placé d'abord sous l'enclume,
puis entre sa longue branche et la partie supérieure
du manche du marteau, et collé à ce dernier os de
manière qu'il ne peut faire aucun mouvement sans
que ce rameau nerveux ne s'en ressente; mais comme
c'est toujours une espèce de bascule qu'il exécute,
aucun tiraillement n'en est le résultat, vu qu'il correspond dans le milieu du levier. Parvenu au-dessus
du muscle interne de cet os, il augmente un peu de
volume et de consistance, devient presque horizontal, mais bientôt après descend en devant, à côté
du tendon du muscle antérieur, avec lequel il sort
par la scissure glénoïdale. Aussitôt après, il se dirige
en devant et en dedans, jusqu'à la branche linguale
du maxillaire inférieur, qu'il rencontre après un
trajet variable, et avec laquelle il s'anastomose à
angle très-aigu en haut.

Aussitôt que le nerf facial est sorti du trou stylo-
mastoïdien, et même avant d'en sortir, il donne

plusieurs rameaux qui vont aux parties voisines.

Rameau auriculaire postérieur. Il est le plus
remarquable de tous; il descend pendant quelques
lignes, puis remonte au-devant de l'apophyse mastoïde, et se porte derrière l'oreille, où il se divise
en deux filets. L'un se ramifie à la surface convexe
du pavillon de l'oreille, et donne quelques filamens
à son muscle postérieur; l'autre, continuant à remonter obliquement en arrière sur l'apophyse mastoïde, va gagner la partie correspondante du muscle
occipital, et s'y perd, ainsi que dans les tégumens
de cette région, par plusieurs subdivisions.

Après ce rameau, le facial en donne un qui va au
stylo-hyoïdien et aux muscles qui partent comme lui
de l'apophyse styloïde, et qui s'anastomose par un
ou deux filamens avec des filets venant du ganglion
cervical supérieur. Un autre rameau, partant du
facial avant sa division, se rend à la partie postérieure du digastrique. Un filet de celui-ci traverse
l'épaisseur de ce dernier muscle, et remonte en dedans derrière la veine jugulaire, pour s'anastomoser
avec le glosso-pharyngien, au moment où il sort du
crâne; mais auparavant il fournit un filament qui va
s'unir au rameau laryngé du nerf vague.

Après avoir donné ces rameaux, que l'on ne peut
bien disséquer que par derrière, quand on a enlevé
la colonne vertébrale, le nerf facial entre dans la
parotide, s'y trouve d'abord très-profondément caché, puis se rapproche de sa superficie en descendant obliquement. A peu près vers son tiers postérieur, plus près de la branche maxillaire que de
l'apophyse mastoïde, il se divise en deux branches,

l'une temporo-faciale, l'autre cervico-faciale. Quelquefois trois branches partent à l'endroit de cette division, qui, d'autres fois même, est quadruple ; mais il est toujours facile, quel que soit son mode, d'en rallier les subdivisions diverses à deux chefs principaux.

A. *Branche temporo-faciale.*

Cachée comme le tronc dans la parotide, elle se dirige en devant et en haut vers le col du condyle maxillaire, dont elle croise la direction à angle aigu. Un ou deux filets, fournis par elle à cet endroit, s'enfoncent derrière ce condyle, et vont s'anastomoser avec la branche auriculaire du tronc maxillaire inférieur. Aussitôt après, cette branche supérieure se divise en sept ou huit rameaux divergens, qui forment ce qu'on nomme une pate d'oie, et qui vont se répandre sur la face et sur la tempe. On les distingue en temporaux superficiels, malaires et buccaux.

a. *Rameaux temporaux superficiels.* Ils sont au nombre de deux ordinairement, donnent quelques filets à la glande parotide, puis en sortent et remontent en passant sur l'arcade zygomatique, dont ils croisent la direction. Parvenus à la tempe, ils se divisent en un grand nombre de filets qui se répandent sur cette région, entre les tégumens et l'aponévrose temporale, et vont jusqu'au sommet de la tête. Ils fournissent en arrière des filets à la partie antérieure du pavillon de l'oreille, filets qui vont aux petits muscles de cette partie, ainsi qu'aux tégumens, et qui s'anastomosent avec ceux du rameau auriculaire postérieur. Ils communiquent avec le temporal superficiel du tronc maxillaire inférieur, avec les temporaux profonds, et avec la branche lacrymale de l'ophthalmique.

b. *Rameaux malaires*. Ordinairement au nombre de deux, ils gagnent l'os malaire, se divisent en un grand nombre de filets qui vont aux muscles palpébral, zygomatique, canin, etc., communiquent avec le lacrymal, les rameaux sous-orbitaires de la branche maxillaire supérieure et les filets qui passent par les trous de l'os malaire, et se répandent sur toute cette partie de la face qui est entre deux lignes horizontales, dont l'une passerait sous la paupière inférieure et l'autre sous les ailes du nez. Superficiels, dans la partie postérieure de cet espace qui correspond à la portion supérieure du masseter, la plupart de ces filets se trouvent, dans sa partie antérieure, profondément cachés, ainsi que leurs anastomoses, par les muscles de cette partie.

c. *Rameaux buccaux*. Ils sont au nombre de trois, passent transversalement sur le milieu du masseter, communiquent ensemble, avec la branche cervicofaciale et avec les rameaux malaires. 1°. Le supérieur, assez considérable, monte obliquement vers la racine du nez, et distribue beaucoup de filets aux zygomatique, canin, releveur propre et releveur commun de la lèvre. 2°. Au-dessous de ce rameau, il y en a un très-considérable, situé sous le conduit du parotidien, et qui donne souvent origine au premier. Ce rameau, le plus grand de ceux de la branche qui nous occupe, s'étend fort loin sur le buccinateur, et va presque jusqu'à la commissure, en

donnant de nombreux filets par sa partie supérièure
et par l'inférieure. Tous les muscles et toutes les
parties situés entre la ligne horizontale que nous
avons dit passer à la base du nez, et une autre qui
serait censée passer au-dessus de la lèvre inférieure,
en reçoivent des subdivisions. Plusieurs filets vont
s'anastomoser avec les rameaux sous-orbitaires de
la branche maxillaire supérieure. 3°. Un autre rameau, inférieur au précédent, et qui n'en est le plus
souvent qu'une division, répand aussi des filets dans
l'espace indiqué, et en envoie même à la lèvre inférieure. Au reste, tous ces filets superficiels au niveau du masseter, deviennent d'autant plus profonds
qu'on les examine plus en devant.

J'ai plusieurs fois cherché inutilement des anastomoses entre les filets d'un côté et ceux du côté opposé, non-seulement dans cette portion du nerf
facial; mais encore dans sa branche inférieure. Cependant on en trouve quelquefois, suivant les auteurs. En général, elles doivent être peu nombreuses, remarque applicable, non-seulement à ce nerf,
mais à tous les autres, où par le scalpel on arrive
rarement à une union de deux filets droit et gauche
de la même paire, sur la ligne médiane. *Voyez* sur
ce point l'*Anatomie générale*.

B. *Branche cervico-faciale.*

Elle se dirige obliquement en bas, cachée par la
branche de l'os maxillaire inférieur, et située dans
l'épaisseur de la glande parotide, plus près de sa pa-
tie interne que de l'externe. Parvenue à l'angle de la

mâchoire, elle se dévie obliquement en devant, en s'enfonçant au-dessous du muscle peaucier, et se divise en plusieurs rameaux qui s'anastomosent avec les nerfs cervicaux superficiels. Les rameaux qu'elle fournit dans ce trajet sont ordinairement au nombre de trois ou quatre. On peut les rapporter à deux chefs principaux : les uns se distribuent au-dessus, les autres au-dessous de la mâchoire inférieure.

a. *Rameaux sus-maxillaires.* Il y en a deux : le premier, assez volumineux, naît à angle droit de la branche encore renfermée dans la parotide, immédiatement au-dessous du lobule de l'oreille. Il se porte transversalement en devant, contourne le bord saillant de la branche maxillaire, et parvient sur le masséter, caché toujours par le prolongement de la parotide. Bientôt il se subdivise en quatre ou cinq filets, dont les uns remontent vers l'os malaire, les autres descendent vers la partie inférieure du masséter, où ils se terminent en s'anastomosant avec ceux qui suivent. L'abaisseur de la lèvre inférieure, les fibres supérieures du peaucier, et la partie inférieure du buccinateur, en reçoivent des filets.

Le second rameau naît au niveau de l'angle maxillaire, sur lequel il se contourne en donnant plusieurs filets, soit au masséter, soit au ptérygoïdien interne, près de leur attache inférieure, puis il se dirige obliquement en avant et en bas sur la partie externe et inférieure du masséter, en croisant la direction de ses fibres. Près du bord antérieur de ce muscle, il se divise en plusieurs filets, dont les uns remontent, et vont se perdre soit au masséter, soit au buccinateur; tandis que les autres descendent, et vont se

terminer aux muscles abaisseur de l'angle des lèvres, abaisseur de la lèvre inférieure, buccinateur,
peaucier, etc. Deux ou trois de ces filets vont s'a-
nastomoser avec ceux qui sortent du trou mentonnier du maxillaire inférieur; ces rameaux présentent, ainsi que les précédens, beaucoup de variétés.
Souvent on en trouve trois, se séparant en même
temps au-dessus de la mâchoire : j'en ai compté
même quatre; leur volume diminue à proportion.
Au reste, le nombre est indifférent à la distribution; il dépend de la séparation, un peu plus ou
un peu moins prompte, des faisceaux du cordon
nerveux.

b. *Rameaux sous-maxillaires.* Ils naissent immédiatement au-dessous du dernier rameau sus-maxil-
laire; quelquefois même ils paraissent naître avec
lui par un tronc commun. Obliquement dirigés en
avant et en bas, ils se portent derrière l'angle maxillaire qui les recouvre. Quelquefois ils naissent par
un seul rameau; d'autres fois il y en a tout de suite
deux et même trois de distincts. Quoi qu'il en soit ,
ils s'épanouissent en divergeant sur le bord inférieur de la mâchoire, où ils communiquent avec les
filets sus-maxillaires, et avec ceux sortant par le
trou mentonnier, ensuite sur la partie antérieure
et inférieure du col, où ils s'unissent fréquemment
aux rameaux cervicaux superficiels, et où ils forment
avec eux une espèce de plexus souvent très-sensible. Le peaucier et les tégumens cervicaux en reçoivent spécialement des filets.

D'après ce que nous venons de dire, la distribution du nerf facial appartient à un espace que bor-

nent en haut les tempes, en bas la partie supérieure du col, et qui comprend tout le visage. On conçoit quel rôle important il joue dans l'expression de la physionomie. Sa consistance, quoique plus ferme dans le crâne que celle du nerf auditif, est cependant bien moindre qu'au dehors de cette cavité, et même que dans l'aqueduc de Fallope : disposition commune à la plupart des nerfs.

Ses anastomoses multipliées sont très-remarquables (1). Non-seulement il unit ses filets à une foule d'autres appartenant aux nerfs voisins, mais il les entrelace souvent ensemble, ce qui forme sur la face une espèce de réseau que plusieurs auteurs ont cependant trop exagéré dans leurs planches. Aucun nerf de la vie animale ne présente d'aussi fréquentes réunions entre ses filets divers.

§ VI. *Nerf auditif.*

Le nerf auditif, remarquable par la mollesse de son organisation, qui le distingue du facial, naît, 1° en arrière, de l'extrémité latérale du ventricule du cervelet, et se compose là de plusieurs stries médullaires, plus ou moins apparentes sur la paroi antérieure de cette cavité, dont la membrane postérieure se réfléchit sur eux, à l'endroit où elle passe de cette extrémité sur la partie correspondante du cervelet. 2°. En devant, il vient aussi de la partie

_____

(1) C'est à cause de ces nombreuses anastomoses que quelques auteurs lui ont donné le nom de *petit sympathique.*

(*Note ajoutée.*)

antérieure des prolongemens antérieurs de la protubérance, ce qui fait quelquefois une origine distincte de la première. C'est celle-ci qui donne au
nerf la plus grande partie de son volume (1). Entièrement pulpeux au moment où il quitte la protubérance, il forme bientôt un faisceau de fibrilles distinctes, et acquiert plus de consistance. Du côté
interne, il présente un sillon dans lequel le nerf
facial se trouve logé, en paraissant intimement
réuni à lui.

Le nerf auditif se dirige aussitôt obliquement en
dehors, en haut et en avant, vers le conduit auditif
interne, dans lequel il s'introduit. Ce conduit, situé
sur la partie interne et postérieure du rocher, offre
une largeur très-sensible, un orifice très-évasé, une
direction oblique en avant et en dehors, et une
largeur moindre que celle du conduit auditif externe : il traverse les deux tiers postérieurs de
l'épaisseur du rocher, et finit en cul-de-sac, borné
en devant et en dedans par la base du limaçon; en
dehors et en arrière par le vestibule et par les canaux
demi-circulaires. Le nerf auditif occupe ce canal avec

---

(1) Le nerf auditif naît sur la paroi antérieure du quatrième
ventricule, par plusieurs racines blanches, transversales, commençant dans le sillon de la moelle que termine le calamus scriptorius, unies par une sorte de commissure à celles du côté opposé;
plus en avant il reçoit de nouvelles racines qui sortent du corps
restiforme. Il s'isole de la substance de l'encéphale dans une
petite excavation placée entre l'éminence olivaire, le pédoncule
du cervelet, la protubérance et le corps restiforme.

(Note ajoutée.)

le facial, sans le remplir exactement, comme ce dernier remplit l'aqueduc de Fallope. Il y paraît comme roulé sur lui-même, en sorte qu'on peut le réduire facilement en une espèce de bandelette aplatie. Lorsqu'on rompt les liens celluleux qui réunissent ses filets, la gouttière qui reçoit le facial y demeure très-distincte.

Parvenu au fond du cul-de-sac, il se divise en deux ordres de rameaux. C'est à Scarpa que nous devons surtout la connaissance de leur distribution, que les anatomistes n'avaient que vaguement indiquée jusqu'à lui.

A. *Branche du Limaçon.*

Elle est distincte de bonne heure, par sa blancheur, dans le conduit auditif, où elle forme un cordon joint à la branche suivante, mais qu'il est souvent plus difficile de séparer qu'elle en filets. Ce cordon se dirige vers la petite excavation qui correspond, dans le conduit auditif, à la base du limaçon. Là, les filets nombreux qui le forment deviennent plus distincts en se séparant un peu les uns des autres, ce qui lui donne plus de largeur. Ils entrent aussitôt par beaucoup de petites ouvertures dont est percée cette base, pénètrent, parallèlement à l'axe du limaçon, les contours de la lame spirale, répandent une infinité de filamens, qui finissent tout de suite, soit sur la membrane dont elle est tapissée, soit sur sa portion membraneuse ; quelques-uns remontent dans l'axe, se portent jusqu'au

sommet du limaçon, à l'endroit de la communication des deux rampes.

Au reste, cette portion du nerf auditif offre,
comme la suivante, une exception à la plupart des
distributions nerveuses. En effet, toutes les fois
qu'un cordon a une certaine grosseur, nous pouvons assurer que ses prolongemens ont une certaine
étendue; au contraire la portion limacienne du nerf
auditif, quoique très-considérable dans le conduit
commun, finit tout de suite dans la cavité qui la
reçoit : après le nerf optique, l'auditif est celui dont
la terminaison est la plus brusque.

B. *Branche du Vestibule et des Canaux demi-cir-*
culaires.

Elle forme un faisceau uni au précédent, mais
distinct de lui de bonne heure, comme nous l'avons
dit. Ce faisceau se porte en arrière et en dehors, et
se partage, vers le cul-de-sac du conduit auditif, en
trois rameaux. Chez certains sujets, l'endroit de cette
séparation est marqué par un renflement grisâtre
et même rougeâtre, lequel n'existe pas dans d'autres.

a. *Grand rameau.* Il est aussi le plus postérieur ;
il entre par de petites ouvertures dont est percée la
pyramide du vestibule, et se partage en deux portions. L'une reste dans le vestibule, en formant une
espèce d'épanouissement nerveux très-apparent, qui
est de nature pulpeuse, et où la substance médullaire du nerf se trouve seule. L'autre portion se prolonge vers les orifices des conduits vertical supérieur
et horizontal, et se continue avec la substance pul-

peuse et médullaire qui les tapisse, et qui auparavant forme à ces orifices deux espèces d'ampoules.

b. *Rameau moyen.* A sa sortie du faisceau commun, il pénètre tout de suite dans le vestibule, et se trouve, en y arrivant, dans la cavité demi-sphérique, où il s'épanouit en filamens pulpeux qui pénètrent la membrane qui la tapisse.

c. *Petit rameau.* Il est le plus inférieur ; il sort isolément du conduit auditif, par une petite ouverture qu'on rencontre à sa partie externe, pénètre dans le vestibule, va gagner tout de suite l'orifice du canal vertical postérieur, se répand dans une espèce d'ampoule pulpeuse qu'on y observe, et paraît se prolonger dans le canal lui-même. Au reste, on ne suit point, dans les canaux demi-circulaires, ces diverses distributions nerveuses.

D'après ce qui a été dit ci-dessus, on voit que le nerf auditif a deux distributions très-différentes : l'une appartenant au limaçon, l'autre au vestibule et aux canaux demi-circulaires. Cette dernière a beaucoup d'analogie avec celle du nerf optique, que la membrane rétine termine; car les épanouissemens des trois portions de la branche vestibulaire ressemblent assez à cette membrane. La distribution qui se fait au limaçon a un peu plus d'analogie avec celle du nerf olfactif, par le mode de séparation des filets; car, par leur nature uniquement pulpeuse, et par leur brièveté, ces filets diffèrent beaucoup des olfactifs, qui sont névrilématiques, et qui se prolongent très-loin.

Le nerf auditif a-t-il un névrilème dans le crâne ? Quoique très-mou, il l'est cependant bien moins

que l'olfactif et que la portion des optiques postérieure à leur réunion : sa résistance ne diffère même
pas beaucoup de celle de la portion du facial auquel
il est collé (1).

ARTICLE TROISIÈME.

NERFS DE LA MOELLE VERTÉBRALE.

CE sont les plus nombreux de tous. Ils naissent
successivement de la moelle, depuis l'endroit où elle
tient à la protubérance jusqu'à sa terminaison. Leur
origine, différente au commencement de ce prolongement médullaire, devient à peu près uniforme
dans ses régions cervicale, dorsale et lombaire, où
il n'y a que des différences de volume, de direction
et de longueur dans le trajet parcouru au-dedans du
canal vertébral. Nous indiquerons successivement
les variétés d'origine propres à chaque région. Les
caractères communs pour chaque nerf sont ceux-ci :
1° chacun naît par deux filets, un antérieur, l'autre
postérieur, filets que sépare le ligament dentelé;
2° chaque filet a un certain nombre de racines
premières qui le composent par leur réunion; 3° les
deux filets correspondans parcourent un certain
trajet dans le canal en se rapprochant; 4° à leur
sortie se trouve un ganglion dont nous indiquerons
la disposition.

---

(1) *Voyez*, quant aux fonctions du nerf auditif, ce que nous
avons dit précédemment du nerf trijumeau. (*Note ajoutée.*)

I. NERFS DE L'ORIGINE DE LA MOELLE VERTÉBRALE.

Ces nerfs sont remarquables, et par le mode de leur naissance, qui diffère essentiellement du mode de naissance de ceux du reste de la moelle vertébrale; et par leur distribution, qui est aussi très-différente de la leur. L'origine de la moelle, qui a en haut une limite précise dans la rainure qui la sépare de la protubérance, et qui, de plus, est distincte du reste de la moelle par le bulbe ou renflement considérable qu'elle présente, dégénère en bas d'une manière insensible en ce prolongement médullaire, en sorte que dans ce sens elle n'a aucune borne déterminée. C'est donc moins la démarcation précise de cette origine, que les deux considérations précédentes, savoir, le mode de naissance et celui de distribution; qui m'engage à considérer, dans un article séparé, les nerfs glosso-pharyngien, vague, hypoglosse, spinal et sous-occipital, et à les isoler des cervicaux. Quant à leur séparation d'avec ceux de la protubérance cérébrale, elle est tranchée sous tous les rapports (1).

§ Ier. *Nerf glosso-pharyngien.*

Ce nerf tire son origine de la partie supérieure et

---

(1) Cette séparation n'est pas aussi tranchée qu'elle le semble au premier coup d'œil, puisque nous avons vu que quelques-uns des nerfs qui semblent naître de la protubérance cérébrale ont en réalité une origine plus profonde.   (*Note ajoutée.*)

latérale de la moelle vertébrale, entre le facial et le vague, mais plus près de ce dernier, sous le prolongement qui de la moelle va se rendre au prolongement cérébelleux correspondant, et dans le sillon qui le sépare de l'éminence olivaire qui est en devant (1). Cette origine, qui est composée de deux, trois ou quatre racines plus ou moins distinctes les unes des autres, est ordinairement séparée de celle du nerf vague par une petite artère ou une petite veine, ou par l'une et l'autre à la fois; quelquefois il n'existe aucun intermédiaire; souvent, entre elles et le nerf facial, il s'engage un petit prolongement de la circonférence du cervelet, très-saillant en cet endroit. Quoi qu'il en soit, le cordon qui en naît, supérieur et antérieur à celui du nerf vague, se dirige directement en dehors vers un canal fibreux isolé, que lui forme la dure-mère dans le trou déchiré postérieur, et où il n'a aucune connexion avec le nerf vague; à la sortie de ce canal il se trouve isolé de ce nerf par la veine jugulaire interne. Andersech et Huber ont décrit en cet endroit un et même deux ganglions que je n'ai jamais rencontrés. Dirigé en bas et en devant, il passe sur la carotide interne et sous le stylo-pharyngien, puis entre ce dernier et le stylo-glosse, dont il suit la direction jusqu'à la partie postérieure et inférieure de la langue, où il se termine près l'insertion de l'hyo-glosse.

_____

(1) Le nerf glosso-pharyngien tire son origine de la bandelette médullaire de Charles Bell, au-dessous du facial. (*Voyez* précédemment pag. 220 et tome IV. pag. 4.) (*Note ajoutée.*)

Dans ce trajet, de nombreux rameaux s'échappent du tronc du glosso-pharyngien. 1°. Presque immédiatement à sa sortie, il communique avec le rameau stylo-hyoïdien du facial et avec le nerf vague. 2°. Au niveau de la carotide cérébrale, deux filets s'en échappent, descendent le long de cette artère, et se divisent bientôt en plusieurs filamens, dont la plupart s'unissent au rameau pharyngien du nerf vague, et dont d'autres le croisent sans s'anastomoser avec lui ; tous continuent à descendre sur le tronc de l'artère avec les filamens venant de ce rameau, filamens qui s'unissent, ainsi qu'eux, à d'autres venant du ganglion cervical supérieur, et vont concourir à la formation des nerfs cardiaques. 3°. Un ou deux filets sont fournis au muscle stylo-pharyngien. 4°. Deux *rameaux pharyngiens*, le plus souvent isolés, ayant quelquefois une origine commune au niveau de la partie inférieure de l'apophyse styloïde, ou un peu plus bas, se portent en dedans et en arrière ; l'un est très-considérable, et le plus remarquable de ceux du nerf glosso-pharyngien. Ils donnent plusieurs filets aux constricteurs supérieur et moyen du pharynx, et à la membrane de cette cavité ; un très-marqué à l'amygdale ; un ou deux au stylo-pharyngien, qui ne reçoit pas ceux indiqués plus haut lorsque ceux-ci sont très-marqués ; deux ou trois à la partie latérale postérieure et superficielle de la langue. 5°. Au-dessous de ces deux rameaux, quelques filets s'échappent encore du tronc, et s'unissant à ceux qui partent de ces mêmes rameaux, vont au pharynx, et forment avec eux un entrelacement qui répand une foule de ramifications

sur les diverses divisions de la carotide externe.
. Parvenu à la base de la langue, le glosso-pharyngien s'engage sous le stylo-glosse, en dedans de
l'hyo-glosse, et se divise là, 1° en filets *supérieurs*,
qui se portent aussi en dedans aux fibres du lingual,
à l'endroit où elles s'unissent à celle du glosso-sta-
phylin, et surtout aux nombreux follicules muqueux
de cette partie; 2° en filets *inférieurs*, qui descendent
à l'hyo-glosse, à la membrane muqueuse qui, de la
base de la langue, se porte à l'épiglotte; et dont un
ou deux paraissent aller, en formant des anses ré-
trogrades, dans le tissu cellulaire antérieur à ce cartilage, ou peut-être s'anastomoser avec ceux du laryngé; 3° enfin en filets *moyens* qui s'enfoncent dans
les fibres charnues de la langue sous l'hyo-glosse, remontent ensuite vers la surface de cet organe, où
elles se terminent principalement dans les follicules
muqueux multipliés qui se trouvent en cet endroit,
en laissant très-peu de filets dans les fibres charnues elles-mêmes. En général, ces fibres ne reçoivent presque rien du glosso-pharyngien, dont les
divisions deviennent superficielles, et se comportent
en arrière comme se comportent en devant celles du
rameau lingual du nerf maxillaire inférieur; mais on
ne saurait douter que quelques-unes n'en reçoivent
en effet des filets, quoiqu'un anatomiste ait soutenu
le contraire.

§ II. *Du Nerf vague.*

Il naît immédiatement au-dessous du glosso-pharyngien, sur la saillie de la moelle vertébrale qui

monte au prolongement cérébelleux de la protubérance, près la rainure qui sépare cette saillie de l'é-
minence olivaire. Cette origine se fait par une rangée
de filets situés les uns au-dessus des autres, suivant
une ligne droite; quelquefois cette rangée, qui a
un peu moins d'un demi-pouce, est double en quelques points; mais le plus souvent elle est simple.
Aucun de ces filets ne se prolonge jusqu'au ventricule du cervelet, quoi qu'en aient dit certains auteurs (1). Quoi qu'il en soit, ils se réunissent en six,
huit ou dix filets plus considérables, qui, toujours
placés les uns sous les autres, forment un cordon
large, aplati et mince, dans lequel ils ne communiquent point ensemble, et qui, entouré de l'arachnoïde qui l'empêche d'être situé dans le crâne, se
dirige en dehors et en avant, et gagne le canal de la
dure-mère qui lui est destiné; celui-ci, inférieur à
celui du glosso-pharyngien, en est séparé par une
cloison fibreuse très-sensible. Les filets restent encore un peu distincts dans ce conduit; mais à sa

(1) Le nerf vague, ou pneumo-gastrique, ou nerf de la dixième
paire, tire son origine, au-dessous du nerf glosso-pharyngien, de
la bandelette médullaire décrite par Ch. Bell (*voy.* pag. 220),
bandelette située entre le corps olivaire et le corps restiforme :
par conséquent c'est un des nerfs nommés par cet anatomiste
nerfs respiratoires (*voy.* tom. IV pag. 4). Quelques-uns de ces
filets d'origine paraissent réunis quelquefois par des stries médullaires transversales qu'on voit sur le quatrième ventricule, et
plusieurs des filets inférieurs communiquent aussi avec l'extrémité
inférieure de l'éminence olivaire. M. Meckel affirme de la manière la plus positive l'existence de cette communication niée
par Bichat et par M. Gall.   (*Note ajoutée.*)

sortie ils se réunissent en un seul cordon arrondi,
en prenant la disposition plexiforme commune à
tous les nerfs : quelquefois cette disposition est apparente sans dissection, dans l'espace d'un pouce;
d'autres fois ce nerf formant tout de suite un cordon
uni, on ne la distingue pas. Dans le premier cas, il
est un peu renflé dans cette partie supérieure, où il
offre une couleur grisâtre, ce qui a fait admettre un
ganglion par Vieussens, etc. Toujours il se trouve, à
sa sortie du crâne, intimement uni aux nerfs hypoglosse, spinal et glosso-pharyngien, par un tissu
cellulaire dense, nullement graisseux, difficile à en
isoler, qui a beaucoup d'analogie par sa structure
avec les tissus sous-artériel, sous-muqueux, sous-
excréteur, etc., et qui embrasse aussi les filets ascendans du ganglion cervical supérieur. Placé d'abord
au-devant de l'hypo-glosse, le nerf vague lui devient
bientôt postérieur; il l'abandonne au-dessus de l'a-
pophyse transverse de l'atlas, pour descendre au-
devant des muscles droit antérieur et long du cou,
en dehors et un peu au-dessous de la carotide primitive. Un tissu cellulaire lâche, assez résistant
cependant, jamais graisseux, différent du tissu inter-musculaire, l'unit à cette artère, à la veine jugulaire, et un peu au cordon qui descend du ganglion
cervical, quoique cependant cette dernière connexion soit moins sensible que les deux autres. Ce
tissu est moins dense que celui qui se remarque autour de ce nerf à sa sortie du crâne.

A la partie inférieure du cou, le tronc du nerf
vague passe à droite devant l'artère sous-clavière, à
gauche devant la crosse aortique, se dirige en ar-

rière, en pénétrant dans la poitrine, où il augmente
sensiblement de volume, passe à la partie postérieure des bronches, entre elles et la plèvre, et les
abandonne bientôt pour se coller à l'œsophage sous
la forme d'un cordon mince : celui du côté gauche
est sensiblement plus antérieur que celui qui vient
du nerf droit. Tous deux, arrivés au bas de l'œsophage, passent avec lui par l'ouverture du diaphragme, et se comportent sur l'estomac comme
nous le dirons bientôt.

Les divisions du nerf vague peuvent être considérées dans le cou, dans la poitrine, et dans l'abdomen.

A. *Rameaux cervicaux du nerf vague.*

En traversant son canal fibreux, le nerf vague
communique avec le spinal une ou deux fois. A sa
sortie, il envoie un filet qui s'unit à un autre venant du glosso-pharyngien. Cette union forme souvent une petite anse, de la convexité de laquelle
s'échappent divers filamens qui se répandent dans
les parties voisines. Il communique aussi avec
l'hypoglosse, et avec des filets du ganglion cervical
supérieur.

1°. *Rameau pharyngien.* Au-dessous, et quelquefois, comme je l'ai dit, au-dessus du filet de communication avec le glosso-pharyngien, naît ce rameau pharyngien, qui reçoit le plus souvent un filet
du spinal à son origine, laquelle paraît ainsi double.
Ce rameau descend obliquement en dedans, croise
la carotide, à laquelle il est comme collé, donne à
son niveau un filet qui s'unit à un semblable du

glosso-pharyngien, et forme avec lui une espèce d'anse nerveuse analogue à la précédente, s'approche du pharynx, grossit un peu en arrivant au niveau de la partie supérieure du constricteur moyen, sans présenter, comme on l'a dit, un ganglion. Là, il s'épanouit en plusieurs filets, qui forment le plexus *pharyngien*, plexus très-remarquable et bien représenté par Scarpa. Les filamens de ce plexus sont accrus par d'autres du ganglion cervical supérieur, du rameau laryngé, et surtout du glosso-pharyngien. Sa structure est difficile à déterminer : comme dans les autres plexus, les filamens nerveux y sont flexueux, grisâtres, irrégulièrement assemblés, et communiquent fréquemment. Après ces communications, les uns montent au constricteur supérieur; les autres, en plus grand nombre, restent au moyen; un ou deux se portent en bas, et descendent d'abord sur la carotide cérébrale, puis sur la primitive, en s'y unissant à d'autres nerfs.

2°. *Rameau laryngé supérieur*. Il naît au-dessus du précédent, séparé de lui par un intervalle variable. Plus gros, plus arrondi, plus sensiblement blanchâtre, il passe derrière la carotide interne, descend au côté externe du ganglion cervical supérieur, se dirige en avant et en dedans, se recourbe à l'extrémité de ce ganglion, en formant une anse très-sensible, puis se divise bientôt en deux rameaux secondaires, dont l'un va dans le larynx et l'autre se porte au dehors de cette cavité. Dans ce trajet, il ne fournit que quelques ramuscules pour son union avec le ganglion cervical et l'hypoglosse, et pour concourir au plexus indiqué plus haut.

Le rameau *laryngé externe* se porte en bas et en dedans, envoie des ramifications dans le constricteur inférieur, d'autres dans le crico-thyroïdien, et parmi celles-ci dans le larynx même, entre les cartilages thyroïde et cricoïde. La plupart de ces ramifications passent dans l'écartement des fibres charnues; d'autres se répandent sur la partie externe de ces muscles et de la glande thyroïde; elles sont difficiles à suivre dans l'intérieur de cette dernière.

3°. Le rameau *laryngé interne* se dirige entre l'os hyoïde et le cartilage thyroïde, passe dans une ouverture de la membrane qui les unit, et s'épanouit tout de suite en trois ou quatre ramifications. Toutes les supérieures se portent dans l'espace qu'il y a entre cette membrane et l'épiglotte, s'anastomosent quelquefois sur la ligne médiane avec les opposées, et se distribuent à la membrane du pharynx, à la glande épiglottique et à l'épiglotte. Dans cette dernière, ils ont une disposition que les auteurs n'ont point indiquée. Plusieurs des trous dont ce fibro-cartilage est percé reçoivent un filet qu'on ne peut suivre au-delà, mais qu'on voit manifestement s'y engager. La ramification inférieure, plus considérable que les précédentes, s'engage derrière le cartilage thyroïde, dans l'espace triangulaire qui le sépare du cricoïde, y donne plusieurs filets très-sensibles qui vont à la glande arythénoïde, à la membrane des ventricules et au thyro-arythénoïdien, puis, se détournant en arrière, va donner à la membrane du pharynx, aux crico-arythénoïdiens latéraux et postérieurs, aux arythénoïdiens, et communique avec le rameau laryngé inférieur.

Après le rameau laryngé supérieur, le nerf vague descend quelque temps le long du cou, sans en fournir d'autres. Quelquefois, mais rarement, un ou deux filamens se jettent sur la carotide, et s'y perdent ; le plus souvent un filet va s'anastomoser avec celui que l'anse de l'hypoglosse fournit aux muscles sterno-hyoïdien et sterno-thyroïdien.

4°. *Rameaux cardiaques.* Toujours le tronc du côté droit donne, à un pouce et demi ou environ au-dessous de l'origine de la carotide de son côté, un rameau qui descend obliquement, se colle à cette artère, descend ensuite au-devant de l'artère innominée, puis sur l'aorte, et se perd dans les filets du ganglion cervical inférieur qui vont au-devant du cœur. Au-dessous de ce rameau, qui est constant, un autre et quelquefois deux, moins considérables et très-variables, partent avec la même destination du nerf vague droit. Le tronc du côté gauche fournit aussi un rameau constant qui descend le long de la carotide gauche, se colle à la crosse aortique, et se jette de même dans les nerfs qui viennent du ganglion cervical supérieur, pour aller au cœur. Quelquefois il y a deux ou trois filets inférieurs à celuici, qui vont aussi du nerf vague gauche au cœur ; mais le plus souvent ils manquent. A droite ils sont plus constans.

5°. *Rameau laryngé inférieur* (nerf récurrent). Ce rameau, qui naît dans la poitrine, mais dont la distribution appartient spécialement au cou, est un peu différent à droite et à gauche. Je vais l'examiner dans le premier sens ; puis j'indiquerai ses différences du côté gauche. Le rameau laryngé inférieur droit naît à angle aigu au-dessous de l'artère sous-clavière, se recourbe aussitôt et l'embrasse en forme d'anse, puis se porte en dedans, caché par la carotide et par la thyroïdienne inférieure, se colle aux parties latérales de la trachée-artère, et remonte dans le sillon qui la sépare de l'œsophage, jusqu'au larynx où il se termine.

Dans ce trajet, 1° il donne, de la convexité de son anse, deux ou trois filets *cardiaques* qui vont s'unir à ceux venant du ganglion cervical inférieur, et aux deux ou trois qui partent plus supérieurement du nerf vague. Cette union forme un entrelacement remarquable entre la sous-clavière et la trachée-artère. 2°. Au-dessus de ces filets, à leur niveau, ou même très-souvent par des origines communes, naissent les filets *pulmonaires*, dont plusieurs viennent de l'entrelacement indiqué plus haut : il y en a un plus sensible que les autres. Ces filets descendent d'abord sur le devant de la trachée-artère, puis se jettent sur les artères pulmonaires, qu'ils accompagnent dans leur distribution au poumon droit, où on ne les suit que difficilement : plusieurs des filamens qui s'en échappent vont augmenter les filets cardiaques. En montant le long de la trachée-artère, le rameau laryngé inférieur fournit 3° des filets *œsophagiens*, qui s'anastomosent dans ce conduit avec ceux du côté opposé, et avec des ganglions cervicaux ; 4° des filets *thyroïdiens*, qui se répandent en très-petit nombre sur la partie inférieure de la thyroïde, sans qu'on les y voie pénétrer d'une manière sensible ; 5° des filets *trachéens*, dont les uns pénètrent la membrane postérieure de la trachée, s'arrêtent en partie dans les glandes muqueuses, et vont en partie à la membrane interne; les autres pénètrent dans ce conduit, sur ses bords latéraux, et entre les extrémités des anneaux fibro-cartilagineux, pour se rendre aussi à la membrane interne. J'ai suivi souvent ceux-ci, qui sont en nombre variable.

. Arrivé à la partie inférieure du larynx, le rameau qui nous occupe s'engage sous le bord du constricteur inférieur, après lui avoir donné quelques filets, se partage souvent, en cet endroit, en deux ou trois filets principaux, qui se subdivisent ensuite, et dont quelques subdivisions vont à la surface muqueuse du pharynx qui tapisse la partie postérieure du larynx, tandis que le plus grand nombre, se portant à ce dernier, donnent d'abord aux crico-arythénoïdiens postérieurs et à l'arythénoïdien, puis en s'engageant sous le cartilage thyroïde, aux crico-arythénoïdiens latéraux et aux thyro-arythénoïdiens. Plusieurs s'anastomosent avec ceux du laryngé supérieur.

Le rameau laryngé inférieur gauche naît dans la poitrine beaucoup plus bas que le droit, se recourbe comme lui, mais par une anse plus considérable et qui embrasse la crosse aortique. Ses filets cardiaques et pulmonaires appartiennent surtout à la partie postérieure du cœur et de l'artère pulmonaire, ceux du rameau droit se distribuant en devant. Nous reviendrons, au reste, sur ces filets en traitant des plexus cardiaques.

B. *Rameaux pectoraux du nerf vague.*

Après avoir fourni dans la poitrine le rameau laryngé inférieur, le nerf vague se porte en arrière, comme je l'ai dit, et passant derrière les bronches, se jette sur l'œsophage pour pénétrer dans l'abdomen. Les rameaux qu'il fournit dans ce trajet sont supérieurs, correspondans ou inférieurs aux bronches.

Les premiers naissent au niveau de la partie inférieure de la trachée; les derniers au niveau de l'œsophage.

a. *Rameaux trachéens inférieurs.* Ils naissent au niveau de la partie inférieure de la trachée, et sont de deux ordres : 1° les uns, antérieurs, au nombre de trois ou quatre, passent au-devant de ce conduit, descendent sur les anneaux fibro-cartilagineux, se divisent en un grand nombre de filets qui s'unissent à ceux venant de l'anse du rameau laryngé inférieur et du ganglion cervical inférieur, et forment avec eux le plexus pulmonaire. Plusieurs se jettent directement sur l'artère pulmonaire et sur la partie antérieure des bronches, dont ils accompagnent la distribution. 2°. Les autres, postérieurs, aussi au nombre de trois ou quatre, se portent derrière la trachée, et se subdivisent en filets nombreux, dont les uns vont à la membrane postérieure de ce conduit, et ensuite à la muqueuse, ou bien s'arrêtent aux glandes de cette dernière; les autres se jettent sur la partie correspondante de l'œsophage, quelques-uns descendent au plexus pulmonaire.

b. *Rameaux bronchiques.* Derrière les bronches, et un peu avant d'y arriver, le nerf vague grossit sensiblement; ce qui dépend de ce que les filets dont son cordon est composé sont moins serrés

qu'en haut les uns contre les autres. Bientôt plusieurs s'écartent des autres, puis s'y réunissent et
forment ainsi plusieurs aréoles, que remplissent du
tissu cellulaire ou des vaisseaux; disposition très-
propre à donner, sans préparation, une idée de la
structure intérieure des nerfs. Cet état plexiforme
n'a donc rien de particulier; il est le même dans
tout le trajet du nerf, où seulement, les filets étant
serrés les uns contre les autres, il n'est pas apparent : il ne suppose aucune addition de substance.
De cet endroit partent plusieurs rameaux qui communiquent fréquemment ensemble derrière les
bronches, et forment là un plexus très-marqué,
qu'on nomme *pulmonaire*, où viennent se rendre
des filets du ganglion cervical inférieur, et d'où
naissent une infinité de filets qui suivent la distribution des bronches, en se divisant à l'infini, et
s'anastomosant ensemble. Ces filets me paraissent
presque tous destinés à la membrane et aux glandes
muqueuses du poumon, et non au tissu de cet organe. En effet, à mesure qu'ils avancent sur les
bronches, on les voit percer successivement la membrane postérieure de ces conduits, pour aller à la
surface muqueuse, en se comportant exactement
comme les filets postérieurs des rameaux précédens
le font à l'égard de la trachée-artère. Ils sont presque
épuisés vers les dernières ramifications bronchiques
qu'on peut suivre. Aucun ne va sensiblement à la
substance pulmonaire. Ils ne se jettent qu'en petit
nombre des bronches sur les artères ou sur les veines du poumon.

   c. *Rameaux œsophagiens*. Après avoir fourni les

plexus pulmonaires, les nerfs vagues forment deux cordons qui descendent le long de l'œsophage, l'un en arrière, l'autre en devant : le premier appartient au nerf du côté droit, le second à celui du côté gauche.

Du côté droit, en fournissant les filets du plexus pulmonaire, et après les avoir fournis, le nerf vague se divise en quatre ou cinq rameaux considérables, qui descendent sur les parties latérales et un peu postérieures de l'œsophage. D'abord très-écartés les uns des autres, puis sensiblement rapprochés, ces rameaux communiquent souvent ensemble, se réunissent enfin, et forment un cordon unique qui descend sur le côté de l'œsophage et derrière lui jusqu'à l'ouverture du diaphragme, qu'il traverse. Ce cordon est le tronc même du nerf vague, qui, avant sa formation, est représenté par ces quatre ou cinq rameaux qui l'ont divisé, outre le plexus pulmonaire. La formation de ce cordon a, sous ce rapport, de l'analogie avec celle du nerf grand splanchnique venant des ganglions pectoraux.

Du côté gauche, deux ou trois rameaux continuent également le nerf vague au-dessous du plexus pulmonaire, et le long de l'œsophage. Réunis ensuite, ces rameaux forment un cordon unique, qui se porte antérieurement sur ce conduit, avec lequel il traverse l'ouverture diaphragmatique.

Il résulte de cette disposition, qu'à gauche comme à droite, les troncs des nerfs vagues offrant un seul cordon en haut de la poitrine, se divisent au milieu en plusieurs rameaux, et se réunissent de nouveau chacun en un seul inférieurement.

Ces deux troncs communiquent souvent ensemble

sur l'œsophage, et voici comment : 1°. Plusieurs filets partent successivement du nerf vague droit,
d'abord dans l'endroit où il résulte de plusieurs rameaux isolés, ensuite en bas, où il forme un cordon
unique. Ces filets se portent obliquement en bas, et
à gauche principalement, au-devant de l'œsophage,
et vont au tronc du côté opposé, dont ils augmentent la grosseur. 2o. D'autres filets naissant de même
du nerf vague gauche, et se portant en bas et à
droite, principalement derrière l'œsophage, vont se
jeter dans le nerf de ce côté, en sorte que ces communications représentent comme des espèces de
diagonales antérieures et postérieures, qui se croisent par leur direction, entre les troncs qui descendent le long des côtés de l'œsophage.

Outre ces filets, un grand nombre d'autres, également obliques, s'arrêtent en devant et en arrière dans
la substance même de l'œsophage, et communiquent
fréquemment ensemble; plusieurs venant surtout
du nerf gauche, se répandent sur l'artère aorte : je
n'en ai point suivi sur la veine azygos.

Au reste, toutes ces distributions, celles surtout
qui ont lieu sur l'œsophage, présentent de singuliè-
res variétés : à peine deux sujets offrent-ils la même
disposition. De là des variétés extrêmes dans les descriptions des auteurs qui ont écrit d'après leurs observations cadavériques; car ceux qui copient sont
toujours conformes à leurs originaux. En général,
les communications postérieures sont plus fréquentes sur l'œsophage que les antérieures; mais le contraire a lieu quelquefois.

C. *Rameaux abdominaux du nerf vague.*

Les deux troncs des nerfs vagues se comportent différemment dans l'abdomen.

1°. Celui du côté droit entre dans cette cavité à la partie latérale et postérieure de l'œsophage. Bientôt il se divise en différens ordres de filets qui représentent d'abord un plexus très-marqué sur l'orifice supérieur de l'estomac, et se distribuent ensuite, les uns à l'estomac, les autres aux parties voisines.

Les filets *stomachiques* appartiennent d'abord à la partie postérieure du pylore, où ils font suite aux filets œsophagiens nés dans la poitrine, puis à la face postérieure de l'estomac, où, très-sensibles, très-rapprochés et subjacens à la surface séreuse près la petite courbure, ils vont en divergeant se rendre à la grande; ils pénètrent, à mesure qu'ils descendent, l'épaisseur des fibres charnues, et cessent par là d'être superficiels. Plusieurs, au lieu de se répandre ainsi dans l'estomac, suivent la petite courbure elle-même, derrière l'artère coronaire stomachique, communiquent avec les filets du nerf du côté gauche, et vont au-delà du pylore se perdre dans les parties voisines.

Les filets qui ne vont point à l'estomac sont postérieurs à ceux-ci; les uns se portent à l'artère hépatique, à la gastro-épiploïque, au ganglion cœliaque droit, au pancréas, au duodénum, sur la veine porte, à la vésicule du fiel et au foie, en s'entrelaçant avec les nombreux filets des ganglions cœliaques; les autres, plus sensibles et réunis souvent en un rameau unique, gros et court, vont au plexus cœliaque, et contribuent, comme nous le dirons, à de nombreuses divisions, conjointement avec les filets des ganglions voisins.

2_0. Le tronc du nerf vague du côté gauche pénètre dans la poitrine au-devant de l'œsophage. Il se divise tout de suite sur le pylore en plusieurs filets, qui, placés d'abord superficiellement sous la membrane séreuse, se portent à droite le long de la petite courbure au-devant de la coronaire stomachique qui les sépare des précédens. En avançant ainsi, ils laissent successivement des filets secondaires sur la face antérieure de l'estomac. Ces filets descendent obliquement, d'abord superficiels, puis engagés dans les fibres charnues qui les cachent au-delà du tiers de cette face, laquelle reçoit presque exclusivement ses nerfs de ce tronc, l'autre face les recevant du tronc droit. Arrivés au pylore, les filets qui restent se répandent en partie au-devant de cet orifice, y communiquent avec ceux qu'il reçoit du tronc précédent, puis; se portant au-delà, suivent l'artère pylorique, et vont gagner le foie en s'unissant aux nerfs du plexus hépatique.

Au reste, l'ensemble de ces distributions nerveuses, et leur union avec les nerfs des ganglions voisins, seront plus particulièrement exposés en traitant de ceux-ci (1).

_____

(1) Les nombreuses ramifications du nerf vague et leurs fréquentes communications lui ont fait donner, par quelques auteurs, le nom de *moyen sympathique*. Celui de *pneumo-gastrique*, par

§ III. *Nerf spinal.*

L'origine de ce nerf varie beaucoup : ordinairement c'est vis-à-vis la quatrième, quelquefois vis-à-vis la sixème et même septième, rarement vis-à-vis la seconde ou première vertèbre cervicale, qu'on commence à l'apercevoir. Très-mince à cette origine, il naît par une petite pointe sur le côté de la moelle, entre deux nerfs cervicaux qui le bornent en haut et en bas, ou entre les deux divisions antérieure et postérieure d'un même nerf. Quelquefois celui d'un côté est plus long que l'autre; parfois aussi leur volume est inégal. Quoi qu'il en soit, chacun montant latéralement entre le ligament dentelé et les racines postérieures des nerfs cervicaux correspondans, grossit successivement par l'addition des filets qui naissent les uns au-dessus des autres par deux ou trois racines chacun, et qui, se portant obliquement en haut et en dehors, entrent bientôt dans le cordon du nerf pour en faire partie (1). Ces filets sont d'au-

lequel on le désigne plus généralement aujourd'hui, indique les appareils organiques sur lesquels s'exerce son influence. Ch. Bell se fondant, ainsi que nous l'avons dit, sur une considération anatomique, le regarde comme un nerf *respiratoire;* et les expériences de MM. Dupuytren, Provençal, Legallois, Magendie, Wilson et Breschet, ont en effet constaté, contre l'opinion de Bichat, que la section de ce nerf détermine un trouble notable dans les mouvemens respiratoires, et par suite la cessation de l'hématose. M. Breschet a aussi constaté, avec MM. Milne-Edwards et Vavasseur, que la section du pneumo-gastrique produit la paralysie des fibres musculaires de l'estomac.

(1) Les filets d'origine du nerf spinal sont fixés exclusivement,

tant moins obliques qu'ils sont plus supérieurs ; le dernier naît très-près du nerf vague, et au-dessous du trou occipital, par lequel passe le tronc du nerf qui, avant d'entrer dans le crâne, a communiqué quelquefois avec le nerf sous-occipital. Quoi qu'il en soit, ce tronc, se portant de plus en plus en dehors et en haut, gagne l'orifice qui reçoit le nerf vague, et se trouve là au-dessous de ce dernier; il pénètre avec lui dans le canal qui le reçoit, et où quelquefois une lame fibreuse l'en sépare d'abord, tandis que souvent ce n'est, comme je l'ai observé, qu'un

---

suivant Ch. Bell sur la bandelette médullaire latérale qui sert également d'insertion au pneumo-gastrique, au facial et aux autres nerfs *respiratoires ;* et en effet si l'on examine sa distribution, on voit qu'elle est tout-à-fait analogue à celle de ces nerfs, qu'il envoie des filets anastomotiques aux nerfs de la langue, du pharynx, du larynx, que toutes ses branches se rendent aux muscles sterno-mastoïdien et trapèze, sans fournir aucune ramification à d'autres muscles ni à la peau. L'opinion de Ch. Bell, qui lui a donné le nom de *nerf respiratoire supérieur du tronc,* paraît fondée ; mais l'insertion de ce nerf sur une bandelette latérale distincte des faisceaux antérieur et postérieur de la moelle épinière n'est pas encore bien constante, puisque l'existence de cette bandelette au-delà du bulbe rachidien n'est pas encore admise par tous les anatomistes. Bellingeri, qui admet, comme Ch. Bell, cette disposition anatomique, pense aussi que le nerf spinal a une part active dans les mouvemens respiratoires; mais il établit entre les deux portions de ce nerf une distinction qui lui paraît devoir résulter de sa distribution : il croit que sa branche interne, celle qu'il fournit avant de pénétrer dans le muscle sterno-mastoïdien, a rapport exclusivement à des fonctions instinctives et involontaires, tandis que toute la partie externe du nerf préside uniquement au mouvement et non au sentiment. (*Note ajoutée.*)

repli de l'arachnoïde qui leur est intermédiaire. Il occupe la partie postérieure de ce canal, communique vers son orifice inférieur avec le nerf vague, auquel il est de plus tellement adhérent qu'on les prendrait pour un tronc unique.

Au sortir du canal, le nerf spinal s'écarte du nerf vague, s'unit intimement à l'hypoglosse par un tissu cellulaire dense, l'abandonne, et se porte derrière la jugulaire interne, descend, pendant un certain trajet, le long de cette veine, puis se jette en dehors sous le sterno-mastoïdien. Arrivé au tiers supérieur de ce muscle, il traverse sa partie postérieure, devient un peu superficiel, puis, s'engageant bientôt sous le trapèze, descend sur la face antérieure de ce muscle, et s'y perd.

Dans ce trajet, le nerf spinal ne fournit pas un grand nombre de rameaux.

1°. *Rameau accessoire du nerf vague.* Il est le plus considérable de tous. Je l'appelle ainsi, parce qu'il concourt spécialement à ce dernier nerf. Peut-être les anciens anatomistes voulaient-ils le désigner par ce nom donné à la totalité du spinal. Sœmmering l'a bien décrit; il offre beaucoup de variétés. Né dans le canal fibreux de la dure-mère, ou immédiatement au-dessous, il donne d'abord un ou deux filets qui descendent et vont, réunis à un plus considérable du nerf vague, former le rameau pharyngien de ce nerf, se porte ensuite en bas et derrière lui, et s'y trouve uni par un tissu cellulaire très-dense, qui semble souvent n'en faire qu'un seul faisceau. Arrivé au-dessous de l'origine du rameau laryngé, il se divise en plusieurs filets, qui s'unissent intimement

à ceux qui composent le tronc du nerf vague, lequel
présente en cet endroit une disposition plexiforme
très-sensible pour recevoir ces filets. Ce rameau paraît donc évidemment destiné à grossir ce dernier
nerf, et lui appartient par son trajet, tandis qu'il dépend du spinal par son origine. Souvent il lui est
tellement uni, qu'on a bien de la peine à les distinguer; je ne lui ai jamais vu donner, comme on a dit,
un filet à l'hypoglosse.

Depuis ce rameau jusqu'au sterno-mastoïdien, le
nerf spinal ne fournit aucun rameau.

2°. *Rameaux sterno-mastoïdiens.* En traversant le
sterno-mastoïdien, deux ou trois rameaux de longueur différente se perdent tout de suite dans la
substance de ce muscle, après avoir communiqué
avec les rameaux du plexus cervical : un, et quelquefois deux rameaux, nés au-dessous de lui, et quelquefois dans son épaisseur même, complétement
étrangers au muscle, sont ensuite exclusivement
destinés à ces communications, qui appartiennent
surtout aux second, troisième et quatrième nerfs
cervicaux.

Parvenu à la face antérieure du trapèze, le nerf
spinal y descend, et y répand des rameaux internes
et externes qui l'épuisent peu à peu : il est spécialement destiné à la portion supérieure de ce muscle.

§ IV. *Nerf hypoglosse.*

Ce nerf, antérieur par son origine au glosso-pharyngien et au vague, naît du sillon qui sépare les
éminences pyramidales et olivaires, et même un peu

au-dessous de celles-ci, par dix ou douze filets très-minces, placés les uns au-dessus des autres sur une ligne droite. Ces filets commencent chacun par une ou deux petites racines; placés au-devant de l'artère vertébrale, ils se portent en dehors, en convergeant les uns vers les autres, et en se recourbant un peu sur cette artère. Arrivés vis-à-vis le trou condyloïdien postérieur, ils se ramassent en un seul, quelquefois en deux, et même en trois faisceaux, qui percent alors séparément la dure-mère, contenus chacun dans des canaux particuliers, qui se réunissent en un canal commun dans le trou condyloïdien, et qui restent quelquefois isolés presque jusqu'à son orifice externe. Dans le premier cas, c'est dans le trou; dans le second, c'est hors du crâne que les filets deviennent un tronc commun.

Aussitôt après sa sortie, ce tronc est uni par un tissu cellulaire dense au nerf vague, et placé plus en dehors que lui; mais bientôt il s'en sépare pour se porter obliquement en avant et en bas, et devenir toujours plus superficiel à mesure qu'il avance. Placé d'abord sur la carotide interne, sur l'externe, et sur le ganglion cervical supérieur, recouvert par le stylo-hyoïdien, par la moitié postérieure du digastrique, et par l'artère occipitale, il paraît bientôt entre les branches de la veine jugulaire interne. Dans cet endroit, il change de direction, et se recourbe en avant et en haut, en formant une anse très-remarquable au-dessous du tendon du digastrique : mais il se divise auparavant en deux branches; l'une cervicale descendante, l'autre hypoglosse proprement dite.

· Ce nerf fournit d'abord, dans ce trajet, un rameau qui en part peu après qu'il est sorti du crâne, et qui, se portant en arrière, va communiquer avec l'anse que forment le premier nerf cervical et le sous-occipital au-devant de la première vertèbre; puis il communique quelquefois par un ou deux filets avec le nerf vague pendant qu'il lui est uni.

A. Branche cervicale descendante.

C'est dans l'endroit où le nerf se recourbe que naît de sa convexité cette branche, qui est très-considérable. Elle descend presque perpendiculairement sur le cou, placée le long de la veine jugulaire interne, parvient jusqu'au milieu de cette région, et là, se contournant en dehors, s'anastomose, par une arcade considérable, avec une autre branche semblable, formée par deux rameaux des deux premiers nerfs cervicaux. L'endroit de la réunion est ordinairement remarquable par un petit plexus plus ou moins compliqué, et qui le plus souvent est tel, que le rameau venant directement du premier nerf cervical va s'unir immédiatement à la branche cervicale descendante; tandis que celui du second, collé à celui-ci, et ne faisant qu'un seul tronc avec lui, s'en écarte au niveau de l'anse, et va s'anastomoser au-dessous avec un rameau dont nous allons parler, venant de cette branche cervicale, et allant aux sterno-hyoïdien et thyroïdien. Un petit espace, traversé par diverses communications nerveuses, est circonscrit par cette double anastomose. Dans la plus grande partie de son trajet, la branche cervicale des-

cendante ne fournit aucun rameau; mais un peu avant
de former l'anse nerveuse, elle en donne antérieurement deux, qui, d'abord écartés l'un de l'autre, convergent et se réunissent bientôt en un seul, lequel,
dirigé en avant, s'engage sous l'omoplat-hyoïdien et
s'y divise en deux filets secondaires, dont l'un se
porte sur la face interne de ce muscle et s'y subdivise; l'autre traverse cette face et gagne le sterno-
hyoïdien; auquel il se distribue de même. A l'endroit
où va naître sa convexité, la branche cervicale descendante donne un rameau assez considérable, qui
forme l'anastomose indiquée plus haut. Les filets
naissant du petit plexus auquel elle concourt, peuvent se distinguer en internes, moyens et externes.
1°. Les filets *internes*, au nombre de deux, s'engagent au-dessous de l'omoplat-hyoïdien, et se portent
sur la surface interne du sterno-thyroïdien, où ils
se perdent en se subdivisant en deux ordres de filets
secondaires, dont les uns appartiennent à la partie
de ce muscle correspondante à la thyroïde; les autres
à sa partie inférieure, placée derrière le sternum,
et un peu à la portion voisine du sterno-hyoïdien.
2°. Les filets *moyens* sont ordinairement au nombre
de deux; quelquefois, et même assez souvent, il n'y
en a qu'un, qui se porte sur la face inférieure de
l'omoplat-hyoïdien, et s'y termine en descendant sur
ce muscle jusque près de l'épaule. 3°. Les filets *ex-*
ternes sont au nombre de deux ou trois, fort minces,
et souvent difficiles à découvrir. Ils descendent
obliquement en dehors de la carotide, et vont s'a-
nastomoser avec les troisième et quatrième nerfs
cervicaux.

B. *Branche hypoglosse proprement dite.*

Cette branche est vraiment la continuation du tronc qui, après avoir donné la cervicale descendante, se recourbe, comme je l'ai dit, puis s'engage entre les mylo-hyoïdien et hyo-glosse, et se plonge, avec l'artère linguale, dont le sépare ce dernier, dans l'épaisseur de la langue, pour se terminer dans cet organe. Dans ce trajet, cette branche fournit peu de rameaux jusqu'à sa terminaison. Avant de se recourber pour s'engager sous le mylo-hyoïdien, elle donne un petit filet descendant au muscle thyro-hyoïdien.

Parvenue entre le mylo-hyoïdien et l'hyo-glosse, elle augmente sensiblement de volume par le plus d'écartement des filets qui entrent dans sa texture; puis elle en donne un grand nombre qui en partent en rayonnant. 1$_o$. Les uns vont se rendre au constricteur supérieur du pharynx et au stylo-pharyngien : ces filets sont en petit nombre. 2°. Les autres, supérieurs, très-sensibles quoique très-ténus, au nombre de cinq ou six, remontent sur la face externe de l'hyo-glosse, la recouvrent de diverses anastomoses qui ont lieu des uns aux autres, et vont tous s'unir à des filets du rameau lingual de la branche maxillaire supérieure qui côtoie le bord supérieur de ce muscle. 3°. Enfin, d'autres filets inférieurs vont au génio-hyoïdien, à la portion antérieure du génio-glosse et au mylo-hyoïdien.

Après cela, la branche hypoglosse s'enfonce sur les côtés du génio-glosse, pénètre l'épaisseur de ce muscle, distribue d'abord des filets dans sa partie postérieure, puis côtoyant son insertion dans les fibres charnues de la langue, elle lui donne successivement, ainsi qu'à ses fibres charnues, d'autres filets, jusque près la pointe de l'organe, sans cependant se distribuer sensiblement aux papilles, quoi qu'en aient dit certains auteurs (1). Dans ce trajet, au milieu de la langue, le nerf hypo-glosse est très-près de son semblable, et presque sur la ligne médiane.

§ V. *Nerf sous-occipital.*

Ce nerf, conforme en partie par sa distribution aux nerfs cervicaux, en diffère en partie, parce que, 1° il est beaucoup plus petit; 2° souvent sa racine postérieure manque, et quand elle existe, elle n'est pas sur la même ligne que les racines correspondantes de ces nerfs; 3° ses rameaux antérieurs sont moins volumineux que les postérieurs, ce qui est l'inverse de ces derniers; 4° sa distribution est bien moins étendue; 5° il ne concourt que très-peu au plexus cervical, que les nerfs cervicaux suivans forment essentiellement : toutes ces raisons m'engagent à l'en isoler, comme a fait Winslow.

Ce nerf naît des parties latérale et supérieure

---

(1) La distribution des rameaux du nerf hypoglosse prouve qu'il est exclusivement destiné au mouvement; aussi naît-il du cordon antérieur de la moelle, comme les racines antérieures des nerfs rachidiens, qui ont le même usage.

(*Note ajoutée*).

de la moelle, au-dessous de son renflement supérieur. En devant, sept à huit filets réunis en deux ou trois faisceaux, deux ou trois filets seulement en arrière, forment ses deux origines que sépare le ligament dentelé (1), qui vient attacher au niveau de l'occipital sa première dentelure, et quelquefois le nerf spinal qui, le plus souvent, comme je l'ai vu, après avoir remonté entre les deux origines des nerfs inférieurs à celui-ci, passe ici derrière la postérieure, et communique par un filet avec l'antérieure chez quelques sujets. Quoi qu'il en soit, ces deux racines se portent en convergeant vers le canal fibreux de la dure-mère qui transmet au dedans l'artère vertébrale; elles traversent ce canal en sens inverse de ce vaisseau, toujours collées à lui par un tissu cellulaire dense, mais offrant avec lui un rapport très-variable, et qui, plus que celui des nerfs moteurs oculaires communs, aurait pu se prêter à des explications mécaniques. Au sortir de ce canal, on observe un petit renflement nerveux grisâtre, qui a à peu près la disposition que nous indiquerons pour les autres nerfs cervicaux, mais qui est infiniment moins sensible. Les deux faisceaux d'origine, réunis ensuite, forment un tronc unique logé dans la gouttière postérieure à l'apophyse articulaire de l'axis, au côté interne de l'artère vertébrale auquel il est collé, et d'où s'échappent bientôt deux branches, l'une antérieure, l'autre postérieure.

_____

(1) *Voyez* la note de page 144.

A. *Branche antérieure.*

Elle est la plus petite; au sortir du tronc, elle se porte d'arrière en avant le long de l'apophyse arti- culaire de l'axis, entre elle et le droit latéral, vient paraître antérieurement entre ce dernier et le petit droit, change alors de direction, descend au-devant de l'apophyse transverse, et l'embrasse par une espèce d'arcade que complète sa réunion avec un rameau du plexus cervical.

Dans ce trajet, on ne voit naître que des filets ténus qui, examinés de haut en bas, vont, 1° au droit latéral et au petit droit antérieur de la tête 2° au grand droit; 3° au ganglion cervical supérieur, au nombre de deux ou trois; 4° aux nerfs vague et hypoglosse. Quelques-uns, plus ténus encore que les autres, se joignent-ils à l'artère vertébrale? je n'ai rien pu voir de semblable, quoi qu'on en ait dit.

B. *Branche postérieure.*

Plus grosse que la précédente, elle se porte en arrière et en haut, dans le tissu cellulaire graisseux qui remplit l'espace triangulaire borné par les grand et petit obliques et grand droit postérieur de la tête, où elle se divise, après un court trajet, et d'une manière qui varie, en : 1° *rameau occipital interne*, qui se porte transversalement en dedans, entre le grand complexus et le grand droit postérieur, aux- quels il distribue ses filets, ainsi qu'au petit droit postérieur; 2° *rameau occipital externe*, qui se porte en dehors, gagne le petit oblique et s'y perd ; 3° *rameau cervical*, qui descend vers la partie moyenne du bord supérieur du grand oblique, et se divise en un grand nombre de filets, dont la plupart se perdent dans l'épaisseur de ce muscle, tandis que deux d'entre eux, plus ou moins sensibles, souvent très-ténus, vont, l'un en traversant le muscle, l'autre en passant derrière, s'anastomoser avec la branche postérieure du premier nerf cervical.

Au lieu de ces trois rameaux principaux, six, ou même sept, partent quelquefois en même temps de cette branche postérieure ; c'est même cette division qu'indique Sabatier : alors le trajet est le même, et les mêmes muscles reçoivent le même nombre de filets, qui seulement se séparent tout de suite de leurs rameaux : ce n'est qu'une variété de forme.

II. NERFS CERVICAUX DE LA MOELLE VERTÉBRALE.

Ces nerfs sont au nombre de sept : le premier sort entre l'atlas et l'axis ; le dernier, entre la dernière vertèbre cervicale et la première dorsale. Chacun naît, par deux ordres de racines, des parties latérales de la moelle (1).

Les racines antérieures sont les plus petites ; elles naissent successivement les unes au-dessous des autres, sur une ligne droite qu'une rainure n'indique point comme la ligne d'origine des racines postérieures. Chacune naît ordinairement de la

---

(1) *Voyez* la note de la page 144.

moelle, par deux filets que fournissent sept à huit filamens isolés à l'endroit même de l'origine, mais réunis tout de suite pour les former. Quelquefois ces filamens s'assemblent en trois filets. Quel que soit leur nombre à chaque racine, ils vont en augmentant de grosseur de haut en bas.

Les racines postérieures, bien plus considérables que les précédentes, naissent successivement dans une rainure assez sensible, par un nombre variable de filets. J'en ai compté ordinairement trois ou quatre pour la première, six ou sept pour les seconde, troisième et quatrième, huit ou neuf pour les suivantes. J'ai aussi observé très-souvent, entre deux racines correspondantes, un filet moyen qui, se bifurquant après un court trajet, allait d'une part à la racine supérieure, de l'autre à l'inférieure, et se trouvait par là commun aux deux. Chacun des filets d'une racine naît par plusieurs filamens, moins distincts à cette origine que ceux des filets des racines antérieures; tous grossissent d'autant plus qu'ils deviennent plus inférieurs, et convergent les uns vers les autres dans chaque racine, qui par là est comme triangulaire.

Ces deux racines, séparées d'abord par le ligament dentelé, et en haut par le nerf spinal, se rapprochent bientôt en avançant vers leur orifice commun. Leur trajet est d'autant plus oblique et d'autant plus long dans le canal, qu'elles sont plus inférieures, de manière que la sortie de la première est vis-à-vis son origine, tandis que les suivantes sortent successivement plus au-dessous du niveau de l'endroit d'où elles naissent. Il y a, entre l'origine et l'issue de la dernière, l'intervalle de la hauteur d'une vertèbre.

Arrivées à l'orifice du canal fibreux de la dure-mère, qui doit les transmettre au dehors, ces deux racines se joignent l'une à l'autre, et entrent dans ce canal, où une cloison mince les sépare et forme, pour ainsi dire, deux conduits.

Après un court trajet, les filets qui composent la racine postérieure se réunissent pour former un renflement considérable, d'une couleur grisâtre, d'une densité assez grande, d'une forme ovalaire, d'une nature inconnue, mais d'un aspect extrêmement analogue à celui des ganglions de la vie organique. Le canal s'évase pour loger ce renflement, auquel sont étrangers les filets de la racine antérieure. Ceux-ci viennent se réunir au cordon qui émane de ce renflement (1), et forment avec lui un tronc proportionné par son volume à celui des deux racines qui lui ont donné naissance. Ce tronc compose, à proprement parler, le nerf; il ne parcourt qu'un petit trajet, et se divise tout de suite en deux branches, l'une antérieure, l'autre postérieure.

---

(1) Cette réunion n'est qu'un simple accollement, au milieu duquel, comme l'a reconnu M. Bouvier, il y a échange de quelques filets de l'une et l'autre racines, de telle sorte que les deux branches dans lesquelles le nerf se divise ensuite contiennent des filets sensoriaux et des filets moteurs, puisqu'ils communiquent avec les cordons antérieur et postérieur de la moelle.

(*Note ajoutée.*)

§ Ier. *Premier Nerf cervical.*

Il sort très en arrière, entre l'atlas et l'axis, et se partage tout de suite en deux branches, dont la postérieure est la plus considérable : ce qui est l'inverse des nerfs suivans.

1°. *Branche postérieure.* Elle s'engage tout de suite sous le bord inférieur du grand oblique; vient paraître entre lui et le grand complexus, se recourbe aussitôt de bas en haut sur le premier, qu'elle embrasse en manière d'anse, remonte sur la face antérieure du second, en se portant sensiblement en dedans, le traverse vers son extrémité supérieure, devient sous-cutané, et se perd dans la région occipitale.

Dans ce trajet, 1° cette branche communique d'abord, au niveau du grand-oblique auquel elle donne un filet, en haut avec le nerf sous-occipital, en bas avec la branche postérieure du second nerf cervical. 2°. A l'endroit où elle se recourbe, plusieurs filets s'en échappent; les uns descendent au-devant du grand complexus, les autres, passant sous son bord interne, se recourbent sur sa face postérieure, y répandent en partie leurs filets, qu'ils jettent en partie sur le petit complexus et sur la face correspondante du splénius, dont l'un d'eux traverse quelquefois l'épaisseur pour se rendre à la portion contiguë du sterno-mastoïdien. 3°. Au-devant de la partie supérieure du grand complexus, plusieurs filets partent de cette branche, remontent comme elle, se perdent dans le muscle, ou le percent isolément, et deviennent cutanés. 4°. Enfin au niveau de la partie postérieure de la tête, un nombre variable de rameaux *occipitaux* terminent cette branche, se répandent sur la partie moyenne et postérieure de la tête et sur le muscle occipital ; ils remontent jusqu'au voisinage de la terminaison des rameaux frontaux de la branche ophthalmique, avec les filets desquels ils s'anastomosent quelquefois.

2°. *Branche antérieure.* Elle se contourne, aussitôt après s'être séparée de la précédente, sur les côtés de l'articulation de l'atlas avec l'axis, passe entre leurs apophyses transverses, couverte par les angulaire, splénius et premier inter-transversaire, et se divise tout de suite en 1° *rameaux supérieurs*, dont l'un va communiquer avec le nerf sous-occipital, et former au-devant de l'apophyse transverse de l'atlas l'anse indiquée plus haut ; l'autre envoie plusieurs filets au ganglion cervical supérieur ; 2° *rameaux inférieurs*, au nombre d'un et quelquefois de deux, qui envoient d'abord un ou deux filets au grand droit antérieur, puis vont s'unir à la branche antérieure du deuxième nerf cervical, par deux ou trois anastomoses, et rarement par une seule, pour former le plexus cervical.

§ II. *Second Nerf cervical.*

Il sort entre l'axis et la troisième vertèbre cervicale, et se divise tout de suite en deux branches : la postérieure est de moitié moindre que l'antérieure.

1°. *Branche postérieure.* Elle contourne, aussitôt après s'être séparée, l'articulation de l'axis avec la troisième vertèbre, à la synoviale de laquelle elle est contiguë, descend un peu d'abord, puis remontant tout de suite en faisant une anse, se place sur la face antérieure du grand complexus, au-dessous de la précédente, dont elle croise les rameaux qui vont au bas de ce muscle, remonte un peu sur cette face, perce ce muscle et le trapèze, et devient sous-cutanée vers le haut du cou.

Dans ce trajet, 1° elle fournit le filet de communication avec le nerf précédent; 2o elle donne un rameau assez considérable, passant entre les apophyses articulaire et transverse de la troisième vertèbre, sous le bord du complexus, pour aller distribuer plusieurs filets qui parcourent souvent un trajet assez long, dans le petit complexus et dans les muscles voisins; 3° quelques filets se distribuent au grand complexus, tandis que la branche lui correspond; 4° enfin les rameaux qui terminent cette branche sont en nombre variable, et appartiennent aux tégumens des parties supérieure du cou, postérieure et inférieure de la tête.

2°. *Branche antérieure.* Elle se porte en devant et en dehors, couverte par les splénius et angulaire, donne un filet au ganglion cervical supérieur, communique en haut et en bas avec les deux branches antérieures adjacentes, et se jette dans le plexus cervical.

§ III. *Troisième Nerf cervical.*

1°. *Branche postérieure.* Elle est plus petite que dans le nerf précédent, se porte, comme dans ce

nerf, le long de l'apophyse articulaire, dans une espèce de gouttière qui s'y trouve; puis s'engageant
entre les insertions du grand complexus et du transversaire épineux, descend quelque temps entre ces
deux muscles, y distribue divers filets; puis perçant
les muscles postérieurs du cou, devient sous-cutanée et se perd bientôt. Dans ce trajet, cette branche
fournit un filet de communication pour le deuxième
nerf cervical, puis elle donne un rameau externe
souvent unique, mais que composent quelquefois
trois ou quatre filets, tout de suite isolés quoique
contigus, lesquels se portent à la partie inférieure
du petit complexus, au transversaire, et même quelquefois à l'angulaire.

2° *Branche antérieure.* Elle se porte d'abord en
dehors, puis se contourne en devant sur le tubercule antérieur de la quatrième vertèbre, communique avec un filet du ganglion cervical, et avec les
deux branches antérieures des deux nerfs cervicaux
entre lesquels elle est située, et se jette dans le
plexus cervical.

§ IV. *Plexus cervical.*

Il résulte de la réunion des branches antérieures
des premier, deuxième et troisième nerfs cervicaux,
qui, à leur sortie, communiquent d'abord avec les
filets du ganglion cervical, puis se réunissent ensemble, de manière que chacune fournit deux rameaux qui forment deux arcades avec les rameaux
correspondans des deux branches qui lui sont, l'une
supérieure, l'autre inférieure; de ces arcades nais-

sent des rameaux qui s'anastomosent de nouveau
plus en dehors. En général, il n'y a guère plus de
deux anastomoses; mais elles ont des variétés extrêmes, en sorte qu'il est presque impossible d'assigner avec certitude la disposition de ce plexus. Il
communique en haut avec le nerf sous-occipital, par
un rameau appartenant au premier nerf cervical,
en bas avec le plexus brachial, par le rameau le plus
inférieur du troisième de ces nerfs. Il y a entre ces
deux plexus, formés l'un et l'autre par les nerfs cervicaux, un intervalle assez sensible qui les distingue, et que parcourt la branche indiquée; d'ailleurs,
en soulevant le sterno-mastoïdien, la position du
plexus cervical le rend tout de suite apparent, tandis que le plexus brachial reste encore caché à son
origine par le scalène antérieur. C'est au bord postérieur du sterno-mastoïdien que répond le premier, au niveau des deuxième, troisième, et surtout
quatrième vertèbres cervicales. Il est au-devant du
scalène postérieur, au côté externe du nerf vague,
de la carotide et de la jugulaire. Plongé dans beaucoup de tissu cellulaire, entrelacé de vaisseaux, il
est environné de beaucoup de glandes lymphatiques,
qui le masquent souvent, et qui occupent même
l'intervalle des espèces d'aréoles qu'il forme, surtout
des externes. Ce plexus fournit d'abord quelques
filets de communication avec ceux des rameaux des
ganglions cervicaux, s'anastomose avec le nerf spinal par un ou plusieurs filets, et en donne aussi un
ou deux aux muscles sur lesquels il est couché; puis
on le voit fournir diverses branches très-remarquables, qui, par leur situation, peuvent être divisées

en descendantes internes, descendantes externes, ascendantes et cervicales superficielles.

A. *Branches cervicales descendantes internes.*

Il y en a deux : la cervicale descendante et la phrénique.

1°. *Branche cervicale descendante.* Elle naît du plexus par deux filets très-distincts, qui viennent évidemment des branches antérieures des premier et deuxième nerfs cervicaux, parcourent un certain trajet en restant isolés, convergent l'un vers l'autre, puis se réunissent en un seul cordon qui se porte en dedans et va au milieu du cou s'anastomoser avec la branche correspondante du nerf hypoglosse, de la manière que nous l'avons dit.

2°. *Branche phrénique.* Elle naît au-dessous de la précédente et à la fin du plexus cervical. Le plus gros des filets qui la fournit part évidemment de la branche antérieure du troisième nerf cervical; un petit filet du deuxième vient aussi le plus souvent se joindre à celui-ci pour la former; quelquefois elle en reçoit un de la branche précédente ou des nerfs qui la fournissent. Toujours le plexus brachial concourt aussi à son origine par deux ou trois filets, qui s'y joignent à la partie inférieure du cou, souvent même seulement dans la poitrine, et qui n'ont rien de constant par rapport aux nerfs cervicaux dont ils émanent précisément.

Quel que soit le mode de son origine, la branche phrénique descend au-devant de la partie latérale du cou, entre les muscles grand droit antérieur et scalène antérieur, puis sur le bord antérieur de ce dernier. Arrivée à la poitrine, cette branche y pénètre entre l'artère sous-clavière qui est en arrière, et la veine du même nom qui est en devant, se porte en dedans et en avant dans le médiastin, passe au-devant des gros vaisseaux pulmonaires, se colle au péricarde, sur lequel elle est très-apparente en ouvrant la poitrine, est recouverte à son niveau par la lame de la plèvre qui le tapisse, et va se jeter dans le diaphragme.

La branche phrénique droite, plus antérieure et plus perpendiculaire, se divise, avant d'arriver à ce muscle, en plusieurs rameaux qu'unissent des filets de communication, et qui s'écartent en divergeant les uns des autres : on en compte six ou sept. Ils fournissent d'abord des filets à la face convexe du diaphragme. Après cela, les internes, collés à la veine cave, se portent à la partie inférieure de ce muscle par l'ouverture qu'elle traverse, se répandent sur cette partie, et s'anastomosent avec les filets du ganglion cœliaque. Les autres rameaux, plus longs que ceux-ci, dirigés, en divergeant, en avant, en arrière et en devant, percent la partie antérieure du centre phrénique, ne donnent rien à cette aponévrose, suivent le même trajet que les artères et les veines, et vont se répandre au loin dans l'épaisseur du muscle et à sa surface concave, d'où plusieurs s'échappent pour communiquer avec les filets des ganglions cœliaques, et contribuer à la formation des plexus de ces parties.

La branche phrénique gauche, plus postérieure que la précédente, plus longue aussi, parce qu'elle se contourne sur la pointe du cœur, donne d'abord des filets à la surface convexe du diaphragme, et perce son épaisseur par divers rameaux, dont plusieurs se rapprochent de l'œsophage, et dont les autres s'en écartent. Parmi ceux-ci, les uns restent à sa surface concave, les autres se portent au-delà et vont se joindre aux filets du ganglion cœliaque de ce côté. Souvent, de l'un et l'autre côtés, ces filets de communication présentent des renflemens sensibles. Plusieurs auteurs ont même décrit des ganglions à ces nerfs, mais rien n'est plus variable que cette disposition.

Dans ce trajet, 1° les branches phréniques donnent des filets au muscle droit antérieur, au scalène, et même au thymus, selon certains auteurs : on trouve difficilement ceux-ci. 2°. A la partie inférieure du cou, chacune communique avec les filets du ganglion cervical inférieur correspondant, et même quelquefois du supérieur, soit qu'elle reçoive de ces filets, soit qu'elle leur en fournisse ; ce qui varie. 3°. Elles ne donnent rien au péricarde ni au poumon, quoique cependant certains auteurs aient pensé le contraire. •

B. *Branches cervicales descendantes externes.*

La manière dont elles partent du plexus varie beaucoup ; tantôt il y en a trois ou quatre, tantôt deux : ces variétés ne font rien à leur distribution, qui reste toujours la même : elles ne dépendent que de ce que les rameaux se séparent plus ou moins vite. Les principales viennent du troisième nerf

cervical, le deuxième en fournit aussi constamment.
On voit également un filet du quatrième venir se
joindre à elles ou à leurs rameaux. Quelle que soit
la manière dont elles s'échappent, leur trajet est
très-court, presque nul, et on en voit naître tout
de suite beaucoup de rameaux que leur position
sert à faire distinguer en sus-claviculaires, sus-acromiens, sous-claviculaires et cervicaux profonds. Ces
rameaux naissent, avec beaucoup de variétés, de
ces branches elles-mêmes très-variables; mais leur
terminaison est constante.

1°. *Rameaux sus-claviculaires.* Le plus ordinairement l'un descend le long du bord externe du
sterno-mastoïdien, ou un peu au-delà, traverse superficiellement le milieu de la clavicule, se répand
sur le grand pectoral, la peau, et va jusqu'aux ma-
melles. Un autre, et quelquefois deux se dirigent
plus en dehors, gagnent le bord externe du grand
pectoral, descendent entre lui et le deltoïde, dans
la direction de la veine qui se trouve en cet endroit,
et se répandent superficiellement sur ces deux
muscles. Entre ces rameaux principaux, d'autres
plus petits vont se distribuer sur la poitrine.

2°. *Rameaux sus-acromiens.* Ils se dirigent le
long du bord supérieur du trapèze, plus ou moins
écartés de lui, donnent à ce muscle différens filets
communiquant avec le nerf spinal qu'il reçoit; puis
gagnent la partie supérieure de l'acromion s'y divisent en une foule de filets subdivisés ensuite à mesure qu'ils s'avancent sur le deltoïde, dont ils recouvrent la partie externe et un peu postérieure.

3°. *Rameaux sous-claviculaires.* Ils descendent

profondément, et en nombre variable, dans l'espace triangulaire compris entre le trapèze, le sterno-mastoïdien et la clavicule, se portent au-dessous de celle-ci, et vont se distribuer dans l'aisselle, à l'extrémité de l'omoplat-hyoïdien, au sous-scapulaire, à la portion supérieure du grand dentelé : quelquefois ils communiquent avec le spinal.

4°. *Rameaux cervicaux profonds.* Ils sont dépendans des précédens, mais plus profondément situés le long du cou. Assez ordinairement, il y en a un principal qui descend le long du muscle angulaire. Il se répand en partie dans son épaisseur, et se distribue en partie aux muscles voisins : les autres moins marqués ne sont souvent que des filets de celui-ci.

C. *Branches cervicales ascendantes.*

Il y en a deux principales , l'une postérieure, l'autre antérieure; la première est plus petite que la seconde. L'une est mastoïdienne, l'autre auriculaire. Toutes deux paraissent spécialement provenir du second nerf cervical.

1°. *Branche mastoïdienne.* Elle monte le long du bord postérieur du sterno-mastoïdien, se porte entre les tégumens et le splénius ; puis, arrivée derrière l'apophyse mastoïde, se divise en plusieurs filets qui se distribuent aux tégumens de la partie latérale et postérieure de la tête , à la face interne du pavillon de l'oreille , et au muscle occipital , en communiquant avec le rameau auriculaire du facial, et avec ceux de la branche postérieure du second nerf cervical.

2°. *Branche auriculaire.* Elle est très-considérable, presque double de la précédente,. se porte d'abord un peu en dehors à sa sortie du.plexus, mais se recourbe bientôt sur le bord postérieur du. sterno-mastoïdien, en formant une espèce d'anse qui l'embrasse alors, traverse obliquement, en montant, la partie supérieure de la face externe de ce muscle, gagne son bord antérieur, et se divise au niveau de l'angle maxillaire, en 1o *rameaux auriculaires antérieurs,* qui se portent sur la glande parotide, se répandent sur sa, surface externe, y laissent de nombreux filets, parmi lesquels un va communiquer avec le nerf facial dans l'épaisseur de cette glande, puis remontent sur la partie inférieure de l'oreille, et s'y partagent en plusieurs filets, dont les uns se répandent sur la face interne, les autres sur l'externe du pavillon ; tandis que d'autres, plus sensibles, se contournent sur sa circonférence ;. 2°. *rameaux auriculaires postérieurs,* qui remontent, au nombre d'un ou de deux, le long du bord antérieur du sterno-mastoïdien, puis sur l'apophyse mastoïde, et se divisent en filets antérieurs qui se répandent sur la face interne du pavillon, très-près du temporal, sur le haut de la portion cartilagineuse du conduit auditif, et en filets postérieurs qui se répandent aux environs de l'apophyse mastoïde, où ils deviennent cutanés, et où ils communiquent avec ceux de la branche mastoïdienne.

D. *Branches cervicales moyennes.*

Elles sont ordinairement au nombre de deux, dont l'une est plus considérable ; quelquefois on n'en rencontre qu'une seule : souvent un tronc commun leur donne naissance, et se divise tout de suite pour les former ; chez certains sujets, elles naissent avec la branche auriculaire. Quoi qu'il en soit, elles partent de la partie moyenne du plexus, et paraissent spécialement venir du second nerf cervical. Après un court trajet, on les voit se réfléchir, comme l'auriculaire et au-dessous d'elle, sur le bord postérieur du sterno-mastoïdien, se porter sur la face externe de ce muscle, régner entr'elle et le peaucier, et se diviser en un nombre plus ou moins considérable de rameaux et de filets, dont les uns, *ascendans*, vont s'anastomoser avec les filets de la branche inférieure du nerf facial ; les autres, *transverses* et même *descendans*, parcourent un trajet plus ou moins marqué, se prolongent jusqu'e près de la ligne médiane, et se terminent soit au peaucier, soit à la peau du cou.

§ V. *Des quatrième, cinquième, sixième et septième Nerfs cervicaux.*

Ces quatre nerfs ont une distribution qui permet de les considérer sous un même point de vue ; divisés en deux branches en sortant du canal fibreux de la dure-mère, ils présentent dans chacune la disposition suivante.

1°. *Branches postérieures.* Elles sont remarquables par leur grande ténuité, qui les distingue des branches postérieures des trois et surtout des deux premiers nerfs cervicaux. Toutes quatre se portent en arrière, entre le transversaire épineux et le grand complexus, parcourent un trajet oblique de haut en bas entre ces deux muscles, leur donnent différens filets ; puis perçant le splénius et le trapèze, auxquels elles en laissent aussi, deviennent sous-cutanées : on les perd presque tout de suite de vue sous la peau.

2°. *Branches antérieures.* Elles sortent au-devant du scalène postérieur, et communiquent toutes ensemble, en s'envoyant réciproqueme un rameau. Celle du quatrième nerf communique avec celle du troisième, et celle du septième avec celle du premier dorsal. Chacune envoie ensuite un filet à ceux des ganglions cervicaux. Celle du quatrième nerf en fournit un pour la branche phrénique, comme nous l'avons dit. Divers filets vont au scalène antérieur, d'autres au postérieur et aux muscles voisins ; puis ces quatre branches, que leur grosseur rend extrêmement remarquables, surtout en les comparant aux branches postérieures, vont se réunir ensemble, comme nous allons le dire, pour former le plexus brachial.

§ VI. *Plexus brachial.*

Il résulte d'abord, comme nous l'avons dit, des branches antérieures des quatre derniers nerfs cervicaux. De plus, la branche antérieure du premier nerf dorsal remonte de la poitrine, et se joint à elle pour sa formation. Il a une étendue considérable; large à son origine, il se rétrécit à son milieu, et s'élargit de nouveau à sa terminaison. Il est formé de la manière suivante : 1° les deux branches des quatrième et cinquième nerfs cervicaux s'unissent à leur sortie, et après un court trajet, en un tronc commun qui descend obliquement en dehors. 2°. Le septième nerf cervical et le premier dorsal donnent aussi lieu, par leur réunion, à un tronc unique qui se dirige presque horizontalement. 3°. Entre ces deux troncs communs s'avance la branche antérieure du sixième nerf cervical, qui existe isolément jusqu'au niveau de la première côte, où elle se réunit à eux. Dans cette réunion, chacun emprunte et reçoit des rameaux, sans qu'on puisse exactement en assigner le mode. Quoi qu'il en soit, il en résulte un faisceau aplati qui descend entre le muscle sous-clavier et la portion supérieure du muscle grand dentelé, et qui, s'élargissant de nouveau, se divise en un certain nombre de branches qui se portent au bras, comme nous le dirons.

Dans ce trajet, le plexus brachial a les rapports suivants : il est d'abord situé, à son origine, entre les scalènes, dont l'antérieur cache, surtout en bas, cette origine qui reste presque à découvert en haut. Ensuite on le voit dans le tissu cellulaire abondant qui est au-dessous de la clavicule. Il est placé, plus bas, entre le sous-clavier et la première côte, puis sur la portion supérieure du grand dentelé; enfin, il occupe la partie supérieure du creux de l'aisselle. Quant à son rapport avec l'artère et la veine axillaires, la veine est en devant, l'artère au milieu, et le plexus en arrière, jusqu'au creux de l'aisselle, où les principales branches qui émanent du plexus entourent l'artère en lui formant une espèce de gaîne, tandis que la veine se partage en diverses divisions. Le plexus brachial communique avec les filets des ganglions cervicaux. Il fournit aussi un ou deux filets qui descendent perpendiculairement et vont au bas du cou, ou plus souvent dans la poitrine, se joindre, comme j'ai dit, à la branche diaphragmatique. Ensuite il donne des branches thoraciques, des sus-scapulaires et des sous-scapulaires, et se termine enfin par les nerfs brachiaux.

A. *Branches thoraciques.*

Il y en a deux : l'une antérieure, l'autre postérieure.

1°. *Branche thoracique antérieure.* Elle vient de la partie antérieure du plexus, et paraît être spécialement fournie par le sixième nerf cervical. Elle descend pendant un certain trajet; puis, sur le plus grand nombre des sujets, elle se divise en deux ordres de rameaux : les uns se contournent en bas et en arrière sur l'artère axillaire, et vont se réunir de nouveau au plexus, en embrassant le devant de cette artère (ces rameaux manquent quelquefois); les autres, qui sont constans, se portent en bas et en devant : parvenus au grand pectoral, ils se divisent en deux ordres, dont l'un gagne la surface interne de ce muscle, et s'y répand par divers filets, tandis que l'autre s'engage sous le petit pectoral, et répand ses divisions sur sa face interne.

Dans plusieurs sujets, un rameau part isolément du plexus brachial, et, passant sous l'artère axillaire, va se distribuer au muscle petit pectoral, lequel reçoit alors moins de filets de la branche précédente.

2°. *Branche thoracique postérieure.* Pour bien distinguer son origine, il faut couper le plexus, le renverser en dedans, et soulever le scalène antérieur; on la voit naître alors par deux rameaux, l'un supérieur, venant du quatrième nerf cervical, l'autre inférieur, né du cinquième : j'ai vu souvent un troisième filet partir aussi du sixième pour sa formation. Le premier fournit, à son origine, un filet secondaire, qui se porte en arrière dans les muscles latéraux du cou. Ces deux ou trois filets d'origine s'étant ensuite réunis, forment cette branche qui descend, collée aux parties latérales de la poitrine, sur le grand dentelé, sans fournir aucun filet : parvenue vers le tiers inférieur de ce muscle, elle se divise en deux ou trois rameaux, qui se subdivisent ensuite en un grand nombre de filets pour toute là portion de ses fibres qui viennent en convergeant s'attacher à l'angle de l'omoplate.

B. *Branche sus-scapulaire.*

Elle est unique. Née de la partie postérieure et supérieure du plexus, et provenant surtout du quatrième nerf cervical, elle se porte obliquement en arrière, vers la base de l'apophyse coracoïde, s'engage sous le ligament qui complète l'échancrure qui s'y trouve ; traverse obliquement l'extrémité de la fosse sus-épineuse, recouverte par le muscle de même nom, descend par l'échancrure qui se trouve sous la base de l'acromion, pénètre dans la fosse sous-épineuse, et se divise en y arrivant en trois ou quatre rameaux principaux, qui descendent d'abord, en s'écartant, sur la face interne du muscle sous-épineux; puis se subdivisant en filets, pénètrent ce muscle, et s'y terminent, ainsi que dans le petit rond.

Dans ce trajet, cette branche donne d'abord un filet *sous-scapulaire*, qui se jette dans la partie supérieure du muscle de même nom, et qui manque dans certains sujets; puis deux ou trois filets *sus-épineux*, qui s'engagent, par la face inférieure du muscle de ce nom, dans son épaisseur, et s'y perdent.

C. *Branches sous-scapulaires.*

Il y a des variétés dans ces branches, par rapport à leur origine : ordinairement isolées, elles naissent quelquefois par un tronc commun ou par deux; très-souvent une ou deux viennent du nerf axillaire, ce qui fait que plusieurs auteurs les ont décrites avec ce nerf; mais il vaut mieux les considérer comme une dépendance du plexus. Il y en a trois le plus ordinairement.

1°. *Grande branche sous-scapulaire.* Elle naît de la partie postérieure du plexus, descend derrière les vaisseaux axillaires, entre le grand dentelé et la partie antérieure du sous-scapulaire, traverse la face interne du grand rond, se porte au-devant de celle du grand dorsal, et s'y perd par deux ou trois rameaux.

2°. *Petite branche sous-scapulaire.* En sortant du plexus, où elle naît en arrière, elle se jette sur la face interne du sous-scapulaire, et, après un trajet très-court, s'y perd par plusieurs rameaux. Dans certains sujets, cette branche est représentée par deux rameaux.

3°. *Branche sous-scapulaire moyenne.* Elle naît quelquefois par un tronc commun avec la glande ; plus souvent elle provient d'un autre tronc qui forme aussi le nerf axillaire ; d'autres fois elle est isolée à son origine : toujours elle descend obliquement le long du muscle sous-scapulaire, et va, par deux ou trois rameaux, se jeter dans le grand rond, où elle pénètre par sa face interne : le petit rond et même le sous-scapulaire en reçoivent aussi des rameaux.

D. *Branches brachiales.*

Ces branches, au nombre de six, se distribuent exclusivement au membre supérieur qui leur correspond. Le bras, l'avant-bras et la main en reçoivent de nombreuses ramifications. Ce sont les nerfs brachial cutané interne ; brachial cutané externe, médian, radial, cubital et axillaire. Nous indiquerons, dans la description de chacun, comment le plexus le fournit.

1°. *Nerf bracchial cutané interne.*

Ce nerf, le moins volumineux de ceux du plexus brachial, naît de sa partie interne et inférieure. Il vient ordinairement, presque exclusivement, du septième nerf cervical et du premier dorsal. Dirigé perpendiculairement en bas, sous l'aponévrose brachiale, il parvient jusqu'au tiers supérieur du bras sans se subdiviser. Il est d'abord profondément caché dans le tissu cellulaire de l'aisselle, et se trouve entre les nerfs médian et cubital dont il paraît quelquefois être une branche. Dans ce trajet, il correspond exactement à la veine basilique, laquelle est placée au-dessous, au-dessus ou à côté de lui, et fournit quelques rameaux peu considérables, qui vont se perdre dans le tissu cellulaire voisin, et dont les filets, perçant l'aponévrose, deviennent cutanés. Un de ces rameaux, plus considérable, descend vers la tubérosité humérale interne. Parvenu au tiers supérieur du bras, le tronc se divise en deux branches, l'une externe, l'autre interne.

1°. *Branche externe.* Elle perce l'aponévrose brachiale, se dirige obliquement en bas et en devant, placée au-dessus du nerf médian, dont elle suit la direction jusqu'à la partie inférieure du muscle biceps; puis elle continue son trajet en passant sur le milieu du pli du bras, parvient à l'avant-bras, placée au-devant de l'aponévrose de cette partie, se dirige dans le même sens jusqu'au poignet. Dans ce trajet, elle ne fournit point de rameaux sensibles au bras. A l'avant-bras, elle en donne un assez grand nombre, qu'on peut distinguer en radiaux et cubitaux :

a. *Rameaux radiaux*. Ils se portent obliquement en bas et en dehors, et se répandent dans les tégumens de la partie antérieure et externe de l'avant-bras, en s'anastomosant avec les rameaux correspondans du cutané externe.

b. *Rameaux cubitaux*. Dirigés en bas et en dedans, ils se portent aux tégumens de la partie interne du bras, et s'anastomosent avec les rameaux que fournit la branche interne.

Quant aux rameaux par lesquels la branche externe se termine, les uns se distribuent latéralement comme les précédens, d'autres s'étendent dans le sens de la branche jusqu'aux tégumens du poignet. L'adhérence de la peau au ligament annulaire ne permet que difficilement de pouvoir les suivre.

2°. *Branche interne*. Plus grosse que la précédente, et faisant suite au tronc, elle continue sa direction, placée sur le muscle brachial antérieur; et accompagnée par la veine basilique. Parvenue près du condyle interne de l'humérus, elle se divise en deux rameaux principaux :

a. *Rameau antérieur*. Placé plus en dehors, il se porte obliquement sur le faisceau des muscles antérieurs de l'avant-bras, et se subdivise bientôt en plusieurs filets qui naissent principalement de son côté interne, se prolongent fort loin sur la partie correspondante et même postérieure de ce membre, et se terminent à ses tégumens.

b. *Rameau postérieur*. Beaucoup plus rapproché du condyle interne, il se contourne en arrière, au-

dessous de ce condyle, se subdivise comme le précédent, se porte le long du cubitus, et se termine
par un grand nombre de filets à la partie interne et
postérieure des tégumens de l'avant-bras, et même
sur le dos de la partie interne du carpe et du métacarpe.

2°. *Nerf brachial cutané externe.*

Ce nerf, plus volumineux que le précédent, moins
gros que les autres, naît de la partie externe du
plexus. Il vient des quatrième et cinquième nerfs
cervicaux, de la manière suivante : ces deux nerfs,
isolés jusqu'à la clavicule, se réunissent alors, comme
je l'ai dit, en un seul tronc qui, faisant partie du
plexus, descend perpendiculairement jusqu'au niveau de l'attache commune des muscles biceps et
coraco-brachial. Là, il se divise en deux cordons
divergeant entre eux : l'un interne, qui souvent est
double, se dirige obliquement en bas et en dedans,
et passe au-devant de l'artère axillaire pour aller se
joindre au nerf médian, qu'il concourt en grande
partie à former : l'autre, externe, est le nerf brachial cutané externe.

Celui-ci descend obliquement en dehors, et s'engage aussitôt dans l'épaisseur du coraco-brachial, qui,
par l'écartement de ses fibres, lui offre une ouverture. Après avoir traversé ce muscle, il passe au-
dessous du biceps, descend quelque temps le long
de son bord interne, puis se rapproche du milieu
de sa surface postérieure, et parvient ainsi jusqu'à
son extrémité humérale, où il sort de dessous lui, au

niveau de son tendon et du côté externe. Il traverse alors le milieu du pli du coude, au-dessous de la veine médiane céphalique, devient superficiel, et descend tout le long de la partie antérieure de l'avant-bras, entre l'aponévrose et la peau, se rapprochant toujours davantage du bord externe, et diminuant progressivement de volume. A quelque distance du poignet, et au niveau du cubital antérieur, le nerf brachial cutané externe étant réduit à un très-petit volume, se divise en deux branches, l'une externe, l'autre interne.

Dans ce trajet, il donne plusieurs rameaux peu volumineux, mais constans. 1°. Le premier part de ce nerf au moment où il traverse le muscle coracobrachial, auquel il est destiné : il est très-mince, mais assez étendu, en sorte qu'on le suit au milieu des fibres charnues, jusqu'auprès du tendon inférieur. 2°. Sous le muscle biceps et vers son milieu, deux ou trois rameaux s'échappent, pénètrent tout de suite la surface interne de ce muscle, et s'y perdent. 3°. Plus bas, un rameau plus considérable naît du nerf qui nous occupe, se dirige en bas et en dedans, et se divise bientôt en deux filets qui se plongent dans le muscle brachial antérieur, et dont l'inférieur se prolonge entre ses fibres jusqu'à sa partie inférieure, où elles se perdent en se ramifiant. 4°. Quelquefois un rameau, variable dans son origine et son trajet, unit ce nerf avec le médian. J'ai trouvé sur un sujet une anastomose avec le brachial cutané interne ; le filet, dirigé en dedans, traversait profondément la partie antérieure de l'humérus, pour se porter ensuite superficiellement vers le tronc auquel il s'unissait.

A l'avant-bras, le brachial cutané externe fournit beaucoup de petits filets, dont aucun n'est remarquable, et qui se distribuent de l'un et l'autre côtés aux tégumens antérieurs et externes du membre, en s'anastomosant en dedans avec ceux du brachial cutané interne.

1°. *Branche externe.* Elle est la plus volumineuse : elle fournit tout de suite un rameau qui se dirige sur le dos de la main, et s'y perd plus ou moins loin sur les doigts. Elle-même se porte sur le bord externe et la face postérieure du pouce, sur l'espace qui le sépare de l'indicateur, et sur ce dernier.

2°. *Branche interne.* Plus petite que la précédente, elle se porte au-devant de l'éminence thénar, et se subdivise bientôt en une foule de filets qui la recouvrent.

Les rameaux infiniment subdivisés de ces deux branches environnent le pouce en avant, de côté et en arrière, appartiennent au dos de la main, et se distribuent à la peau, en s'étendant jusque près de l'extrémité des doigts.

III. *Nerf médian.*

Ce nerf, le plus remarquable de ceux du plexus, naît de sa partie antérieure, derrière le brachial cutané interne, entre le cutané externe et le cubital. Les sixième et septième nerfs cervicaux, réunis avec le premier dorsal, forment sa principale origine. Les quatrième et cinquième cervicaux augmentent, comme je l'ai dit, son volume par une branche qu'on a décrite comme une division du brachial cutané externe. L'artère axillaire se trouve embrassée par ces diverses branches d'origine.

Le nerf médian se dirige ensuite obliquement en bas et en dehors derrière la partie interne du biceps, côtoie l'artère brachiale, qui se trouve plus en dehors, et parvient ainsi au pli du coude, sur lequel il passe, à côté et en dedans du tendon du biceps, derrière la veine médiane : là, il s'enfonce au-dessous de l'aponévrose anti-brachiale, entre le brachial antérieur et le grand pronateur, passe entre les deux portions qui forment l'extrémité supérieure de ce dernier, et continue presque perpendiculairement son trajet à la partie antérieure et moyenne de l'avant-bras, entre les fléchisseurs digitaux superficiel et profond. Caché d'abord par le premier, il devient plus apparent en bas, et se montre à découvert entre ses tendons, s'engage comme eux au-dessous du ligament annulaire du carpe, et acquiert en cet endroit un peu plus d'épaisseur qu'auparavant ; enfin, parvenu dans la main vers les os métacarpiens, il se divise comme je le dirai.

Tant que le nerf médian répond au bras, il ne donne aucun rameau. Son volume, peu diminué le long de l'avant-bras, ne permet pas de le regarder comme divisé en branches, malgré les rameaux assez volumineux qu'il y fournit.

Rameaux musculaires supérieurs. C'est au moment où ce nerf s'engage entre le brachial antérieur et le grand pronateur, qu'il donne ses premiers rameaux. Ils sont en nombre indéterminé. La même quantité de filets existe toujours ; mais ils se trouvent assemblés en plus ou moins de faisceaux : le moins qu'il y en ait, c'est deux ; ils forment un paquet assez volumineux, et vont gagner les muscles qui s'attachent ensemble au condyle interne. Tous se perdent presque aussitôt dans ces muscles, et se prolongent plus ou moins au milieu de leurs fibres charnues, qu'ils pénètrent par leur face interne. Le grand pronateur, les grand et petit palmaires, le fléchisseur digital superficiel et le cubital interne, en reçoivent le mouvement. Quelques-uns vont aux muscles plus profonds, et spécialement au fléchisseur du pouce.

Rameaux interosseux. Un peu plus bas, le médian fournit un rameau plus considérable, qui s'en sépare à angle très-aigu. Ce rameau naît ordinairement avec un autre, avec lequel il forme d'abord un faisceau commun, et qui, s'en séparant tout de suite, se jette, comme les précédens, dans les muscles antérieurs de l'avant-bras, et spécialement au milieu du fléchisseur digital superficiel. Quelquefois j'ai vu ce dernier naître isolément. Quoi qu'il en soit, il s'enfonce aussitôt entre les muscles fléchisseurs digitaux superficiel et profond, pour aller gagner la surface antérieure du ligament interosseux, et descendre sur cette surface jusqu'au niveau du petit pronateur. Dans ce trajet, il donne, à droite et à gauche, plusieurs filets qui vont se perdre dans les muscles fléchisseur digital profond et fléchisseur du pouce ; puis il s'enfonce au-dessous du petit pronateur, auquel il donne des filets, et sort enfin par l'ouverture inférieure du ligament interosseux, pour se répandre sur le dos de la main, où il finit par divers filets qui se prolongent plus ou moins loin, et deviennent superficiels après avoir été d'abord profondément cachés. Ils s'étendent moins loin que l'artère interosseuse qu'ils accompagnent.

Quelquefois un autre rameau du nerf médian, naissant à peu près au même endroit que le précédent, suit le trajet de l'artère cubitale, et va s'anastomoser avec le nerf cubital : ce rameau manque le plus souvent.

Divers filets sont fournis par le médian dans le reste de son trajet à l'avant-bras; mais ils n'ont rien de remarquable : ils vont se perdre aux muscles voisins.

Rameau palmaire cutané. A la partie inférieure de l'avant-bras, ce nerf donne un rameau assez considérable, qui sort entre les tendons et va se porter aux tégumens de la paume de la main, dans lesquels il se perd bientôt : l'adhérence de la peau avec les parties fibreuses subjacentes en rend la dissection un peu difficile.

Le nerf médian, parvenu vers les articulations supérieures du métacarpe, se divise en cinq rameaux qui vont aux doigts. Cette division commence quelquefois par deux branches principales, qui se subdivisent ensuite, l'externe en trois, l'interne en deux rameaux; d'autres fois tous partent du même endroit. On peut les distinguer par leur nom numérique, en comptant de dehors en dedans.

Premier rameau digital. Il se dirige obliquement en dehors, et fournit aussitôt plusieurs filets qui vont gagner les muscles court abducteur, opposant et court fléchisseur du pouce. Ces filets naissent souvent par un tronc séparé en même temps que le ra-

meau, ce qui fait que plusieurs auteurs les en ont
isolés. Quoi qu'il en soit, celui-ci descend le long du
court fléchisseur, auquel il donne encore un filet,
et va sur le bord radial du pouce jusqu'à l'extrémité
de ce doigt. Un filet *postérieur*, qu'il donne au niveau de la première phalange, se détourne en arrière, et va se porter aux tégumens de la surface postérieure du pouce, dont il côtoie aussi le bord radial.

Second rameau digital. Il marche d'abord à côté
du précédent, s'en écarte ensuite, suit le bord cubital du premier os du métacarpe et du pouce,
donne quelquefois, dans ce trajet, un filet qui va
au court fléchisseur, puis en fournit constamment
d'autres *postérieurs* qui se portent à la partie postérieure du doigt; il s'anastomose ensuite avec le rameau précédent sur la pulpe du doigt.

Troisième rameau digital. Il suit d'abord la direction du premier des lombricaux, auquel il donne
un filet qui se divise en y pénétrant; puis il marche
le long du bord radial du second os métacarpien et
de l'index jusqu'à l'extrémité de celui-ci, où il s'épanouit. Un ou deux filets *postérieurs* s'en échappent
au niveau de la première phalange, côtoient un peu
le bord digital, et se perdent en arrière.

Quatrième rameau digital. Il se porte entre les
deuxième et troisième os métacarpiens, et donne
un filet au second des lombricaux. A la partie supérieure des doigts index et médius, il se divise en
deux rameaux secondaires, qui suivent les bords
cubital de l'index et radial du médius. Souvent la
division a lieu beaucoup plus tôt, et près de l'origine
du rameau principal. Chacun de ces rameaux se-

condaires donne des filets *postérieurs* au niveau des premières phalanges, filets qui, gagnant le dos des doigts, côtoient chacun le bord auquel ils correspondent, et se perdent ensuite. Quelquefois le principal filet postérieur du rameau du médius naît à l'endroit de la bifurcation, et semble former un troisième rameau secondaire.

Cinquième rameau digital. Il suit la direction primitive du nerf médian, se porte entre les troisième et quatrième os métacarpiens, donne un filet au troisième des muscles lombricaux, et se divise ensuite en deux rameaux secondaires, qui suivent les bords cubital du médius et radial de l'annulaire, et donnent chacun des filets *postérieurs*, lesquels se comportent à peu près comme ceux des rameaux précédens : leur terminaison est aussi la même.

Tous ces rameaux, parvenus chacun sur la partie antérieure de la dernière phalange, se divisent en plusieurs filets qui se perdent dans la pulpe de cette partie, et s'y anastomosent par arcade avec les rameaux opposés.

IV. *Nerf cubital.*

Ce nerf naît de la partie interne et postérieure du plexus brachial, et vient principalement du septième cervical et du premier dorsal. Il descend presque perpendiculairement le long de la partie interne du bras, et suit le brachial postérieur, auquel il est uni assez intimement par du tissu cellulaire. Près de l'articulation du coude, il s'engage entre la tubérosité interne de l'humérus et l'olécrâne, et traverse l'extrémité supérieure du cubital antérieur; puis, se dirigeant un peu obliquement en bas et en devant, il occupe dans le reste de son étendue la partie antérieure et interne de l'avant-bras, placé entre le cubital antérieur et le fléchisseur profond, plus en dedans que l'artère cubitale. Son volume diminue sensiblement à mesure qu'il avance inférieurement. Vers le quart inférieur de l'avant-bras, au-dessous du poignet, il se divise en deux branches, l'une palmaire, l'autre dorsale; mais avant cette division il donne différens rameaux, ou plutôt des filets, car leur ténuité est très-grande.

Dans son trajet le long du bras, il en fournit quelques-uns très-minces, un peu au-dessus de l'olécrâne, lesquels vont à la partie inférieure du brachial postérieur et aux tégumens correspondans; ceux qui naissent au niveau de l'avant-bras sont plus gros et plus sensibles. Depuis l'olécrâne jusqu'à la bifurcation du nerf, on en trouve ordinairement quatre, cinq et même six : le nombre est indifférent; la quantité des derniers filets nerveux est toujours la même, seulement le mode de séparation varie. Tous vont se rendre aux muscles voisins, au cubital interne, et spécialement au fléchisseur digital profond. L'un d'eux, très-ténu, assez constant, mais qui manque quelquefois cependant, se porte le long de l'artère cubitale, l'accompagne pendant un certain temps, puis se perd dans les deux fléchisseurs, près du poignet, après un trajet assez long.

1º. *Branche palmaire.* Elle est la plus considérable, ce qui, joint à sa direction, peut la faire regarder comme la continuation du nerf lui-même. Obliquement dirigée au devant de l'extrémité inférieure de l'avant-bras, le long du tendon du cubital antérieur, elle s'engage sous le ligament annulaire, à côté de l'os pisiforme; là, elle se divise, avant d'arriver à la main, en deux rameaux considérables, l'un profond, l'autre superficiel.

Rameau palmaire profond. Il s'engage au-dessous du faisceau des lombricaux et des tendons fléchisseurs, se recourbe ensuite en dehors, de manière à former une espèce d'arcade, dont la concavité est en haut, et qui ressemble assez bien à celle que forme l'artère cubitale au même endroit. La concavité de cette arcade ne fournit point de filets, mais sa convexité en donne un grand nombre : 1° les deux premiers, qui naissent près de l'origine du rameau, se portent au faisceau des muscles de l'éminence hypothénar, et s'y distribuent en s'y introduisant par leur face profonde. 2°. On en voit ensuite quatre ou cinq qui naissent au niveau des espaces interosseux, s'enfoncent dans l'épaisseur des muscles de même nom, et s'y perdent en s'étendant jusque près du dos de la main. 3°. Les derniers, qui terminent le rameau, s'enfoncent dans et sous le muscle abducteur du pouce, et vont s'engager ensuite dans l'interosseux abducteur de l'index. La portion du court fléchisseur du pouce qui s'attache au-devant du carpe en reçoit ensuite des filets. Ce sont ceux-là, à proprement parler, qui finissent l'arcade.

Rameau palmaire superficiel. Aussitôt après avoir dépassé l'os pisiforme, il donne un filet aux tégumens de l'éminence hypothénar, et bientôt après se divise en deux rameaux secondaires et digitaux, l'un externe, l'autre interne.

Le *rameau digital externe* est le plus considérable; il se dirige perpendiculairement en bas, sous l'aponévrose palmaire, jusqu'à la partie inférieure du métacarpe : il donne, dans ce trajet, un filet qui va s'unir à angle aigu.au dernier des rameaux digitaux du nerf médian, puis un autre au quatrième des lombricaux. Au bas du métacarpe, il se subdivise en deux autres rameaux, dont l'un côtoie le bord cubital du doigt annulaire jusqu'à son extrémité, sur laquelle il s'anastomose avec le rameau correspondant du nerf médian; l'autre côtoie de même le bord radial du petit doigt, jusqu'à la dernière phalange, où il s'anastomose avec le rameau suivant. Chacun fournit, comme les rameaux digitaux du médian, et au niveau de la première phalange, un ou deux filets *postérieurs* très-sensibles, qui, dirigés sur la convexité du doigt correspondant, s'y ramifient et se perdent aux tégumens.

Le *rameau digital interne* se dirige obliquement en dedans, passe au-devant des muscles opposant et court fléchisseur du petit doigt, donne plusieurs filets à ces muscles, à la peau, et au palmaire cutané; et gagne ensuite le bord cubital du petit doigt, qu'il suit jusqu'à son extrémité, pour s'anastomoser avec le rameau précédent. Dans son trajet, il donne des filets *postérieurs* très-sensibles, dont la distribution est analogue à celle de tous les filets postérieurs des rameaux digitaux.

2°. *Branche dorsale.* Elle est fort petite en comparaison de la précédente. Elle se contourne obliquement en dedans sous le cubital antérieur, et suit le bord interne du cubitus, dont elle côtoie ensuite la surface postérieure jusqu'au poignet. Là, elle se divise en deux rameaux d'inégal volume, l'un interne, l'autre externe. Auparavant elle donne, au-dessous du cubital antérieur, un ou deux filets qui descendent obliquement sous ce muscle et se perdent dans les tégumens : ces filets viennent quelquefois de la partie supérieure du rameau dorsal interne.

Rameau dorsal interne. Il se porte sur le bord cubital du cinquième os du métacarpe, et fournit un grand nombre de filets divergens qui se distribuent, soit au muscle abducteur du petit doigt, soit aux tégumens. Le rameau lui-même va se perdre sur le bord cubital du petit doigt, en se distribuant également à la peau.

Rameau dorsal externe. Il va gagner l'intervalle des quatrième et cinquième os métacarpiens. Près de leur partie inférieure, et très-souvent plus haut, il se divise en deux filets, dont l'un se porte d'une part sur le côté externe du petit doigt, où il s'anastomose avec le rameau précédent, d'autre part sur le côté interne de l'annulaire ; tandis que l'autre gagne, par une division, le côté externe de ce dernier doigt, et, par une autre division, le côté interne du médius, où il s'anastomose avec le nerf radial. Toutes ces divisions distribuent un grand nombre de filamens sur le dos des deux derniers doigts, sur la partie interne de celui du milieu, et ne se perdent qu'à leur extrémité.

V. *Nerf radial.*

Ce nerf est un des plus volumineux de ceux qui sortent du plexus brachial. Il naît de sa partie interne et postérieure, formé principalement par les cinquième, sixième et septième nerfs cervicaux, et par le premier dorsal. Il descend d'abord obliquement le long de la partie interne de l'humérus, recouvert par les autres nerfs du plexus, et placé entre les portions interne et moyenne du brachial postérieur; puis il se contourne sur la face postérieure de cet os, situé alors dans la gouttière qu'il présente en cet endroit, et totalement caché par le brachial postérieur. Il parvient ainsi jusqu'à la partie antérieure, externe et inférieure du bras, où il se trouve entre le muscle brachial antérieur et le long supinateur; il se porte, en conservant ces rapports, jusque sur l'articulation de l'avant-bras, et s'y divise comme je le dirai.

Dans ce trajet, un grand nombre de rameaux s'en échappe; aussi est-il sensiblement moins gros à sa bifurcation qu'à son origine. Ces rameaux sont les suivans : 1° au niveau des tendons réunis du grand dorsal et du grand rond, il en fournit deux ou trois *musculaires*, ayant une origine tantôt commune, tantôt séparée, et se portant obliquement en haut et au milieu de la grande portion du brachial postérieur, et ensuite à sa portion externe. 2°. Plus inférieurement naissent, tantôt réunis, tantôt isolés par des distances plus ou moins considérables, quatre ou cinq rameaux, *musculaires* aussi, excepté un, toujours constans, plus considérables encore que les précédens. L'un d'eux gagne la partie inférieure de cette même portion externe du brachial postérieur; de là le brachial antérieur, où il se perd par plusieurs filets. Un autre se jette dans la portion interne du premier de ces muscles. Un autre descend perpendiculairement sous la grande portion, reste quelque temps apparent lorsqu'on soulève celle-ci, puis, s'enfonçant bientôt dans la masse commune inférieure de ce muscle, s'y perd par plusieurs filets qui y entrent séparément, et dont un plus long que les autres, peut, à travers les fibres charnues, être suivi jusqu'à l'anconé : ce filet m'a paru très-remarquable. Un dernier rameau *cutané*, qui quelquefois est double, et qui naît très-souvent par un tronc commun à lui et au précédent, tantôt plus haut, tantôt plus bas, perce le brachial antérieur, ou bien sort entre lui et le long supinateur, devient superficiel, passe derrière le coude, descend le long de la partie externe et postérieure de l'avant-bras et de la main jusqu'au pouce, en fournissant un grand nombre de filets qui se perdent dans les tégumens. Rien n'est plus variable que l'origine de ces rameaux, comme au reste l'origine de la plupart de ceux qui se distribuent aux muscles : il faut, en les disséquant, avoir surtout égard à leur terminaison. 3°. Entre le brachial antérieur et le grand supinateur naissent deux ou trois autres rameaux *musculaires*, qui vont à ce dernier et au grand radial externe.

Après avoir fourni tous ces rameaux, le nerf, plus petit presque de moitié, se divise en deux branches, l'une antérieure, l'autre postérieure.

1°. *Branche antérieure*. Elle est la plus petite des deux, se dirige obliquement en bas, recouverte par le grand supinateur et placée en dehors de l'artère radiale. Vers le tiers inférieur de l'avant-bras, elle se détourne en dehors, passe au-dessous du tendon du grand supinateur, en croisant sa direction ; sort entre lui et le grand radial externe, pour occuper le bord externe du radius, et se trouver au-dessous des grands abducteur et court extenseur du pouce et sous les tégumens : bientôt elle se divise en deux rameaux.

Rameau externe. Il se dirige sur la face dorsale du pouce, et se subdivise en deux filets ; 1° l'un va au côté externe de cette face dorsale, en distribuant divers filets, dont plusieurs s'engagent sensiblement sous le tendon du long extenseur de ce doigt, et s'y perdent ; 2° l'autre se porte d'une part sur le côté interne et dorsal du pouce, et l'autre sur le côté externe et dorsal de l'index. Souvent ce filet vient du rameau suivant, et alors celui-ci, moins considérable, donne seulement, en se jetant sur le côté externe du pouce, un filet très-mince, qui descend sur la face postérieure de ce doigt, et s'y perd. Dans ces deux cas, la distribution est toujours la même. Le filet commun du pouce et de l'index donne beaucoup de divisions avant de se terminer à l'extrémité de ces deux doigts. L'interosseux abducteur de l'index, les tégumens et le coutour de l'articulation des deux doigts en reçoivent surtout.

Rameau interne. Il est le plus considérable, quand le filet commun au pouce et à l'index en

provient; dans le cas contraire, il est le plus petit.
Il se porte sur le dos de la main, et se divise, dans
ce dernier cas, en deux filets. L'un descend le long
du côté interne et dorsal de l'index, l'autre sur le
côté externe et dorsal du médius. Ils s'y comportent
comme les filets précédens sur leurs doigts respectifs.

2°. *Branche postérieure.* Celle-ci, beaucoup plus
volumineuse que la précédente, se détourne obliquement en dehors, passe au-dessous des grand
supinateur et radiaux, auxquels elle donne des filets, et s'engage entre deux plans charnus du petit
supinateur, auquel elle fournit aussi plusieurs filets, et qu'elle traverse suivant sa longueur, en
contournant obliquement de haut en bas l'extrémité supérieure du radius. Dans l'épaisseur de ce
dernier muscle, elle se divise en plusieurs rameaux
principaux, mais dont l'origine et par conséquent
le nombre varient.

Rameaux postérieurs. Ils se portent au petit supinateur lui-même, et donnent ensuite divers filets
aux cubital postérieur et extenseurs des doigts et
de l'index. Parmi ces filets, il en est qui se prolongent fort loin dans ces muscles et ne disparaissent
qu'auprès de leurs tendons.

Rameaux antérieurs. Ils appartiennent spécialement aux muscles postérieurs et profonds de l'a-
vant-bras. Plusieurs se portent d'abord aux muscles grand abducteur et petit extenseur du pouce.
L'un d'eux, qui est le principal, et qui quelquefois
fournit les autres, descend entre ces muscles et le
grand extenseur du même doigt, donne quelques

filets en arrière à l'extenseur commun des doigts, suit le ligament interosseux sur lequel il est immédiatement placé, passe sur l'articulation du poignet, au-dessous des tendons extenseurs et du ligament annulaire du carpe; et, parvenu sur le métacarpe, se divise en un grand nombre de filets qui se perdent dans les interosseux et s'anostomosent avec les rameaux profonds du cubital. La densité du tissu cellulaire en cet endroit fait qu'on le suit difficilement.

VI. *Nerf axillaire.*

Il naît de la partie interne et postérieure du plexus brachial, et paraît être fourni principalement par les deux derniers nerfs cervicaux et par le premier dorsal. Il se dirige, aussitôt après son origine, obliquement en bas et en dehors, sur le muscle sous-scapulaire et près de son tendon, passe sur la tête de l'humérus, entre la capsule fibreuse et le grand rond, puis entre elle et la longue portion du brachial postérieur. En contournant ainsi horizontalement l'articulation, il paraît entre cette dernière et le bord inférieur du sous-épineux, et va tout de suite se terminer au deltoïde.

L'axillaire donne fréquemment, près de son origine, les nerfs sous-scapulaires que nous avons décrits à l'occasion du plexus brachial; mais comme ces nerfs sortent le plus souvent au niveau de ce plexus lui-même, j'ai préféré les décrire à son occasion. Au moment où il se contourne sur la tête de l'humérus, il fournit quelques filets au muscle

petit rond; parvenu au-dessus du brachial postérieur, il se divise en deux branches principales,
l'une supérieure, l'autre inférieure.

1°. *Branche supérieure.* Elle donne un rameau
assez considérable, qui se subdivise aussitôt et va
gagner le bord inférieur du sous-épineux, dans lequel il se termine. Ensuite elle se porte, conjointement avec la suivante, sur la face interne du deltoïde,
et la suit horizontalement jusqu'à son tiers postérieur : là, elle se divise en plusieurs rameaux qui se
perdent dans ce muscle, près de son bord postérieur.

2°. *Branche inférieure.* Elle est la plus longue :
c'est elle qui fournit le plus grand nombre de rameaux au deltoïde, dont elle parcourt horizontalement la face interne jusque près de son bord antérieur. Presque tous ces rameaux naissent de cette
branche inférieurement, et se portent, dans une
direction perpendiculaire ou oblique, sur la face
interne d'abord, puis dans l'épaisseur du muscle,
vers les attaches supérieures duquel on n'en voit
presque point remonter.

III. NERFS DORSAUX DE LA MOELLE VERTÉBRALE.

Ils naissent des parties latérales de la moelle vertébrale par deux racines : l'une antérieure, plus
petite, que forment deux ou trois filets d'abord
isolés à l'endroit même de l'insertion ; l'autre postérieure, plus grosse, qui commence aussi par des
filets très-distincts, et dont le nombre est variable.
Séparées l'une de l'autre par le ligament dentelé, et
d'abord assez écartées, ces deux racines se rappro-

chent bientôt, descendent d'autant plus obliquement, et parcourent dans le canal un trajet d'autant
plus long, qu'elles sont plus inférieures; ce qui établit un éloignement d'autant plus grand entre l'endroit de l'origine et le trou vertébral qui sert d'issue,
et par conséquent le ganglion de réunion!

Ces deux racines, en conservant entre elles le même
rapport que celles du cou et des lombes, sont moins
grosses que les cervicales inférieures et que toutes
les lombaires; elles sont proportionnées aux nerfs
qui succèdent à leurs ganglions, nerfs qui sont plus
petits que les cervicaux inférieurs et les lombaires,
parce qu'ils ont moins de muscles à animer. Les supérieures, et les inférieures surtout, sont, ainsi que
leurs nerfs, d'un volume un peu plus marqué que
les moyennes.

Les deux racines correspondantes de chaque nerf
descendent en convergeant, se portent vers le canal
fibreux de la dure-mère, et s'y engagent en s'ados-
sant. Un renflement nerveux est formé en cet endroit, exactement comme au cou. Ce renflement,
grisâtre et pulpeux comme dans cette région, mais
un peu moins gros, proportionné sous ce rapport
et aux nerfs intercostaux, et à leur racine, se trouve
plongé dans beaucoup de tissu cellulaire. Réunies
au-delà en un tronc commun, ces deux racines nerveuses se confondent intimement (1). De ce tronc,
qui ne parcourt qu'un très-petit trajet, naissent

_____

(1) *Voyez* la note de la page 266.

deux branches dans tous les nerfs dorsaux, les unes
dorsales, les autres intercostales.

A. *Branches dorsales.*

Elles sont beaucoup moins grosses que les intercostales. Dirigées tout de suite en arrière, elles se
portent entre les apophyses transverses dorsales,
sous le transversaire épineux ; là, elles se divisent
en deux ordres de rameaux, les uns internes, les
autres externes. Cette division, qui a toujours lieu
dans le plus grand nombre de sujets, manque quelquefois dans certains, et alors c'est le rameau externe seul qui est produit.

1°. *Rameaux internes.* Chaque branche en présente un ou deux ; ils sont moins gros que les externes, et pénètrent tout de suite le transversaire
épineux : ils traversent ce muscle, tantôt plus près,
tantôt plus loin des apophyses épineuses, en faisant
un trajet oblique plus considérable qu'il ne le paraît
d'abord, y répandent beaucoup de filets, en sortent,
donnent aux muscles qui recouvrent celui-ci, percent ces derniers, puis se répandent sous la peau,
en se portant en dehors pendant un espace plus ou
moins long. J'ai remarqué cependant que tous ne
deviennent pas cutanés ; souvent il n'y en a que
cinq ou six, les autres restent sous les muscles trapèze, rhomboïde, etc.

2°. *Rameaux externes.* Ils sont les plus considérables, et existent constamment, même lorsque quelques-uns des précédens manquent. Ils descendent
obliquement en dehors, d'abord sous le transver-

saire épineux ; puis sous le long dorsal , viennent sortir chacun dans l'espace triangulaire borné en haut par chaque muscle sur-costal , et se trouvent tout de suite entre les muscles long dorsal ; et sacro-lombaire ; ils donnent à tous deux des filets , au dernier surtout : puis, sortant de la rainure qui les sépare , ils se divisent en plusieurs filets qui serpentent différemment au-dessous des muscles qui les recouvrent, au-dessous du grand dorsal ; du trapèze , du rhomboïde , etc. ; ensuite ils deviennent cutanés, se répandent plus ou moins loin de l'endroit où ils sont sortis d'entre les muscles, et se portent surtout en dehors : tous n'arrivent pas jus qu'à la peau , mais tous sortent de la rainure des sacro-lombaire et long dorsal : le nombre de ceux qui restent sous les muscles superficiels est très-variable.

B. *Branches intercostales.*

Elles ont une disposition en partie analogue et en partie différente. La première sort au-dessous de la première côte; la dernière au - dessous de la douzième : toutes se dirigent presque horizontalement en dehors, excepté la première , passent dans l'intervalle des deux apophyses transverses correspondantes , puis entre les deux côtes ; communiquent chacune avec les nerfs des ganglions pectoraux par deux filets, et quelquefois par un seul filet. Ces filets se contournent en remontant sur les parties latérales du corps des vertèbres. Après cela , ces branches continuent à se porter en dehors, cachées seulement par la plèvre jusqu'à l'angle des côtes, endroit où elles s'engagent entre les deux intercostaux, s'approchent du bord inférieur de la côte supérieure, parcourent chacune le trajet de l'intervalle intercostal qui leur correspond, et s'y comportent comme je vais le dire.

Première branche. Elle diffère beaucoup des autres. Aussitôt après son origine, elle se porte obliquement en haut et en dehors, se dirige sur la première côte, et va presque tout de suite s'unir au plexus brachial, comme nous l'avons dit, en sorte que son tronc est réellement étranger à la poitrine. A l'endroit où elle remonte sur la côte, elle donne un *rameau sous-costal* qui correspond à peu près, par sa distribution, à la disposition des branches suivantes. Ce rameau se porte obliquement en bas, sous la face inférieure de la première côte, qu'il traverse pour gagner l'extrémité antérieure du premier intervalle intercostal, dont il perce les muscles pour se répandre sur la partie supérieure et antérieure de la poitrine, où il se perd bientôt. Dans ce trajet, il fournit, 1° un filet *postérieur* qui descend sur la partie postérieure de l'espace intercostal, s'engage entre ces deux muscles, et se répand sur leur portion correspondante ; 2° un ou deux filets *moyens* qui descendent sur le milieu de l'intervalle ; 3° deux ou trois filets *antérieurs* qui terminent ce rameau, et qui percent ensemble ou isolément l'espace intercostal.

Deuxième branche. Elle se dirige le long de la face interne de la deuxième côte, jusqu'au tiers postérieur de l'espace intercostal, où elle se divise en rameau intercostal et en rameau brachial ; mais auparavant elle donne un filet considérable qui s'engage dans la partie postérieure des deux intercostaux, leur fournit plusieurs divisions, et s'y perd.

Le *rameau intercostal* continue le trajet primitif le long de la deuxième côte, donne des filets peu considérables aux deux intercostaux correspondans; puis, arrivé au sternum, il sort par deux ou trois filets entre cet os et l'intercostal externe, et se répand sur la partie antérieure de la poitrine, sous l'insertion du grand pectoral, auquel il donne quelques filets.

Le *rameau brachial* perce le muscle intercostal externe, après lui avoir laissé, ainsi qu'à l'interne, plusieurs filets, descend obliquement dans le creux de l'aisselle, où il reçoit quelquefois un filet de communication du nerf cutané interne, filet qui augmente sa grosseur. Ensuite il descend le long de la partie interne et postérieure du bras, en donnant divers filets qui se contournent en arrière et parcourent un trajet plus ou moins grand pour se perdre aux tégumens. Parvenu au coude, il se partage en un grand nombre d'autres qui se répandent dans toute cette région et s'y perdent.

Troisième branche. Elle côtoie le bord inférieur de la troisième côte, jusque près du milieu de l'espace où elle se divise comme la précédente. Avant cette division, et très-près de sa sortie, elle fournit différens filets qui descendent dans la partie postérieure des deux intercostaux et s'y perdent. Quelquefois ces filets ont un ou deux troncs communs; d'autres fois ils naissent isolément; ils ne paraissent pas aller jusqu'aux muscles pectoraux superficiels.

Le *rameau intercostal* continue à suivre la côte, ne fournit que peu de filets, s'engage sous le triangulaire du sternum, en donne en cet endroit deux ou trois très-sensibles à ce muscle et à l'intercostal interne, passe entre l'os et celui-ci, et se répand sur la poitrine, comme le précédent.

Le *rameau brachial*, après avoir fourni divers filets aux intercostaux, perce l'externe, se porte à la partie inférieure du creux de l'aisselle, donne des filets aux tégumens de cette partie, puis descend sur le bras, où il se perd plus vite que le rameau brachial précédent.

Quatrième, cinquième, sixième et septième branches. Leur distribution est à peu près analogue : chacune côtoie d'abord le bord inférieur de la côte à laquelle elle correspond, jusqu'aux environs du milieu de l'espace intercostal. Avant d'y arriver, de nombreux filets s'en échappent pour les deux muscles intercostaux ; ces filets naissent surtout en arrière, et parcourent dans ces muscles un trajet plus ou moins grand. Au milieu de l'espace, ou aux environs, elles se divisent :

1° En *rameaux intercostaux*, qui suivent le bord inférieur des côtes, et donnent des filets aux muscles intercostaux et triangulaire, s'engagent sous celui-ci, sortent chacun sur le bord latéral du sternum par un ou deux filets, et vont se distribuer au grand pectoral, à la mamelle, et aux tégumens du devant de la poitrine ;

2° En *rameaux pectoraux externes*, qui percent les intercostaux internes et se divisc chacun en deux,

filets, dont l'un se porte en arrière pour se distribuer aux tégumens de la partie latérale de la poitrine, et l'autre se dirige en devant et en bas, pour
se distribuer au grand oblique et aux tégumens de
la partie antérieure de la poitrine et supérieure du
ventre.

*Huitième, neuvième, dixième et onzième bran-
ches.* Elles se dirigent, comme les précédentes, dans
les intervalles des côtes, placées d'abord chacune
entre la plèvre et l'intercostal externe correspondant. Le trajet de ces branches sous cette membrane, ainsi que celui des précédentes, est successivement plus long à mesure qu'on l'examine plus
inférieurement. Engagées ensuite sous les intercostaux internes, elles parcourent en partie les intervalles, puis se divisent en rameaux intercostaux
et en rameaux pectoraux externes. Cette division
est d'autant plus près de l'extrémité antérieure de
chaque intervalle, qu'on examine les branches plus
bas, parce que les intervalles vont en se raccourcissant successivement, et que dans chacun la division se fait toujours à peu près à la même distance du trou de conjugaison. Avant qu'elle ait
lieu, ces branches fournissent, comme les précédentes, des filets aux intercostaux, lesquels filets
parcourent, avant de s'y terminer, un trajet plus
ou moins considérable. En suivant chacune de ces
branches, après avoir incisé le muscle qui la recouvre, on voit très-bien ces filets.

Les *rameaux intercostaux* continuent à parcourir
les espaces de leur nom, en donnant successivement
différens filets. Parvenus à l'extrémité de ces espaces,

ils passent au-dessus des insertions du diaphragme, sans laisser de filets bien marqués à ce muscle, puis s'engagent dans les parois abdominales, entre le transverse et le petit oblique, fournissent d'abord différentes divisions à ces deux muscles, au dernier surtout, puis se portent jusqu'au bord externe du muscle droit : là, ils se divisent en filets profonds, qui pénètrent son épaisseur par ce même bord et par sa face interne, et en filets superficiels qui percent le feuillet antérieur de sa gaîne aponévrotique, et vont se ramifier dans les tégumens de la partie antérieure de l'abdomen.

Les *rameaux pectoraux externes* percent de dedans en dehors les intercostaux externes, et se divisent en deux ordres de filets, dont les uns, dirigés en arrière, se perdent dans les tégumens de la partie latérale et inférieure de la poitrine; les autres se portent en avant et en bas, et se distribuent aux grand dentelé et grand oblique, et aux tégumens.

Douzième branche. Elle envoie d'abord un filet de communication au premier nerf lombaire, puis s'écarte bientôt de la dernière côte, en se portant en dehors et en bas; elle traverse le devant du carré lombaire, auquel elle donne quelques filets, ainsi qu'au diaphragme, recouverte par le feuillet aponévrotique antérieur du transverse. Parvenue au bord externe du carré, elle se divise :

1° En *rameau abdominal superficiel*, qui se porte d'abord entre les deux obliques, leur donne différens filets, perce ensuite le premier, descend sur sa face externe, y donne beaucoup de filets, en fournit aussi aux tégumens, et va jusque près de la crête iliaque;

2°. En *rameau abdominal profond*, qui se porte en bas et en avant, glisse entre le petit oblique et le transverse, laisse d'abord à l'un et à l'autre un grand nombre de filets très-ténus et qui y parcourent un trajet assez long, puis se prolonge jusqu'à l'extrémité des muscles droit et pyramidal, où il se perd.

IV. NERFS LOMBAIRES DE LA MOELLE VERTÉBRALE.

Ces nerfs sont au nombre de cinq : le premier sort entre les deux premières vertèbres lombaires, le cinquième entre la dernière et le sacrum. Leurs origines, beaucoup plus rapprochées les unes des autres que les origines des nerfs dorsaux, n'occupent qu'un petit espace, et se trouvent vis-à-vis la première vertèbre lombaire et la dernière dorsale. Chacun, comme les autres qui proviennent de la moelle, a un double faisceau d'origine : l'un en devant, qui est plus petit, l'autre en arrière, qui est plus gros. Ces deux faisceaux sont formés par la réunion de plusieurs filets, lesquels, isolés d'une manière très-sensible à leur sortie de la moelle, où ils se revêtent du névrilème, se joignent ensuite, sans cependant communiquer ensemble, en sorte qu'on peut facilement les séparer les uns des autres. Les deux faisceaux correspondans parcourent un trajet d'autant plus grand, et sont d'autant plus volumineux, qu'ils appartiennent à un nerf plus inférieur; mais en général, la distance entre l'origine et la sortie est beaucoup plus considérable qu'au dos. Arrivés dans le canal fibreux de la dure-mère, ces deux faisceaux le traversent; l'un d'eux forme un renflement analogue à ceux des nerfs précédens (1); ils se réunissent ensuite, et donnent naissance à un tronc qui occupe la large et profonde échancrure de la vertèbre d'en haut, puis se divise en deux branches, l'une postérieure ou lombaire, l'autre antérieure ou abdominale.

§ Ier. *Premier Nerf lombaire.*

1°. *Branche lombaire.* Plus volumineuse que les suivantes, cette branche se porte tout de suite en arrière, entre les apophyses transverses des deux premières vertèbres lombaires, donne divers rameaux *internes* qui se portent au transversaire épineux, et le percent quelquefois pour devenir superficiels; puis se portant en bas et en arrière, elle traverse la masse commune des sacro-lombaire et long dorsal, y laisse divers filets, devient ensuite superficielle, se place entre la face postérieure de ces muscles et l'aponévrose qui les recouvre, descend quelque temps au-dessous de celle-ci, la perce, devient cutanée, et se porte aux tégumens de la fesse, où elle se perd par plusieurs rameaux qui se subdivisent en filets et filamens.

2°. *Branche abdominale.* Le tronc commun la fournit à sa sortie de l'échancrure; elle se porte en devant et en dedans, se trouve cachée par l'origine du psoas, communique avec les nerfs des ganglions

_____

(1) *Voyez* la note de la page 266.

lombaires, reçoit la branche d'anastomose du dernier nerf dorsal, en donne une à la branche antérieure du second nerf lombaire, et commence ainsi
le plexus lombaire, auquel nous rapporterons les
branches qu'elle fournit, et que les auteurs ont décrites avec cette branche abdominale.

§ II. *Deuxième Nerf lombaire:*

1°. *Branche lombaire.* Un peu moins grosse que
celle du nerf précédent, cette branche sort entre
les apophyses transverses des deuxième et troisième
vertèbres lombaires, fournit des rameaux *internes* au
transversaire épineux, se porte ensuite dans la masse
commune des sacro-lombaire et long dorsal, lui
fournit des filets, glisse entre elle et l'aponévrose
qui la recouvre, perce celle-ci vers la crête iliaque,
et se répand sur la partie postérieure et supérieure
de la cuisse, où, devenue cutanée, elle se perd par
plusieurs rameaux plus ou moins subdivisés.

2°. *Branche abdominale.* Elle sort cachée par le
psoas, communique avec les nerfs des ganglions
lombaires, reçoit la branche d'anastomose du nerf
précédent, en donne une au suivant, et concourt
ainsi à former le plexus lombaire.

§ III. *Troisième Nerf lombaire.*

1°. *Branche lombaire.* Plus petite que les deux
autres, elle sort entre les apophyses transverses des
troisième et quatrième vertèbres lombaires, donne
des rameaux *internes* au transversaire épineux,

traverse la masse commune, y laisse des filets, devient subjacente aux aponévroses lombaires, les perce, et se perd en devenant cutanée.

2°. *Branche abdominale.* Cachée à sa sortie par le psoas, elle communique avec les nerfs des ganglions lombaires, puis avec les branches antérieures des deux nerfs entre lesquels elle est située, et forme ainsi le plexus lombaire.

§ IV. *Quatrième et cinquième Nerfs lombaires.*

1°. *Branches lombaires.* Elles sont très-petites dans l'un et l'autre nerfs : elles diffèrent des précédentes en ce qu'elles deviennent rarement cutanées : le plus communément même, elles ne s'étendent pas jusqu'à la superficie de la masse commune des sacro-lombaire et long dorsal. Divisées à leur sortie en deux ordres de rameaux, elles distribuent les *externes* dans ces deux derniers muscles, les *internes* dans l'origine du transversaire épineux.

2°. *Branches abdominales.* Dans l'un et l'autre nerfs, elles communiquent avec les filets des ganglions lombaires, puis celle du quatrième reçoit et donne les branches anastomotiques pour la formation du plexus lombaire, tandis que celle du cinquième reçoit d'abord la branche d'anostomose de la précédente, termine ainsi le plexus lombaire, puis descend dans le bassin pour commencer le plexus sacré, auquel elle unit celui-ci. Elle donne, dans ce trajet, la branche fessière supérieure, que nous rapporterons encore à ce plexus.

§ V. *Plexus lombo-abdominal.*

C'est le concours et la réunion des branches abdominales des nerfs lombaires, lesquels, d'après ce
que nous avons dit, forment à leur sortie une série
de communications qui représente une espèce de
cordon allongé : ce cordon est le plexus lui-même.
Pour bien le voir, il faut fendre le muscle psoas suivant sa longueur, et très-près de son bord postérieur ; on l'aperçoit alors placé sur les parties latérales du corps des vertèbres lombaires, et au-devant
de leurs apophyses transverses. Très-étroit en haut,
il s'élargit insensiblement en bas ; ce qui dépend de
ce que, dans le second sens, les branches abdominales des nerfs lombaires se réunissent plus loin de
la colonne vertébrale que dans le premier. Il commence dans celui-ci par la communication du premier nerf lombaire avec une branche du dernier
dorsal et avec une autre du second lombaire, et finit par trois gros cordons, dont l'externe se jette
dans le bassin, pour communiquer avec le plexus
sacré, et fournir la branche fessière supérieure ; le
moyen passe par le trou sous-pubien, pour se distribuer à la partie interne de la cuisse ; l'externe descend au-devant de ce membre et se perd dans ses
muscles. Outre ces cordons de terminaison, le plexus
donne dans son trajet deux ordres de branches, les
unes externes ou abdomino-crurales, une autre interne ou génito-crurale ; outre cela, divers rameaux
et filets s'en échappent et se perdent dans le psoas,
le carré lombaire, et surtout l'iliaque. J'ai vu sou-

vent un ou deux filets naître en haut du plexus, traverser longitudinalement l'épaisseur du psoas, et se
rejoindre en bas à ce même plexus, ou au nerf crural
qui en émane.

A. *Branches externes ou musculo-cutanées.*

Il y en a ordinairement trois. Après avoir enlevé
le péritoine, on les voit sensiblement se porter en
dehors, vers la crête iliaque, pour traverser ensuite
les muscles abdominaux, et devenir cutanées. La
supérieure et la moyenne appartiennent visiblement
à la branche abdominale du premier nerf lombaire :
l'inférieure dépend surtout de la branche abdominale du second. Il y a beaucoup de variétés dans leur
disposition, soit pour leur origine, soit pour l'endroit où elles percent les muscles abdominaux. Voici
celle qui est la plus ordinaire chez l'homme ; les élè-
ves y rallieront les variétés qu'ils observeront dans
leurs dissections.

1°. *Branche supérieure.* Sortie du plexus, elle traverse l'épaisseur de la partie supérieure du grand
psoas, y laisse quelquefois un filet, se porte obliquement en dehors et en bas, au-devant du carré lombaire, jusqu'à la partie postérieure de la crête iliaque.
Là, elle se place dans une gouttière que forment le
muscle transverse et cette crête à laquelle il s'attache,
donne des filets à ce muscle et à l'iliaque, le perce,
glisse, en suivant encore un peu la crête iliaque,
entre lui et le petit oblique, leur donne des filets,
puis se divise presque tout de suite :

a. En *rameau externe*, qui se perd dans la partie

inférieure des trois muscles larges abdominaux, en y distribuant plusieurs filets, et devient ensuite cutané;

b. En *rameau interne*, qui fait suite à la branche, et qui continue à descendre entre le transverse et le petit oblique, jusqu'à l'épine iliaque antérieure et supérieure; là, il se glisse entre les aponévroses et les muscles, suit l'arcade crurale jusqu'à l'anneau, endroit où il perce l'aponévrose du grand oblique et se divise en plusieurs filets, lesquels s'épanouissent dans les tégumens du pli de l'aîne et dans ceux du pubis, et se portent même aux bourses.

2°. *Branche moyenne*. Elle sort du plexus presque à côté de la précédente, traverse le psoas, et descend un peu le long de son côté externe, au-devant du carré lombaire. Bientôt elle se porte en dehors, passe obliquement au-devant de la face antérieure de l'iliaque, recouverte par le péritoine, se porte vers la crête iliaque, perce le transverse; se place entre lui et le petit oblique, puis entre celui-ci et le grand. Elle se perd dans ces muscles par un grand nombre de filets, dont l'un suit souvent l'arcade crurale jusqu'à l'anneau, où il perce l'aponévrose du grand oblique, pour se distribuer comme le rameau interne de la branche précédente, et plus spécialement qu'elle, au scrotum.

3°. *Branche inférieure*. Elle naît du plexus, plus bas que les précédentes : son origine est quelquefois double; elle sort de dessous le psoas, traverse obliquement la partie antérieure de l'iliaque, gagne, en se portant de haut en bas, l'épine iliaque supérieure et antérieure, passe entre elle et l'inférieure, ou bien au-dessous de celle-ci; puis, grossissant un peu en cet endroit, où elle présente souvent des variétés, elle parvient à la partie supérieure de la cuisse, se trouve au-dessous de l'aponévrose fémorale, et se divise en deux rameaux.

. a. Le *rameau externe* est le moins considérable : dirigé tout de suite en dehors, il se porte sur la partie externe et postérieure de la cuisse, en arrière du tenseur aponévrotique crural, puis se divise en plusieurs filets qui, perçant l'aponévrose, deviennent cutanés et s'étendent plus ou moins loin.

b. Le *rameau interne* est le plus considérable, et semble continuer la branche. Engagé tout de suite sous la partie antérieure et supérieure de l'aponévrose crurale, il la perce bientôt, comme le précédent, devient superficiel, et se répand sur la partie antérieure et externe de la cuisse, où il descend jusqu'au genou, en distribuant un nombre très-grand de filets dans son trajet.

B. *Branche interne ou génito-crurale.*

Elle est unique; sa disposition chez l'homme est ordinairement celle-ci : elle naît de la partie supérieure du plexus, dépend du premier nerf lombaire; descend d'abord perpendiculairement dans l'épaisseur du psoas, reçoit ordinairement, de la branche antérieure du second nerf lombaire, un filet qui augmente son volume, perce le psoas, lui devient superficielle, et descend au-devant de sa face antérieure, recouverte par le péritoine, jusque près de l'arcade crurale, où elle se divise en deux rameaux.

Rameau interne. C'est le plus considérable : il suit le trajet des vaisseaux spermatiques, passe avec eux à travers l'anneau, et se divise bientôt en un grand nombre de filets destinés aux tégumens de la partie antérieure et interne de la cuisse, et au scrotum.

Rameau externe. Il descend avec les vaisseaux cruraux derrière l'arcade crurale, se trouve au pli de l'aine, au-dessous de l'aponévrose crurale, au milieu de beaucoup de glandes absorbantes et de tissu cellulaire, et s'épanouit là en plusieurs filets qui, perçant l'aponévrose, deviennent cutanés et se répandent jusqu'au-dessous du milieu de la cuisse : quelques-uns se joignent au nerf crural.

C. *Branches inférieures ou crurales.*

Après avoir donné les diverses branches dont nous venons de parler, le plexus lombo-abdominal se termine par trois principales, que nous désignerons sous le nom de *nerfs*, comme celles qui partent de l'extrémité inférieure du plexus brachial; toutes portent spécialement leurs divisions diverses à la cuisse.

Nerf crural.

Tous les nerfs du plexus, excepté le cinquième, concourent à sa formation; il forme la plus externe des trois branches qui terminent ce plexus. Isolé complétement de lui, au niveau de l'avant-dernière vertèbre lombaire, il se porte en dehors, en sui-

vant le trajet du bord externe du psoas, qui le cache d'abord, et qui ensuite le laisse en partie à découvert. Quand il est parvenu sous le ligament de
Fallope, il sort de l'abdomen conjointement avec ce
muscle et avec l'artère crurale, au dehors et au-dessous de laquelle il est situé. Arrivé à la partie externe
de la cuisse, il se divise en un grand nombre de rameaux, dont les uns sont superficiels, les autres
profonds. Dans ce trajet, il offre de grandes variétés:
tantôt son tronc est simple jusqu'à l'arcade crurale,
tantôt les divisions commencent dès son milieu, souvent les rameaux superficiels commencent à s'en isoler vers le plexus, et descendent simplement contigus à lui pour aller à leur destination. Plusieurs filets s'échappent, dans l'abdomen, du tronc du nerf
crural ou de ses branches isolées ; ils pénètrent tout
de suite le muscle iliaque, se perdent dans sa partie
interne et moyenne, après avoir laissé au-devant
de lui une espèce de réseau bien représenté par Ficher; d'autres se jettent autour de l'artère crurale ;
ceux-ci manquent souvent, et disparaissent bientôt
quand ils existent.

Rameaux cutanés. Ils sont les moins nombreux
et les moins considérables du nerf crural. Ficher en
a représenté quatre principaux ; j'en ai trouvé souvent six, quelquefois deux seulement : tout dépend
des divisions, qui se font un peu plus ou un peu
moins haut; car, après un certain trajet, la distribution est à peu près la même. Séparés de lui, assez
haut chez certains sujets, au niveau de l'arcade
crurale chez d'autres, ils passent au-dessous de
celle-ci, parcourent un court trajet sous l'aponé-

vrose fémorale, la percent bientôt, et deviennent superficiels : les trous de leur passage sont très-sensibles. Au-delà de ces trous, on les voit se diviser en un grand nombre de filets qui recouvrent la partie interne et antérieure de la cuisse, l'externe et antérieure étant occupée par les divisions dela première branche interne du plexus lombaire. Quelques-uns descendent jusqu'à la partie supérieure de la jambe, et plusieurs jusqu'au genou, en accompagnant la veine saphène.

Rameaux musculaires. Leur nombre et leur volume sont très-considérables, mais variables, parce que chaque muscle en reçoit plus ou moins. Ces rameaux sont externes ou internes.

Les rameaux *externes* se portent en dehors du bord, entre l'iliaque et les couturier et droit antérieur, puis entre ce dernier et le fémoral. Tous n'ont quelquefois qu'un tronc commun; d'autres fois leur division se fait de bonne heure. Ils se distribuent ainsi qu'il suit : 1° l'extrémité de l'iliaque reçoit divers filets; 2° trois ou quatre rameaux s'engagent dans le couturier, s'y perdent en partie, puis le traversant par divers filets, se répandent dans les tégumens avec les filets cutanés précédens; 3° un gros rameau pénètre dans le droit antérieur par deux filets, l'un supérieur, l'autre inférieur, qui, avant d'y entrer, parcourent un trajet plus ou moins considérable; 4° trois ou quatre rameaux vont se jeter dans la portion externe du crural; 5° un nombre égal, après avoir parcouru un certain trajet sur la portion moyenne, s'enfonce également dans la fibre et y disparaît : les rameaux de ces deux derniers muscles forment ordinairement un tronc unique pour chacun; 6° le tenseur aponévrotique fémoral reçoit ordinairement un rameau.

Les rameaux *internes* ont la distribution suivante: 1° la portion interne du crural en reçoit plusieurs, dont l'inférieur descend très-bas avant de s'y engager; quelquefois il ne là pénètre que vers le genou. 2°. Quelques-uns se portent en arrière, et se jettent dans le pectiné. 3°. Un *rameau cutané inférieur* descend d'abord au-devant de l'artère fémorale, puis à son côté interne, s'en écarte ensuite pour se placer au côté interne du couturier, qui en reçoit quelques filets en bas, et descend jusqu'au-delà du genou, en se divisant en un grand nombre de filets. 4°. Le plus considérable de tous ces rameaux externes se nomme *saphène*, à cause de la veine de ce nom, qu'il accompagne. Il descend au côté interne de l'artère crurale, reçoit souvent un rameau du nerf obturateur, et se trouve caché par le couturier dans la gouttière que forment les adducteurs et le crural : plusieurs filets s'en échappent, dans ce trajet, pour les muscles voisins. Sur le genou, il en donne plusieurs au couturier, et continue à glisser sous lui, au lieu de s'introduire dans son épaisseur. Engagé avec l'artère dans l'ouverture du crural, il sort entre son tendon et celui du droit interne, donne plusieurs filets très-sensibles, qui se perdent dans les tégumens des environs du genou, puis, se joignant à la veine saphène, il l'accompagne le long de la partie antérieure et interne de la jambe jusqu'au gros orteil, et donne un grand nombre de filets cutanés.

Nerf obturateur.

Il naît spécialement des deuxième et troisième nerfs lombaires : chez certains sujets, le quatrième lui fournit un rameau d'origine. Placé d'abord entre le psoas et la dernière vertèbre lombaire, il descend presque perpendiculairement : parvenu dans le bassin, il en traverse obliquement la partie latérale et supérieure, accompagné par l'artère et la veine obturatrices entre lesquelles il se trouve, et plongé dans beaucoup de tissu cellulaire. Il sort par le trou sous-pubien, et se trouve, en arrivant à la cuisse, sous les muscles pectiné et premier adducteur; là, il se divise en deux branches musculaires, l'une antérieure, et l'autre postérieure.

Dans ce trajet, il ne donne qu'un seul rameau, près le trou sous-pubien ; ce rameau fournit d'abord un filet à l'obturateur, puis, passant par le trou, il se distribue à l'externe : quelquefois il est représenté par deux filets isolés.

1°. *Branche antérieure.* Elle se contourne sur le bord interne du petit adducteur, se place entre lui et le moyen qui le recouvre, et se divise tout de suite en *rameau interne* qui donne des filets au premier muscle, et va ensuite se perdre dans le tiers supérieur du droit interne; et en *rameau externe*, qui appartient presque en totalité au second : tous deux fournissent des filets cutanés.

2°. *Branche postérieure.* Elle descend entre le petit et le grand adducteurs, donne d'abord des filets à l'obturateur interne; puis, en se divisant en plusieurs autres, se perd dans le second des deux premiers muscles.

Nerfs lombo-sacré.

J'appelle ainsi un très-gros cordon aplati, double, par son volume, du nerf crural que fournissent une grande partie de la branche antérieure du quatrième nerf lombaire et la totalité du cinquième. Ce cordon descend au-devant de la partie latérale et antérieure du sacrum, et va se joindre au plexus sacré, dont il augmente singulièrement le volume.

Branche fessière. Dans ce trajet, il fournit une branche considérable, que sa distribution me sert à dénommer. Cette branche reçoit quelques rameaux d'origine du plexus sacré, en sorte qu'elle paraît commune à ce dernier et au lombaire; elle sort aussitôt par l'échancrure sciatique, au-dessus du muscle pyramidal, et se divise en un grand nombre de rameaux, dont les antérieurs se portent dans le petit fessier, tandis que les postérieurs gagnent en partie le moyen, et se portant en partie au-devant de sa face antérieure vont très-souvent jusqu'au tenseur aponévrotique fémoral.

V. NERFS SACRÉS DE LA MOELLE VERTÉBRALE.

Ces nerfs sont au nombre de six, et souvent seulement de cinq. Le premier sort par le premier trou sacré, le dernier par l'échancrure supérieure du coccyx : ou, s'il n'y en a que cinq, entre ce dernier os et le sacrum : leur grosseur va en diminuant graduellement. Le sixième est presque toujours très-peu sensible, ce qui, sans doute, a fait croire qu'il n'existait pas, lors même qu'il se rencontrait comme à l'ordinaire. Ces nerfs naissent sur le renflement considérable qui termine la moelle vertébrale. Ils se touchent tous à cette origine, et l'espace qu'ils occupent n'est guère plus grand que l'intervalle de deux nerfs cervicaux. Malgré cette contiguïté, on distingue ce qui appartient à chaque nerf. Chaque origine a un double faisceau que composent plusieurs filets très-distincts au commencement des faisceaux, et qui, quoique adossés dans leur trajet, restent cependant sans entre-croisement. Les deux faisceaux correspondans descendent presque perpendiculairement dans ce canal, mais en convergeant l'un vers l'autre. Ils y parcourent un trajet très-long, parce que la distance entre l'origine sur la moelle, et la sortie par les trous sacrés, est très-grande. Ils se joignent au niveau du canal fibreux de la dure-mère. L'un d'eux forme un renflement comme dans tous les autres nerfs de la moelle, puis ils se réunissent en un tronc commun pour se partager ensuite en deux branches.

Les renflemens nerveux des nerfs sacrés ont cela de particulier, qu'ils se trouvent contenus tous dans le canal osseux, au lieu d'occuper, comme dans les autres nerfs vertébraux, les orifices extérieurs de communication. Ils sont d'autant plus près des trous sacrés qu'ils sont plus supérieurs : ces trois derniers s'en trouvent séparés chacun par un intervalle très-sensible. Cet intervalle est mesuré par le tronc commun, résultat de la réunion des deux faisceaux d'origine, en sorte que ce tronc est d'autant plus long qu'il appartient à un nerf plus inférieur. Celui du premier nerf sacré fournit presque tout de suite ses deux branches. Le renflement nerveux est peu sensible dans le sixième nerf, au volume duquel il est proportionné, mais il ne manque jamais.

Les branches antérieures, très-volumineuses en haut, vont en décroissant successivement, comme la totalité des nerfs sacrés, et sortent du canal par les trous sacrés antérieurs ; tandis que les trous postérieurs transmettent les branches postérieures, qui sont beaucoup plus petites que les précédentes, mais qui augmentent de haut en bas jusqu'à la quatrième, pour diminuer ensuite dans les deux autres, et qui laissent entre elles et les précédentes un angle presque droit.

§ Ier. *Premier Nerf sacré.*

1°. *Branche postérieure.* Très-petite et assez courte, elle sort par le premier des trous sacrés postérieurs, communique avec la branche postérieure du second nerf sacré, descend un peu obliquement, et se divisant bientôt au milieu de l'épais faisceau charnu qui recouvre là le sacrum, et qui est l'origine du transversaire épineux, reste en partie dans cette masse : elle en sort par divers filets qui deviennent cutanés.

2°. *Branche antérieure.* Elle est très-grosse, communique, à la sortie du trou qui la transmet, avec les nerfs des ganglions sacrés, par deux filets assez gros, mais fort courts, descend ensuite obliquement en dehors, et se joint au-dessus et un peu au-devant du pyramidal, en haut au tronc lombo-sacré du plexus lombaire, en bas à la branche antérieure du second nerf lombaire, pour concourir à la formation du plexus sacré.

§ II. *Deuxième Nerf sacré.*

1°. *Branche postérieure.* Plus grosse que celle du premier nerf, elle communique d'abord avec elle et avec celle du troisième, laisse des filets dans le faisceau charnu qui recouvre le sacrum en cet endroit, le perce ainsi que les aponévroses, et se répand sur la face postérieure du grand fessier, où on la voit descendre obliquement et se perdre par deux ou trois rameaux subdivisés en filets.

2°. *Branche antérieure.* A sa sortie par ce second trou sacré, elle se trouve entre deux languettes du pyramidal, communique avec les nerfs des ganglions sacrés, se porte obliquement en bas au-devant de ce muscle, et se jette dans le plexus sacré.

§ III. *Troisième Nerf sacré.*

1°. *Branche postérieure.* Plus grosse encore que celle des deux nerfs précédens, elle communique avec celle du second et du quatrième, descend obliquement en dehors, se place sous les attaches du grand fessier, y laisse des rameaux, perce ce muscle, devient cutanée, se divise, et descend, parallèlement aux rameaux cutanés de la branche postérieure précédente, jusqu'au bas interne de la fesse, où elle se perd.

2°. *Branche antérieure.* Elle communique avec les nerfs des ganglions sacrés, donne plusieurs rameaux, dont nous rapporterons la description, au plexus sacré, puis se jette dans celui-ci, en s'anastomosant avec les deux branches entre lesquelles elle est située.

§ IV. *Quatrième Nerf sacré.*

1°. *Branche postérieure.* Elle est plus grosse encore que la précédente, descend un peu obliquement en dehors, communique avec les deux branches entre lesquelles elle est située, donne quelques filets au grand fessier, le perce près de ses attaches, se porte sous les tégumens qui le recouvrent, parallèlement à la branche postérieure précédente, et se perd bientôt en se divisant.

2°. *Branche antérieure.* Elle communique avec le grand sympathique, donne un grand nombre de rameaux au plexus hypogastrique, dont nous parlerons, et se jette dans le plexus sacré.

§ V. *Cinquième et sixième Nerfs sacrés.*

1°. *Branches antérieures.* Celle du cinquième nerf sort entre le sacrum et le coccyx; celle du sixième, lorsque le nerf existe, par l'échancrure latérale et supérieure de celui-ci : toutes deux sont presque étrangères au plexus sacré, qui appartient presque exclusivement aux quatre premières branches, cependant la cinquième communique avec la précédente, et tient ainsi un peu à ce plexus. Au

reste, toutes deux sont destinées au releveur de l'a-
nus, à son constricteur et à l'ischio-coccygien.

2°. *Branches postérieures.* Elles sont remarquables par leur volume sensiblement moindre que celui des précédentes; elles communiquent d'abord
ensemble; celle du cinquième reçoit aussi un filet
de celle du quatrième: toutes deux deviennent cutanées, et se perdent bientôt aux environs de la partie postérieure de l'orifice de l'anus.

§ VI. *Plexus sacré.*

Ce plexus est principalement formé par le cordon
lombo-sacré, et par les quatre premiers nerfs sacrés;
les deux derniers y sont, à proprement parler, étrangers, car ils n'y tiennent que par des communications peu marquées. Le cordon lombo-sacré, obliquement dirigé en bas et en dehors, se réunit, au-
devant et au-dessus du pyramidal, avec le premier
nerf sacré; celui-ci, très-oblique aussi dans le même
sens, se réunit, après un trajet d'un pouce et demi,
au précédent et au second nerf sacré; ce dernier,
encore un peu oblique, et le quatrième nerf sacré,
presque transversal, se réunissent aussi ensemble
et aux précédens, après un trajet d'un pouce, et au-
devant du pyramidal ils reçoivent une communication du cinquième nerf, qui lui-même communique
avec le sixième.

Le plexus sacré n'est, à proprement parler, que
l'endroit de réunion de tous les nerfs, qui restent
distincts jusqu'à cet endroit: cependant je les considère comme dépendans de lui dans le court trajet

qu'ils parcourent avant d'y arriver, parce que, en rapportant à lui, comme à un centre unique, toutes les branches que donnent les nerfs avant leur réunion, on simplifie singulièrement leur étude; d'ailleurs, j'aurai soin d'indiquer leur origine précise en parlant de chacune. Ainsi, quoique les rameaux vésicaux et hémorrhoïdaux viennent particulièrement du troisième, et surtout du quatrième nerfs sacrés, ils seront considérés comme dépendans du plexus en général, etc., etc.

Lorsqu'on examine attentivement l'endroit de la réunion des quatre premiers nerfs sacrés avec le cordon lombo-sacré, on voit que sa disposition est toute différente de celle des autres plexus, où les nerfs s'envoient réciproquement des branches de communication, branches qui, quelquefois multipliées, forment des espèces d'aréoles, de réseaux. Ici la contiguité est immédiate; un faisceau unique résulte de toutes ces communications : c'est un tronc nerveux véritable, épais, aplati d'avant en arrière, plus lisse en dedans qu'en dehors, et dont les nombreux cordons entrelacent cent fois leurs filets, exactement comme ceux de l'intérieur de chaque nerf : c'est la même disposition, par exemple, que dans le nerf sciatique qui fait suite à ce plexus. Je crois même qu'aucune partie du système nerveux de la vie animale n'est plus propre à donner une idée de l'intérieur de chaque nerf, que cette réunion des quatre premiers sacrés et d'un cordon du plexus lombaire, à cause de la grosseur des objets.

Les rapports de ce plexus sont, en arrière, avec le pyramidal, sur lequel il est couché; en avant, avec les vaisseaux hypogastriques, le rectum, la vessie, la matrice, et une très-grande quantité de tissu cellulaire plus ou moins graisseux. Il est borné, en dedans, par les trous sacrés d'où sortent les nerfs qui le forment, en communiquant d'abord, comme je l'ai dit, avec les filets des ganglions sacrés; en dehors, il se confond avec le nerf sciatique, qui est sa terminaison véritable. Il n'y a point de limite d'organisation, comme je l'ai dit : le bord externe de la grande échancrure sciatique forme une limite de position en avant de laquelle est le plexus, le nerf commençant en dehors.

On peut diviser les branches et rameaux du plexus sacré en antérieurs et postérieurs; je ne parle pas des communications avec les ganglions sacrés, qui sont internes, et qui ont été indiquées.

En devant, naissent diverses branches qui fournissent les rameaux hémorrhoïdaux, vésicaux, vaginaux et utérins; en arrière, partent les branches fessière inférieure et génitale.

A. *Branches postérieures.*

Elles sont au nombre de deux, comme je l'ai dit. On les désigne communément sous les noms de nerfs *petit sciatique* et *honteux* : l'analogie de la description des autres plexus m'engage à les considérer comme des branches, le nom de *nerf* étant exclusivement réservé au sciatique, qui termine le plexus de son nom.

1°. *Branche fessière inférieure.* Je l'appelle ainsi, par opposition à la supérieure que fournit le cordon

lombo-sacré. Elle naît de la partie postérieure et inférieure du plexus sacré, où les second et troisième
nerfs sacrés la fournissent principalement, et où le
quatrième, ainsi que la branche génitale, lui donnent aussi des rameaux d'origine. Elle se sépare
de ce plexus au même endroit que le nerf sciatique,
et se trouve située, en s'en isolant, sous le bord inférieur du pyramidal, qui la sépare de la branche
fessière supérieure : là, elle se partage en rameaux
fessiers, rameaux ischiatiques et rameaux cruraux.

Rameaux fessiers. Ils sont les moins nombreux,
les moins gros et les plus courts; ils naissent quelquefois isolément, mais très-souvent par un cordon
commun, lequel se divise tout de suite, 1.° en *rameaux ascendans,* qui se recourbent sur le bord
inférieur du pyramidal, l'embrassent en manière
d'anse, se portent en haut de la face antérieure du
grand fessier, s'y perdent en y distribuant successivement des filets, et dont l'un, plus considérable, se
porte de dedans en dehors, et se prolonge jusqu'au
bord externe du muscle; 2.° en *rameaux descendans,*
peu nombreux, et qui se perdent tout de suite
dans ce muscle.

Le *rameau sciatique* est en dedans du suivant,
descend derrière la tubérosité sciatique, et se partage bientôt en un grand nombre de filets, dont les
uns, *fessiers,* vont à la partie inférieure et interne
du muscle de ce nom, où ils se perdent conjointement avec les rameaux précédens; les autres, *scia-
tiques* proprement dits, se contournent sous la tubérosité, s'y forment en arcades à concavité supérieure, et se distribuent aux tégumens de la partie

interne et supérieure de la cuisse, à ceux du périnée ; et à ceux de la verge, depuis sa racine jusqu'à
sa partie moyenne.

Le *rameau crural* est le plus considérable des
trois : extérieur au précédent, il descend, comme
lui, au-devant du grand fessier, y laisse divers rameaux, dont quelques-uns se recourbent sur le bord
inférieur pour se perdre dans sa face postérieure.
Devenu cutané, il continue à descendre le long de
la partie postérieure de la cuisse, recouvert par l'a-
ponévrose crurale, et appliqué sur les muscles venant de la tubérosité sciatique. Un grand nombre
de filets *cutanés* s'en échappent dans ce trajet, percent successivement l'aponévrose, et parcourent,
avant de se perdre aux tégumens, un trajet plus
ou moins considérable : toute la partie postérieure
de la cuisse est occupée par ces filets. Parvenu au
jarret, ce rameau crural se divise en deux, et quelquefois en trois filets principaux, qui descendent
superficiellement derrière la jambe, en se subdivisant à l'infini dans les tégumens, et ne disparaissent
que vers la partie inférieure de ce membre.

2°. *Branche génitale* (nerf honteux). Elle se détache de la partie inférieure et postérieure du plexus
sacré, et vient principalement des troisième et quatrième nerfs sacrés : le cinquième lui fournit quelquefois un rameau d'origine, mais cette disposition
varie. Aussitôt qu'elle est isolée du plexus, elle envoie, chez la plupart des sujets, un rameau pour la
formation de la branche précédente, se dirige ensuite en bas et en dedans, s'engage dans l'intervalle
triangulaire des deux ligamens sacro-sciatiques,

conjointement avec l'artère génitale, et se partage en deux rameaux principaux chez l'homme : l'un est inférieur, l'autre supérieur. Avant cette séparation, j'ai presque toujours vu un rameau partant de la partie antérieure du plexus, conjointement avec les hémorrhoïdaux, venir s'y joindre, en passant au-dessus du petit ligament sacro-sciatique, et augmenter ainsi son volume. Aucun filet, excepté quelquefois un ou deux pour l'obturateur interne, n'est fourni jusqu'à cette division.

Le *rameau génital inférieur* marche d'abord parallèle au supérieur pendant un certain trajet, en remontant le long de la partie interne de la tubérosité ischiatique; ensuite il remonte entre les bulbo et ischio-caverneux, logé dans l'espace triangulaire qui les sépare, et va gagner le scrotum, où il se perd en se divisant en un grand nombre de filets qui parcourent un trajet plus ou moins long.

Les filets de ce rameau sont très-nombreux : 1° il en donne au releveur et au sphincter de l'anus, lesquels s'anastomosent avec ceux des deux derniers nerfs sacrés; 2° le transverse du périnée en reçoit plusieurs; 3° il en fournit en dedans au bulbo-caverneux, en dehors à l'ischio-caverneux; 4° les tégumens du périnée en reçoivent plusieurs; 5° d'autres traversent le bulbe de l'urètre, et vont se rendre à la membrane muqueuse de ce conduit; 6° enfin au scrotum : c'est le dartos qui reçoit presque tous ceux qui terminent ce rameau; plusieurs cependant se prolongent jusqu'aux tégumens.

Le *rameau génital* supérieur remonte le long de la branche pubienne jusqu'à la symphyse : là, elle

passe entre l'os et la racine correspondante du corps
caverneux, se porte sur la surface supérieure de la
verge, et s'avance jusqu'à la racine du gland, où on
la voit se distribuer en un grand nombre de divisions qui se perdent dans cette partie et dans le
prépuce : on voit quelques-unes de ces divisions se
propager jusqu'à l'extrémité de ce dernier.

Dans ce trajet, le rameau génital supérieur
fournit des filets à l'obturateur interne et au
bulbo-caverneux; il en donne à l'urètre, qui péné-
trent son tissu, et vont jusqu'à la surface muqueuse,
où ils se distribuent; la peau du dos de la verge
et les intervalles du corps caverneux en reçoivent
plusieurs : ceux-ci communiquent quelquefois, mais
rarement, avec ceux du côté opposé.

Chez la femme, le rameau inférieur de la branche
génitale, beaucoup plus gros, à proportion de la disposition qui a lieu chez l'homme, que le supérieur,
descend le long du périnée, y laisse plusieurs filets,
remonte ensuite, en se contournant, dans l'épaisseur de la grande lèvre correspondante, distribue
des filets à son constricteur, aux bulbo et ischio-
caverneux et au transverse, puis se porte sur les
côtés du clitoris, jusqu'à ce qu'on appelle le *Mont
de Vénus*, où il se perd.

La branche génitale supérieure remonte, comme
chez l'homme, le long de la branche pubienne,
au-devant du bord antérieur de l'obturateur interne, auquel elle donne des filets; se porte sur la
face supérieure du clitoris, et se distribue principalement à l'extrémité de cette partie.

B. *Branches antérieures.*

Ces branches sont extrêmement variables par leur nombre et leur volume ; mais elles viennent constamment de la partie inférieure du plexus, du troisième nerf sacré, et spécialement du quatrième, qui se partage là en deux parties ; l'une pour se réunir au nerf qui le précède, l'autre pour fournir ces branches antérieures. Celles-ci se divisent presque tout de suite en divers rameaux qui se portent en avant, et peuvent se distinguer relativement aux parties où ils se distribuent :

Rameaux hémorrhoïdaux. Ils vont jusqu'à la partie inférieure du rectum, et se portent, les uns obliquement en bas jusqu'au sphincter de l'anus, les autres obliquement en haut jusqu'à l'endroit où l'intestin entre dans le bassin. Tous distribuent successivement à l'intestin leurs filets, qui s'arrêtent en partie dans les fibres charnues, et les percent en partie pour aller à la surface muqueuse.

Rameaux vésicaux. Ils passent sur les côtés du rectum, viennent en partie des hémorrhoïdaux, et se distribuent sur les côtés et dans le bas-fond de la vessie, où ils s'arrêtent en partie aux fibres charnues, et se propagent en partie à la surface muqueuse, à la glande prostate et aux vésicules séminales : chez la femme, ils se prolongent sensiblement jusqu'au canal de l'urètre.

Rameaux utérins et vaginaux. Ces rameaux côtoient les parties latérales du rectum, s'écartent en divergeant les uns des autres, pénètrent successivement les parties latérales du vagin, dans toute l'étendue de ce conduit, se portent en devant et en arrière, et vont se terminer à sa surface muqueuse. Les plus supérieurs gagnent les côtés du col et du corps de la matrice, où ils se perdent, en moins grand nombre cependant qu'au vagin. Ces parties étant bien préparées, on voit successivement ces rameaux se terminer sur une ligne latérale, qui s'étend depuis le corps de l'utérus jusqu'à l'extrémité du vagin, où ils se confondent avec les vésicaux.

Tous ces rameaux sont tellement divisés, tellement entrelacés, qu'on ne peut qu'assigner leur disposition générale, sans décrire exactement leur trajet. D'ailleurs, leur entrelacement avec ceux des ganglions abdominaux et sacrés ne permet guère de les suivre avec précision. Cet entrelacement forme le *plexus hypogastrique*, sur lequel nous aurons occasion de revenir. En comparant les nombreux filets qui entrent dans le rectum, la vessie, le vagin et la matrice, aux branches antérieures sortant du plexus sacré, il est facile de voir que les nerfs organiques surajoutés forment la principale partie des premiers.

Outre les rameaux antérieurs indiqués, le plexus sacré en fournit presque constamment un, et même deux, qui, passant au-dessus du petit ligament sacro-sciatique, vont se réunir à la branche génitale, pour concourir à la former; en sorte que ce ligament se trouve entre cette branche elle-même et les rameaux, qui laissent souvent quelques filets dans le muscle ischio-coccygien.

C. *Nerf sciatique.*

Ce nerf, le plus considérable de ceux de l'homme, est la terminaison véritable du plexus sacré, avec lequel il se continue, comme je l'ai dit, de manière qu'on ne peut lui assigner de limite. Toutes les branches qui entrent dans ce plexus concourent à sa formation; il descend au-devant du pyramidal, sort entre lui et le jumeau supérieur par l'échancrure sciatique, et descend obliquement le long de la partie postérieure de la cuisse, jusqu'à une distance plus ou moins grande du genou, où il finit en se divisant en deux troncs principaux : le tronc sciatique externe et le tronc tibial.

Dans ce trajet, ses rapports sont les suivans : il passe successivement derrière les jumeaux, le tendon de l'obturateur interne, et le carré de la cuisse, au niveau duquel il se trouve entre le grand trochanter et l'ischion. Recouvert dans toute la partie supérieure de son trajet par le grand fessier, il l'est dans l'inférieure par la portion ischiatique du biceps, et un peu par le demi-tendineux; tout-à-fait en bas, il se trouve dans l'espace qui reste entre le premier de ces muscles et le second, qui est couché sur le demi-aponévrotique.

Les rameaux du sciatique sont très-nombreux : 1° il en donne, en sortant par l'échancrure ischiatique, aux jumeaux, au carré et à l'obturateur; 2° le grand fessier en reçoit qui sont d'autant moindres que les filets fournis inférieurement à ce muscle par la branche fessière inférieure sont moins considérables : souvent aucun ne va s'y rendre; 3° deux ou trois vont à la longue portion du biceps, et parmi eux, l'un, très-long, descend le long de sa partie inférieure jusque vers le genou, où il se perd, et où quelquefois il devient cutané; 4° la courte portion de ce muscle en reçoit un; 5° les demi-tendineux et demi-membraneux en reçoivent aussi de très-sensibles, et qui se partagent, avant que d'y entrer, en plusieurs filets qui descendent souvent fort bas sur leur surface; 6° plusieurs se distribuent à la face postérieure du troisième adducteur.

Parmi ces rameaux, il en est plusieurs qui donnent des filets cutanés plus ou moins longs, dont la disposition varie singulièrement, et qui concourent, avec ceux de la branche fessière inférieure, à recouvrir toute la partie postérieure de la cuisse, après avoir percé l'aponévrose fémorale : les inférieurs se propagent sur la jambe.

La division du nerf sciatique est quelquefois sensible dès sa sortie du bassin : d'autres fois elle commence plus bas; toujours les deux troncs qui en résultent restent adossés jusqu'au bas de la cuisse. C'est vers son tiers inférieur qu'on indique communément cette division; mais il est facile de voir qu'elle se fait bien plus tôt. En effet, il n'y a que contiguité et union par du tissu cellulaire entre les deux troncs, depuis le haut de la cuisse, tandis que les cordons de chaque tronc s'entrelacent sensiblement.

1_0. Tronc sciatique externe.

C'est le plus externe et le plus petit des deux. Il descend le long de l'extrémité inférieure du biceps, passe derrière le jumeau externe, le condyle fémoral correspondant et l'articulation; et se contournant un peu en devant, s'engage entre le péroné et le grand muscle péronier, endroit où il se partage en deux branches.

Avant cette division, il fournit plusieurs rameaux. 1°. Aussitôt qu'il est séparé du tronc sciatique interne, quelquefois même tandis qu'il lui est encore contigu, il fournit un *rameau articulaire*, lequel descend entre le fémur et l'extrémité inférieure du biceps, donne quelques filets à ce muscle, et se perd ensuite, par plusieurs autres, sous la partie externe des articulations fémoro-tibiale et péronéo-tibiale. 2°. Avant d'arriver au niveau du condyle fémoral, il fournit un *rameau cutané postérieur et moyen*, très-considérable, qui descend sur le jumeau externe, lui donne un grand nombre de filets, qui s'y perdent après un trajet plus ou moins long, continue ensuite son trajet, et vient au côté externe du tendon d'Achille, s'unir au rameau tibial cutané postérieur du tronc sciatique interne, lequel est situé plus en dedans que lui: je décrirai, à l'occasion de ce dernier, le gros rameau résultant de leur concours. 3°. Au-dessous de ce rameau, un autre, *cutané postérieur* aussi, mais plus petit que le précédent, descend plus en dehors que lui sur la partie externe du jumeau externe, et s'y divise en plusieurs filets qui se perdent presque sous la peau : ce rameau manque quelquefois.

Après avoir fourni ces rameaux, le tronc sciatique externe se divise, comme je l'ai dit, en deux branches : l'une se nomme musculo-cutanée, l'autre tibiale antérieure.

Branche musculo-cutanée. A sa sortie du tronc, elle descend cachée entre le grand et le moyen péroniers, qui sont en arrière, et le grand extenseur des orteils, qui est en avant; elle s'en dégage au-dessous du tiers supérieur de la jambe, continue à descendre, après être ainsi devenue superficielle, d'abord au dessous, puis au-dessus de l'aponévrose tibiale, qu'elle perce jusqu'au bas de la jambe, où elle se partage en rameau dorsal interne et rameau dorsal externe du pied : cette division se fait quelquefois plus haut.

Dans ce trajet, trois ou quatre filets *musculaires* sont successivement fournis les uns au-dessus des autres, et s'engagent, après s'être subdivisés, dans les deux péroniers latéraux. D'autres filets *cutanés* se répandent sur la partie externe de la jambe : ils viennent du rameau dorsal externe, quand la division est très-supérieure.

Le *rameau dorsal interne et superficiel* du pied se porte en dedans et donne plusieurs filets qui se perdent dans les tégumens, en communiquant avec ceux du grand rameau saphène du nerf crural. Arrivé sur le pied, il fournit deux rameaux secondaires, l'un interne, l'autre externe. 1°. Le premier se porte le long du bord interne du pied, et fournit successivement plusieurs filets qui s'arrêtent au milieu de ce bord, s'y subdivisent, se perdent dans les tégumens, et vont même aux muscles inférieurs correspondans; il côtoie ensuite le bord du premier os métatarsien et des phalanges du pouce jusqu'à l'extrémité du doigt, où il se perd. 2°. Le deuxième rameau descend entre les deux premiers os métatarsiens, et se divise à leur extrémité en filets digitaux, dont les uns appartiennent au côté externe du gros orteil, les autres au côté interne du second.

Ce second rameau est souvent peu étendu, et va à peine sur les phalanges, parce que le rameau dorsal interne et profond le supplée par sa distribution.

Très-souvent le *rameau dorsal interne et superficiel* fournit celui qui occupe l'intervalle des deuxième et troisième os métatarsiens, lequel, dans d'autres cas, vient du rameau suivant, ou dépend de tous deux.

Le *rameau dorsal externe et superficiel* est assez considérable quand il fournit celui dont je viens de parler : il est plus petit dans le cas contraire. Il descend au-devant de la malléole externe, répand sur elle plusieurs filets cutanés; puis, parvenu sur le dos du pied, s'y divise en trois rameaux secondaires. 1°. L'un, interne, se porte entre les deuxième et troisième os métatarsiens, et se divise en deux ordres de filets digitaux, les uns pour le côté externe du second, les autres pour le côté interne du troisième orteil : souvent ce rameau appartient, comme je l'ai dit, au précédent; j'ai aussi souvent observé qu'il résultait du concours de deux filets fournis par chacun des deux rameaux de la branche musculo-cutanée. 2°. L'autre rameau se dirige entre les troisième et quatrième os métatarsiens, puis se divise en filets digitaux pour les côtés correspondans des troisième et quatrième orteils. 3°. Le dernier rameau se comporte à peu près comme les précédens : il communique constamment avec l'extrémité de la branche saphène externe; plusieurs filets digitaux le terminent pour les côtés correspondans des deux derniers orteils. Dans plusieurs sujets, ce rameau ne vient point de la branche musculo-cutanée, mais de la saphène externe : dans d'autres, toutes deux concourent à sa formation.

Branche tibiale antérieure. Elle traverse l'extrémité supérieure du grand péronier et de l'extenseur commun des orteils, descend entre ce muscle, l'extenseur du gros orteil et le jambier antérieur, au-devant du ligament interosseux, et à côté de l'artère tibiale, qui, placée d'abord à son côté interne, le croise et lui devient extérieure. Elle passe sous le ligament annulaire du pied avec le tendon de l'extenseur du gros orteil, se porte sur le dos du pied, et s'y divise aussitôt en deux rameaux, l'un dorsal interne et profond, l'autre dorsal externe et profond.

Dans ce trajet, elle fournit plusieurs rameaux qui tous sont musculaires. 1°. Le plus considérable naît près de son origine, traverse horizontalement, comme elle; l'extrémité de l'extenseur commun, en se divisant en plusieurs filets, les uns inférieurs, qui restent en partie à ce muscle, et se portent en partie au jambier antérieur, les autres supérieurs, qui remontent sous l'extrémité de ce dernier, et vont se perdre aux environs de l'articulation du genou. 3°. Plus bas, l'extenseur commun reçoit un rameau qui parcourt un trajet assez long avant d'y pénétrer. 4°. L'extenseur du gros orteil et le jambier antérieur en reçoivent plusieurs.

Le *rameau dorsal interne et profond* se porte le long du bord interne du petit extenseur des orteils, lui donne des filets, se place entre les deux premiers os métatarsiens, fournit plusieurs filets interosseux, puis se divise en deux filets digitaux, l'un externe, pour le second orteil; l'autre interne, pour le premier. Ces filets se partagent en plusieurs autres avant d'arriver à l'extrémité des deux orteils: ils communiquent avec les filets digitaux de la branche précédente.

Le *rameau dorsal externe et profond* se porte en dehors sous l'extrémité postérieure du pédieux, et se divise en un grand nombre de filets qui se perdent dans ce muscle, et dont quelques-uns se propagent jusqu'aux interosseux.

2°. Tronc tibial.

Ce tronc, plus volumineux que le précédent, et qu'on peut regarder comme la continuation du nerf sciatique, descend presque verticalement dans le creux du jarret, le long du bord externe du demi-aponévrotique crural; recouvert par l'aponévrose crurale, et séparé des vaisseaux poplités qui sont au-devant par beaucoup de tissu cellulaire.

Il s'engage ensuite entre les deux jumeaux, passe derrière l'articulation du genou et le muscle poplité, puis entre ce dernier et la partie supérieure du

soléaire, descend ensuite le long de la face postérieure du tibia, placé entre les muscles jambier
postérieur et grand fléchisseur des orteils, qui sont
en devant, et le soléaire, qui est en arrière, en dehors de l'artère tibiale postérieure à laquelle il est
collé; devient presque superficiel au bas de la jambe,
où il se trouve au côté interne du tendon d'Achille;
s'enfonce sous la voûte du calcanéum, au-dessus de
l'origine de l'adducteur du gros orteil, et s'y divise
en deux branches plantaires, l'une interne, l'autre
externe. Dans ce long trajet, plusieurs rameaux sont
fournis.

Rameau saphène externe. Le plus considérable :
on peut l'appeler ainsi par opposition au rameau
saphène interne fourni par le crural. Il descend,
accompagné d'une veine, dans l'intervalle qui sépare
ces deux origines des muscles jumeaux, puis entre
ces deux muscles eux-mêmes, enfin sur le bord externe du tendon d'Achille, en fournissant un plus
ou moins grand nombre de filets qui tous sont cutanés. Vers le tiers inférieur de la jambe, ce rameau
s'unit au cutané postérieur et interne du tronc péronier, augmente par là beaucoup de volume, puis
continue à descendre le long de la partie externe
de la jambe, superficiellement placé sous l'aponévrose tibiale et derrière le grand péronier latéral;
il se contourne sous la malléole, gagne la partie externe du pied, y avance jusqu'à l'extrémité postérieure du dernier os métatarsien, et se divise là en
deux filets principaux : l'un, interne, placé au-dessus
du petit extenseur, s'avance au niveau du quatrième
os métatarsien, et se perd, par plusieurs subdivi-

sions, sur les côtés correspondans des deux derniers orteils, où il remplace souvent le rameau le plus externe de la branche musculo-cutanée du tronc précédent, branche avec laquelle il s'anastomose en plusieurs points; l'autre, externe, côtoie le bord externe du pied et du petit orteil, en y distribuant divers filets secondaires. Dans son trajet, et avant sa division, le rameau saphène externe fournit un grand nombre de filets qui, au niveau de la jambe, s'engagent presque tous sous le tendon d'Achille, et peuvent être suivis très-loin dans la gaîne qui lui est antérieure; tandis qu'au pied plusieurs filets se répandent sous la peau qui recouvre la partie externe du calcanéum, et vont même au muscle abducteur du petit orteil.

Rameaux musculaires poplités. Engagé sous les jumeaux, et au bas du muscle poplité et de l'espace de ce nom, le tronc tibial postérieur fournit différens rameaux que je désigne à cause de cela sous ce nom. 1°. Un ou deux, très-marqués, vont à chaque muscle jumeau, qu'ils pénètrent vers la partie supérieure; 2° le soléaire en reçoit un qui s'y divise, et y parcourt un trajet considérable avant de s'y perdre; 3° il en donne au plantaire grêle, au poplité et à la partie postérieure de l'articulation; 4° un autre rameau tibial antérieur, né plus ou moins haut, toujours au-dessus de l'origine du soléaire, descend avec le tronc, se recourbe sous le bord inférieur du poplité, donne un long filet qui descend à côté de l'artère tibiale postérieure, distribue des filets au jambier postérieur, traverse l'ouverture supérieure du ligament interosseux, et se répand dans l'extrémité des muscles antérieurs de la jambe, où il s'unit au premier rameau de la branche tibiale antérieure.

Rameaux musculaires tibiaux supérieurs. Ils naissent en nombre variable, principalement à la partie supérieure de la jambe, derrière le soléaire, et descendent en entourant l'artère tibiale postérieure et en communiquant souvent ensemble : leur trajet est très-long; ils sont minces. La partie antérieure et inférieure du soléaire, et les trois muscles profonds de la jambe les reçoivent exclusivement.

Rameaux tibiaux inférieurs. Vers la partie inférieure de la jambe, le tronc tibial fournit divers rameaux cutanés peu marqués. Avant de s'engager sous le calcanéum, il en donne un considérable auquel j'ai vu s'unir souvent un des musculaires supérieurs, et qui se porte sous la plante du pied entre l'aponévrose et les tégumens, dans lesquels il se perd.

Immédiatement avant la division, plusieurs rameaux pénètrent le commencement des abducteur du pouce et accessoire du long fléchisseur.

Branche plantaire interne.

Elle est plus grosse que l'externe, dont elle se sépare à angle aigu pour se porter horizontalement en avant au-dessus de l'abducteur du gros orteil, à côté du tendon du long fléchisseur, jusqu'à peu près au milieu du pied, où elle se partage en quatre rameaux qu'on peut distinguer par leurs noms numériques. Cette division offre beaucoup de variétés : ordinairement le rameau interne du gros orteil se

sépare d'abord de la branche, puis le rameau commun
à cet orteil et au second, en sorte que la branche
semble se bifurquer à son extrémité pour les deux
derniers rameaux. Avant d'en fournir aucun, divers
filets s'en échappent pour les muscles adducteur du
gros orteil et petit fléchisseur des orteils.

Premier rameau. Plus petit que les autres, il se
dirige en dedans et en avant, se place sous le petit
fléchisseur du gros orteil, y distribue divers filets,
puis se porte le long du côté externe de ce doigt,
où il se perd, après y avoir donné divers filets supérieurs.

Deuxième rameau. Horizontalement dirigé en
devant, d'abord au-dessus, puis au-dessous du petit
fléchisseur des orteils, qui en reçoit quelques filets,
il correspond à l'intervalle des deux premiers os
métatarsiens, donne des filets au petit fléchisseur
du gros orteil et au premier lombrical; puis se partage en deux rameaux secondaires, dont l'un se
porte en dehors du premier orteil, l'autre en dedans du second, en les côtoyant jusqu'à leur extrémité, où ils se perdent, après avoir fourni des filets
supérieurs très-sensibles qui se portent sur le dos
de chacun, où ils s'anastomosent avec les rameaux
dorsaux de la branche tibiale antérieure du tronc
péronier.

Troisième rameau. Même disposition que le précédent; situation entre les deuxième et troisième os
métatarsiens; filets donnés au second lombrical;
division en deux rameaux secondaires qui côtoient
le bord externe du deuxième et le bord interne
du troisième orteils, et qui fournissent des filets

supérieurs très-marqués le long des phalanges, de la première surtout.

Quatrième rameau. Progression horizontale en devant entre les troisième et quatrième os métatarsiens; filets distribués au troisième lombrical; division en deux rameaux secondaires pour les côtés qui se correspondent des troisième et quatrième orteils; filets supérieurs répandus sur les orteils pendant le trajet le long de leur bords.

Branche plantaire externe.

Plus petite que la précédente, elle se porte obliquement le long de la grosse tubérosité du calcanéum, dans l'espèce de gouttière qui se trouve là, passe entre l'attache du petit fléchisseur des orteils et celle de l'accessoire du grand, jusqu'au tiers postérieur et externe du pied, où elle se divise en rameaux superficiel et profond. Dans son trajet, 1° elle fournit des filets aux deux muscles précédens; 2° elle en donne un assez considérable qui manque quelquefois, qui se porte en dehors, et s'enfonce, en se subdivisant, dans le muscle abducteur du petit doigt.

Rameau superficiel. Il se porte au-dessous et le long du bord externe du pied, où il se divise en deux rameaux secondaires, l'un qui se porte sur le bord externe du petit orteil, après avoir donné un filet au petit fléchisseur de ce doigt, et se subdivise beaucoup dans son trajet; l'autre, qui se porte entre les quatrième et cinquième os métatarsiens, donne un filet au dernier lombrical, communique avec le dernier rameau de la branche précédente, puis se sub-

divise pour le côté interne du petit orteil et externe
de l'avant-dernier, en donnant le long des phalanges des filets supérieurs très-sensibles.

Rameau profond. Il fournit d'abord, en se séparant du précédent, un filet au petit fléchisseur, puis
s'enfonce entre l'abducteur oblique du gros orteil et
les interosseux, en se portant obliquement en devant
et en dedans. Presque aucun filet ne s'échappe de sa
partie postérieure; mais beaucoup partent de l'antérieure, et se distribuent principalement à ces
muscles interosseux et au transversal des orteils, en
parcourant, avant de se perdre, un trajet plus ou
moins long.

NERFS

LA VIE ORGANIQUE.

———

J'AI présenté, dans l'*Anatomie générale*, l'ensemble des motifs qui m'ont fait isoler des nerfs cérébraux ceux qui viennent des ganglions : je ne reviendrai pas ici sur cet objet; je rappellerai seulement, qu'en établissant la division des nerfs de l'une et l'autre vies, en physiologie comme en anatomie, je n'ai point prétendu la fonder sur la différence positive de leur action : nous ne connaissons que celle des premiers; toutes nos notions sont négatives sur les seconds. Leur mode d'influence est complètement ignoré; mais comme cette influence n'a presque rien d'analogue à celle des nerfs cérébraux, on ne saurait les réunir. Au reste, en supposant même que les expériences ultérieures vinssent à établir entre eux un rapprochement jusqu'ici nul en physiologie, la différence des formes suffirait toujours, en anatomie, pour conserver la description telle que je vais la présenter.

Je diviserai en cinq articles les nerfs des ganglions : 1° ceux de la tête, 2° ceux du cou, 3° ceux de la poitrine, 4° ceux de l'abdomen, et 5° ceux du bassin. La tête et le tronc en sont en effet exclusivement pourvus : les membres, n'appartenant qu'à la vie animale, ne reçoivent que des nerfs cérébraux (1).

ARTICLE PREMIER.

GANGLIONS DE LA TÊTE.

Les anatomistes en décrivent plusieurs : je ne placerai ici que la description de l'ophthalmique, parce que le renflement qu'on nomme *sphéno-palatin* n'a jamais la texture des ganglions; que très-souvent il n'y a, comme je l'ai dit, qu'une division à l'endroit où on l'indique, et non une augmentation de volume, qui, quand elle a lieu, doit être assimilée en tout à celles qui sont si fréquentes dans le trajet d'un autre nerf. Quant au ganglion de la glande maxillaire, sa structure est aussi différente de celle des organiques, quoiqu'il ait quelquefois une apparence grisâtre : d'ailleurs, très-souvent il n'existe pas; et alors c'est, ou un petit plexus qui le remplace, ou des rameaux sans entrelacement (2).

---

(1) *Voyez* quant à la situation, à la forme, à l'organisation, aux usages des *ganglions*, le tome II de la nouvelle édition de l'*Anatomie générale*, édition augmentée de notes importantes par Béclard et M. Blandin.

(2) L'existence et le volume du ganglion sphéno-palatin (ganglion sphénoïdal, CHAUSSIER) sont en effet peu constans. Plongé dans le tissu cellulaire graisseux de la fente ptérygo-maxillaire, et profondément caché entre les os, en dehors du trou sphéno-palatin, il est quelquefois assez difficile à découvrir; cependant il existe le plus ordinairement. Il est rougeâtre, triangulaire ou cordiforme, convexe dans sa surface externe, aplati

Au reste, en supposant que l'un ou l'autre eût la texture des ganglions organiques, cela s'accorderait très-bien avec la distinction des deux espèces de nerfs, puisque les premiers paraissent principalement appartenir, sans que nous sachions comment, à la nutrition de la pituitaire, les olfactifs servant certainement au sentiment de l'odorat d'une manière presque exclusive, tandis que les seconds concourent à la sécrétion muqueuse.

D'un autre côté, l'absence de ces ganglions, qui fait que des nerfs cérébraux semblent servir à des

---

du côté interne. Il envoie des filets aux organes de l'ouïe et de l'odorat; d'autres filets qui accompagnent l'artère centrale, pénètrent avec elle dans le nerf optique; et M. Hirzel a vu trois fois une anastomose entre ce dernier nerf et le ganglion sphéno-palatin.

Le ganglion sous-maxillaire, placé au niveau de la glande de ce nom, semble formé par le rameau supérieur du nerf vidien; il a aussi quelques filets de communication avec le nerf maxillaire inférieur; mais le plus grand nombre forme un petit plexus dont les rameaux pénètrent la glande.

Les auteurs ont aussi décrit un ganglion caverneux situé dans le sinus caverneux, au côté externe de l'artère carotide. Ce ganglion est quelquefois remplacé par un petit plexus formé autour de cette artère par les filets ascendans du ganglion cervical supérieur.

M. Hipp. Cloquet a nommé *ganglion naso-palatin,* un ganglion qu'il a découvert au point de réunion des deux branches du trou palatin antérieur. Il est ovoïde, reçoit en haut les nerfs naso-palatins, et fournit en bas un ou deux filets pour la membrane du palais.

On indique encore un ganglion sur le trajet du nerf temporal superficiel; mais ce n'est qu'un simple renflement de ce nerf au moment où il est recouvert par la parotide. (*Note ajoutée.*)

fonctions organiques, n'est point un phénomène particulier à ces parties; car, s'il est vrai que les fonctions animales ne sont jamais présidées par des nerfs des ganglions, il n'est pas moins vrai que beaucoup de nerfs cérébraux vont à des organes de la vie intérieure, où nous ne connaissons pas plus leur influence que celle des nerfs des ganglions qui s'y trouvent en même temps.

Quant aux rameaux du ganglion ophthalmique, qui est constant, quoiqu'ils se portent à un organe des sens, remarquez qu'ils se distribuent à une partie dont le mouvement est involontaire.

D'après cela, on voit que, proportionnellement à son volume, la tête présente infiniment moins de nerfs organiques que les autres parties du tronc : aussi tout y est-il dépendant de la vie animale. Il n'y a en effet de mouvement involontaire qu'à l'œil.

Ganglion ophthalmique.

Ce ganglion, remarquable parce qu'il existe constamment, occupe la partie postérieure de l'orbite, et se trouve sur le nerf optique, à sa partie interne, à peu de distance de l'endroit où il entre dans cette cavité. Sa forme est impossible à déterminer exactement, tant elle est sujette à varier. Sa couleur, quelquefois rougeâtre, est souvent aussi blanche que celle des nerfs cérébraux. Son volume varie comme sa forme; en sorte que tantôt il est difficile à découvrir, tantôt il se présente dès les premières recherches. Il répond en dedans au nerf optique, auquel il est intimement uni; en dehors, au droit externe de l'œil, ou plutôt à l'intervalle de ce muscle et du droit supérieur. Beaucoup de graisse molle et demi-fluide le recouvre en cet endroit. Il fournit deux ordres de rameaux, les uns antérieurs, les autres postérieurs.

1°. *Rameaux postérieurs.* On en trouve constamment deux. L'un, supérieur, mince et long d'environ six lignes, va se porter au nerf nasal, avec lequel il s'anastomose près de son entrée dans l'orbite : quelquefois, mais rarement, ce rameau est double.

L'autre, beaucoup plus court et plus gros, ordinairement aplati, naît de la partie inférieure du ganglion, et descend perpendiculairement pour s'anastomoser avec la branche inférieure du nerf moteur commun. Quelquefois ce sont deux rameaux distincts qui partent ici du ganglion : plus souvent encore, celui-ci paraît immédiatement se continuer avec le nerf moteur oculaire commun.

2°. *Rameaux antérieurs.* Ce sont les ciliaires : leur nombre est assez considérable, et toujours indéterminé. Ils forment, dans leur origine, deux faisceaux distincts, l'un supérieur, l'autre inférieur. Ils sont accompagnés par un ou deux filets naissant immédiatement du rameau nasal, étrangers au ganglion, et qui ont absolument la même distribution.

Les rameaux ciliaires supérieurs sont au nombre de trois d'abord, puis se divisent en six ; quelquefois ils naissent tous isolément du ganglion. Ils sont immédiatement appliqués sur le nerf optique.

Les rameaux inférieurs sont au nombre de six dès leur origine. Ils sont un plus peu éloignés du nerf optique, autour duquel ils se contournent en se subdivisant aussi, de manière à en former bientôt huit ou dix. Presque toujours un d'entre eux se détache, et va gagner la sclérotique, au-dessous du muscle droit externe. Souvent celui-ci s'anastomose avec un des ciliaires que fournit le nerf nasal.

Tous ces rameaux diffèrent en longueur, mais se rapprochent, par leur ténuité commune, des autres nerfs que donnent les ganglions, quoiqu'ils en diffèrent par la rareté de leurs anastomoses mutuelles. Ils ne forment point de plexus, mais parviennent, chacun en particulier, à la sclérotique, qu'ils traversent obliquement, plus ou moins près du nerf optique, et entrelacés avec les artères ciliaires. Parvenus dans l'intérieur de l'œil, ils se portent sur la surface interne de la sclérotique, placés dans de petits sillons de cette membrane, entre elle et la choroïde, et se dirigent ainsi en devant, sans donner aucun filet, et presque parallèlement jusqu'à l'iris. Ils communiquent quelquefois, mais rarement, par des filets obliques, dans ce trajet, pendant lequel ils s'aplatissent sensiblement.

Parvenus au cercle ciliaire, ils se subdivisent chacun en deux filets, rarement en trois, traversent le corps ciliaire et vont se porter à l'iris, où ils se distribuent exclusivement. Ce sont eux qui forment, en grande partie, ces lignes blanchâtres et radiées que l'on voit sur cette membrane, surtout après une légère macération. Peu d'organes à mouvement involontaire ont autant de nerfs dans leur tissu, proportionnellement à leur volume.

ARTICLE DEUXIÈME.

GANGLIONS CERVICAUX.

Il y en a ordinairement trois : un supérieur, un inférieur, et un moyen : ce dernier manque quelquefois. Chez certains sujets, on trouve, entre les trois autres principaux, de petits renflemens dans leurs branches de communication, renflemens qui marquent les endroits où des rameaux viennent s'y rendre.

Les nerfs des ganglions cervicaux restent en partie au cou, où ils se comportent comme nous le dirons. Plusieurs se jettent dans la poitrine pour concourir à différens plexus.

§ Iᵉʳ. *Ganglion cervical supérieur.*

Ce ganglion, remarquable par son volume et par son existence constante, occupe la partie latérale supérieure et extérieure du cou, profondément caché dans l'enfoncement qui se trouve au-dessus et derrière l'angle de la mâchoire inférieure. Placé au-devant du muscle grand droit antérieur de la tête, derrière l'artère carotide interne, il avoisine en dehors les nerfs vague et hypoglosse, auxquels il est uni.

Rien n'est plus variable que l'étendue de ce ganglion. Il commence toujours à quelque distance du canal carotidien; mais tantôt il finit à la troisième, tantôt à la quatrième vertèbre cervicale : souvent il a une épaisseur considérable, d'autres fois il est très-étroit, et alors sa longueur est un peu plus grande,

Je l'ai vu se prolonger jusqu'à la sixième vertèbre cervicale sans avoir beaucoup perdu de sa grosseur primitive. Sa couleur est ordinairement grisâtre : sa forme varie moins. Plus épais dans son milieu qu'en haut et en bas, il a été comparé, par le plus grand nombre des anatomistes, à un fuseau, idée ordinairement assez exacte : sa consistance est assez molle et peu résistante à la pression; sa structure analogue à celle des autres ganglions.

Les rameaux qu'il fournit se distinguent en supérieurs, inférieurs, internes, externes et antérieurs.

1°. *Rameaux supérieurs.* On en trouve constamment deux assez volumineux, et qui tantôt ont un tronc commun, tantôt partent isolément du ganglion. Dès leur origine, ils s'introduisent ensemble dans le canal carotidien, et s'écartent l'un de l'autre dans son intérieur, en sorte que l'artère carotide interne se trouve dans leur intervalle : disposition qui varie cependant.

L'un de ces rameaux, après avoir parcouru le canal carotidien et être parvenu près de son orifice supérieur, s'anastomose avec le filet carotidien du rameau ptérygoïdien, et va ensuite s'anastomoser avec le nerf moteur oculaire externe : quelquefois cependant il ne s'y porte point après cette anastomose, qui forme simplement un coude sur l'artère.

L'autre rameau accompagne constamment l'artère carotide jusque dans le sinus caverneux, où il s'anastomose toujours avec le nerf moteur externe. Souvent il se divise en deux ou trois filets qui embrassent l'artère, et vont ensuite au moteur externe. Ces filets sont immédiatement collés à la carotide;

quelques-unes de leurs subdivisions restent sur elle et se distribuent à ses tuniques; quelquefois leur volume égale celui du rameau d'où ils émanent; toujours leur nombre, leur couleur grisâtre, etc., les rendent très-distincts du nerf auquel ils vont se rendre.

Outre ces deux rameaux, on trouve plusieurs filets très-ténus, qui, nés immédiatement du ganglion, se portent sur la carotide, et s'y distribuent en formant un plexus très-sensible qui accompagne cette artère dans toutes ses divisions (1).

2°. *Rameau inférieur.* Ordinairement on n'en trouve qu'un. Son existence est constante, et jamais on ne remarque entre les deux premiers ganglions cervicaux l'interruption qui s'observe quelquefois entre les suivans. Son volume est fort sujet à varier; tantôt il se présente sous la forme d'un cordon nerveux analogue, pour la grosseur et la solidité, aux nerfs cérébraux, quoiqu'il en diffère toujours par sa couleur grisâtre; tantôt, et plus souvent, il offre une ténuité telle que le moindre effort le rompt

---

(1) De ce plexus naît un filet très-ténu qui s'enfonce dans une petite ouverture pratiquée dans la paroi de l'aqueduc de Fallope, parcourt une rainure du promontoire du tympan, et s'y anastomose avec un filet du nerf glosso-pharyngien et avec un autre filet qui se sépare en cet endroit du rameau supérieur du nerf vidien. Un autre filet traverse le sinus caverneux, et va se joindre au nerf ophthalmique ou au nasal, ou se bifurque de manière à communiquer avec l'un et l'autre. Beaucoup d'autres filamens environnent l'artère carotide et chacune de ses divisions sous forme de gaînes nerveuses; et celle de ces gaînes qui accompagne l'artère centrale de la rétine fait sans doute communiquer le ganglion cervical avec la rétine. (*Note ajoutée.*)

facilement. Ces différences en entraînent nécessairement d'autres dans le mode d'origine. Quand le rameau est volumineux, il semble n'être que la continuation du ganglion progressivement diminué de
volume. Quand il est mince, le ganglion finit tout
à coup à l'endroit où ce rameau prend naissance, et
ne paraît point se continuer insensiblement avec lui
comme dans le cas précédent.

Placé sur les muscles grand droit antérieur de la
tête et long du cou ; recouvert par l'artère carotide,
la veine jugulaire interne, les nerfs vague et hypoglosse ; uni à toutes ces parties par un tissu cellulaire
lâche, le rameau inférieur descend perpendiculairement jusque vers la cinquième ou sixième vertèbre
cervicale, endroit où il se termine au ganglion cervical moyen. Quand ce dernier manque, le rameau
parcourt un trajet beaucoup plus long, et ne cesse
qu'au ganglion inférieur.

3°. *Rameaux externes.* Ils sont au nombre de
trois ou quatre, parfaitement distincts les uns des
autres, et séparés par de petits intervalles plus ou
moins larges. Tous se dirigent transversalement sur
le muscle grand droit antérieur, dont ils croisent la
direction, et vont se terminer en s'anastomosant
avec les branches antérieures des nerfs cervicaux.

Les deux premiers naissent constamment du ganglion lui-même, et sont fort rapprochés l'un de l'autre. Peu de temps après, ils se subdivisent chacun,
en deux filets qui s'écartent à angle aigu, et s'anastomosent isolément avec l'anse nerveuse formée par
les deux premières paires cervicales. Leur trajet est
assez court.

Le troisième, beaucoup plus long, naît tantôt du ganglion, tantôt de son rameau inférieur, lorsque le ganglion a peu d'étendue. Simple d'abord, il se subdivise ensuite comme les précédens; et les deux filets qui en résultent, se portant dans des directions différentes, vont, l'un en haut s'anastomoser avec la fin de l'anse nerveuse, l'autre en bas se réunir à la branche inférieure de la seconde paire cervicale.

Le quatrième rameau, éloigné du précédent par un assez grand intervalle, naît presque toujours du rameau inférieur et non du ganglion. Après un trajet assez long, il donne un ou plusieurs petits filets qui, se contournant en dehors sur la colonne vertébrale, vont se perdre dans les muscles scalènes; puis il se subdivise en deux filets principaux, dont l'un supérieur, se prolonge entre les muscles scalène et droit antérieur, et s'anastomose avec la branche inférieure de la troisième paire cervicale, au moment où elle sort du trou de conjugaison qui lui appartient; tandis que l'inférieur, superficiel, va se réunir à la même branche lorsqu'elle est sortie de l'espace inter-musculaire.

Cette disposition des rameaux externes, facile à observer sur plusieurs sujets, varie singulièrement comme tout ce qui tient au système nerveux des ganglions. Souvent, au lieu de quatre rameaux distincts et séparés par des intervalles d'une largeur déterminée, on voit un seul faisceau de ramuscules partir à la fois du ganglion, et se distribuer ensuite plus ou moins irrégulièrement. Plusieurs d'entre eux, minces et ténus, vont alors gagner l'anse nerveuse cervicale; tandis qu'un seul, volumineux, dirigé transversalement, va, par les deux filets qui résultent de sa bifurcation, s'anastomoser en haut avec l'extrémité inférieure de l'anse nerveuse, en bas avec le rameau inférieur de la seconde paire.

Outre ces rameaux, plus ou moins constans dans leur nombre et dans leur volume, on voit naître du rameau inférieur du ganglion une foule de filets ténus en nombre indéterminé, qui vont s'anastomoser irrégulièrement avec les branches extérieures cervicales jusqu'à la partie moyenne du cou (1).

4°. *Rameaux internes.* Ceux-ci, plus variables encore que les précédens pour le nombre, l'origine et le mode de distribution, se répandent tous sur la colonne vertébrale, et après.avoir envoyé beaucoup de filets aux muscles grand droit antérieur et long du cou, se terminent, soit au pharynx, soit au larynx, tantôt isolément, tantôt conjointement avec

___

(1) Nous avons vu précédemment que les nerfs cervicaux, comme tous ceux qui sont en communication avec la moelle épinière, sont formés de deux faisceaux distincts, qui président isolément à la sensibilité et au mouvement. Or, c'est particulièrement avec les racines postérieures, avec les racines sensoriales, que communiquent les rameaux externes des ganglions cervicaux, ainsi que ceux des ganglions thoraciques, abdominaux et sacrés; d'où l'on a conclu que ces ganglionspourraient bien être autant de modificateurs de la sensibilité, qui a son siége dans la moelle épinière, et que du changement qu'ils apportent dans cette propriété pourrait bien résulter la différence qui existe entre la sensibilité qui préside aux fonctions de la vie organique et celle qui préside à la vie de relation.

(*Note ajoutée.*)

des nerfs cérébraux auxquels ils se réunissent. Tous sont minces, grêles, et on n'en voit aucun présenter le volume qui caractérise plusieurs des rameaux externes. Telle est l'idée générale qu'on doit s'en former, et que l'observation confirme partout.

De ces rameaux, les uns en très-petit nombre, viennent immédiatement du ganglion : ceux-ci suivent, dès leur origine, un trajet très-oblique en bas. D'autres, en plus grande quantité, viennent du rameau inférieur qui réunit les deux premiers ganglions : ils ont une direction un peu plus horizontale. Plusieurs ne sont que des filets fournis par le rameau cardiaque supérieur, et quelquefois ils en naissent presque tous.

Répandus d'abord sur les parties latérales antérieures de la colone vertébrale, ces rameaux se distinguent bientôt en deux ordres, d'après les organes auxquels ils sont destinés.

Les uns se portent à la partie postérieure du pharynx, et se perdent dans les parois musculeuses de cette cavité, en s'y anastomosant avec les filets du glosso-pharyngien.

Les autres, et surtout les inférieurs, se contournent sur les parties latérales du larynx ; et après avoir serpenté quelque temps sur la glande thyroïde et sur les muscles qui la recouvrent, se perdent, soit à ces organes, soit dans le larynx lui-même, où ils pénètrent par les diverses ouvertures résultant de l'union des parties qui le constituent.

Un de ces derniers, aussi variable que les autres par son origine, paraît un peu plus constant quant à son existence et à sa distribution. Il se porte au-devant de la glande thyroïde, et descend obliquement jusqu'à l'espace crico-thyroïdien. Là, il se divise en un grand nombre de filets qui s'écartent un peu les uns des autres, et pénètrent aussitôt, par l'espace dont il s'agit, dans le larynx.

Plusieurs des rameaux dont nous parlons s'anastomosent ensemble avant leur terminaison. D'autres se réunissent, dans leur trajet, avec ceux du laryngé. Tous s'entrelacent avec ce dernier et avec le récurrent dans le larynx.

5°. *Rameaux antérieurs.* Ceux-ci, les plus importans de tous par leur distribution, sont aussi les plus multipliés, et offrent les premiers ces entrelacemens continuels propres au système nerveux des ganglions, et qui permettent difficilement de les suivre jusqu'à une grande distance.

On peut distinguer ces rameaux en trois ordres :

a. Les uns, très-courts et les plus supérieurs de tous, nés immédiatement du ganglion, vont s'anastomoser aussitôt avec les nerfs facial, vague et hypoglosse. Parmi ceux-ci, on en trouve ordinairement un assez ténu, mais très-long, qui se porte obliquement en haut, et va s'unir au nerf facial immédiatement à sa sortie du trou stylo-mastoïdien.

b. Le second ordre de rameaux comprend tous ceux qui vont former les plexus carotidiens. On les voit naître du ganglion, au nombre de deux ou trois seulement. Aussitôt ils se portent en devant. Les uns se jettent derrière l'artère carotide primitive, à l'endroit de sa première division, descendent sur le tronc principal, et l'accompagnent jusqu'à son origine de l'aorte ou de la sous-clavière, en s'y entrecroissant à l'infini. Les autres contournent la carotide externe, et se subdivisent en autant de plexus que cette artère offre de branches. Ainsi la labiale, la linguale, l'occipitale, la pharyngienne inférieure, la temporale, reçoivent chacune un plexus nerveux semblable, qui se distinguera en autant de plexus secondaires que la branche fournira de rameaux. Ces plexus, formés non-seulement par les rameaux antérieurs du ganglion, mais aussi par ceux du glosso-pharyngien, du facial, du nerf vague, qui viennent s'entremêler ensemble, sont plus ou moins faciles à découvrir. Tantôt ils ont un volume presque semblable à celui des nerfs cérébraux; tantôt et plus souvent ils sont tellement ténus, que, comme l'observait Bichat, le seul moyen de les reconnaître, c'est de râcler légèrement chaque artère avec le scalpel au moment même de la dissection. On voit alors un réseau nerveux appliqué sur la tunique extérieure dans les branches principales; mais quelque soin que l'on y mette, il est presque impossible de reconnaître jusqu'où s'étend le plexus, et si l'artère en est accompagnée jusqu'à ses derniers ramuscules. Souvent, à l'endroit où les rameaux antérieurs du second ordre se réunissent pour former les premiers plexus artériels, on trouve un petit ganglion rougeâtre ou blanchâtre, duquel, comme d'un centre commun, partent les rameaux immédiatement destinés aux artères.

c. Enfin, le troisième ordre de rameaux antérieurs, distincts d'abord les uns des autres, mais bientôt réunis, forme un seul nerf nommé *cardiaque supérieur*, ordinairement unique, quelquefois double. Ce nerf, très-remarquable par sa longueur et par sa distribution, sera décrit avec ceux qui, naissant plus bas, ont le même terme et appartiennent au même organe.

§ II. *Ganglion cervical moyen.*

L'existence et la disposition de ce ganglion ne sont point aussi constantes que celles du précédent. Quelquefois il manque entièrement, et alors il n'est point rare qu'on trouve deux ganglions cervicaux inférieurs. D'autres fois, au contraire, il est double. Son volume n'est pas moins variable. Tantôt très-marqué, il se découvre au premier coup de scalpel; tantôt très-petit, il ressemble plutôt au renflement léger qui marque une anastomose nerveuse, qu'à un corps particulier; et c'est dans ce dernier cas surtout que son existence peut facilement être révoquée en doute, si l'on néglige un examen attentif.

La forme du ganglion cervical moyen est beaucoup moins constante encore que celle du supérieur. En général, il est arrondi, lenticulaire, jamais allongé. Sa couleur est grisâtre, comme dans tous les autres.

Ce qui varie le moins, c'est la place qu'il occupe. Presque toujours, lorsqu'il existe, on le trouve entre les cinquième et sixième vertèbres cervicales, quelquefois entre la sixième et la septième. Placé sur le muscle long du cou, il répond en devant à l'artère carotide, à la veine jugulaire interne et au nerf vague.

Les rameaux que donne le ganglion cervical moyen se distinguent en supérieur, inférieurs, ex-ternes, internes et antérieurs.

1°. *Rameau supérieur*. Celui-ci est déjà connu. Tantôt unique, tantôt, mais rarement double, il établit une communication directé entre le ganglion moyen et le supérieur.

2°. *Rameaux inférieurs*. Ils sont en nombre in-déterminé. Ordinairement on en compte cinq ou six. Les uns passent devant l'artère sous-clavière, les autres derrière elle, en sorte qu'ils forment une espèce d'anse autour de ce vaisseau (1), et fournis-sent quelques filets pour les plexus qui lui appar-tiennent. Cette disposition, qui a lieu du côté droit, est la même du côté gauche par rapport à l'artère aorte. Ces rameaux, rapprochés ensuite les uns des autres, se terminent sur-le-champ au ganglion cer-vical inférieur. Tous sont minces et grêles. Quel-quefois ils manquent absolument, et les deux gan-glions inférieurs se continuent ensemble sans inter-ruption.

3°. *Rameaux externes*. Souvent on n'en trouve qu'un seul. Il se dirige presque transversalement, traverse l'épaisseur du muscle scalène, et va s'ana-stomoser avec la sixième paire cervicale. La qua-trième et la cinquième en reçoivent quelquefois deux autres ; et, dans ce dernier cas, le ganglion supérieur ne leur en fournit aucun.

_____

(1) C'est cette anse que l'on désigne quelquefois sous le nom d'anse nerveuse de *Vieussens*.   (*Note ajoutée.*)

4°. *Rameaux internes.* Ils passent au-dessous de la carotide, et vont gagner l'artère thyroïdienne inférieure, dont ils forment le plexus nerveux. Outre ce plexus, qui accompagne toutes les divisions de cette artère; on voit plusieurs de ces rameaux se rendre isolément dans la glande thyroïde. Plusieurs s'anastomosent avec le nerf récurrent.

5°. *Rameaux antérieurs.* Ce sont les nerfs *cardiaques moyens.* Tantôt on n'en trouve qu'un seul; tantôt il en existe deux ou trois, qui bientôt se réunissent en un seul tronc. Plus volumineux que les précédens, ils pénètrent aussitôt dans la poitrine, et s'y comportent comme nous le dirons ci-après.

§ III. *Ganglion cervical inférieur.*

L'existence de celui-ci est constante. Quelquefois il est double; d'autres fois il se continue avec le moyen. Sa grosseur varie beaucoup; tantôt elle n'excède guère celle du moyen, tantôt elle égale celle du supérieur. Quelquefois allongé et fusiforme, il est plus souvent encore tellement irrégulier qu'on ne peut lui assigner aucune forme déterminée. Sa position est assez constante. Ordinairement il occupe l'intervalle que circonscrivent en haut l'apophyse transverse de la septième vertèbre cervicale, en bas le col de la première côte. D'autres fois il se trouve sur le bord concave de cette côte, entre elle et le corps de la première vertèbre dorsale. Il s'étend, pour l'ordinaire, jusqu'au premier espace intercostal; plus volumineux, il ne finit que sur la seconde côte, se continuant alors avec le premier ganglion

thoracique. L'artère vertébrale le recouvre antérieurement.

Les rameaux que fournit le troisième ganglion
cervical se distinguent en supérieurs, inférieurs,
internes, externes et antérieurs.

1°. *Rameaux supérieurs.* Ils sont assez volumineux. Quelques-uns embrassent, comme nous l'a-
vons dit, l'artère sous-clavière ou l'artère aorte,
et vont se rendre au ganglion cervical moyen.

Outre ceux-ci, il en est un supérieur très-considérable, situé un peu plus en dehors, et qui, caché
dans son origine par l'artère vertébrale, remonte
au-dessous d'elle, et s'engage dans le canal qu'elle
parcourt à la base des apophyses transverses. On le
suit sans peine jusqu'à la troisième ou seconde vertèbre cervicale. Outre les filets qu'il donne à l'artère
vertébrale, et qui forment son plexus nerveux, il
se divise en un grand nombre de ramuscules qui se
dirigent obliquement en haut, les uns en dedans,
les autres en dehors. Les premiers se perdent aux
muscles inter-transversaires, près du corps des vertèbres. Les seconds s'anastomosent avec les paires
cervicales correspondantes, au moment où elles
sortent du canal de l'épine. Le nerf s'épuise en divisions semblables, et ne peut plus être suivi, vers la
partie supérieure de la région cervicale.

2°. *Rameaux inférieurs.* On n'en trouve ordinairement qu'un très-court et assez mince. Il se rend au
premier ganglion thoracique, et s'y termine. Quand
ce dernier ganglion est continu avec le cervical inférieur, le rameau dont nous parlons va au second
thoracique.

3°. *Rameaux externes.* Ils sont assez nombreux
et tous très-ténus. Les uns se portent immédiatement sur la sous-clavière, et lui forment un plexus
qui l'accompagne dans tout son trajet à l'épaule et
au bras, en suivant toutes ses divisions. D'autres,
en suivant la même direction, vont se répandre
sur le muscle scalène, près de son insertion inférieure, et se perdent dans son épaisseur. Enfin,
on en distingue trois ou quatre qui vont s'anastomoser avec les sixième, septième et huitième
paires cervicales, et avec la première dorsale. Quelquefois celui qui va à la huitième cervicale offre un
volume beaucoup plus considérable que les autres.
Quand le ganglion cervical inférieur est continu et
identifié avec le premier ganglion thoracique, il
communique par un autre rameau avec la seconde
paire dorsale (1).

4°. *Rameaux internes.* Ils sont peu nombreux,
très-minces, et très-irréguliers dans leur disposition.
La plus grande partie va se perdre dans les fibres du
muscle long du cou. Un d'entre eux s'anastomose
avec le nerf récurrent. Quelques autres se jettent
derrière le poumon, et vont concourir à la formation des plexus pulmonaires.

5°. *Rameaux antérieurs.* Ce sont les nerfs *cardiaques inférieurs.* Ils naissent par plusieurs filets
distincts, qui se réunissent ensuite pour former,
tantôt un seul, tantôt deux ou trois cordons nerveux. Nous les décrirons avec les autres cardiaques.

---

(1) *Voyez* la note de la page 364.

Des Nerfs cardiaques.

Le cœur ne reçoit ses principaux nerfs que du système des ganglions. Ceux qui partent du tronc du nerf vague ou du récurrent, et que l'on nomme aussi *cardiaques*, ne vont point pour l'ordinaire immédiatement au cœur, mais s'anastomosent avec les précédens, après un trajet plus ou moins long.

On distingue ordinairement trois nerfs cardiaques fournis par les trois ganglions cervicaux, et désignés, comme eux, d'après leur position. Ce nombre n'est cependant constant que du côté droit, et le plus souvent on ne trouve que deux nerfs cardiaques du côté gauche.

Si même on a égard à la disposition du grand plexus cardiaque et à la manière dont il est formé, on ne reconnaîtra de l'un et de l'autre côtés qu'un seul nerf cardiaque principal. Les détails descriptifs rendront ceci sensible.

Avant d'entrer dans ces détails, je remarquerai, avec Scarpa, que les nerfs cardiaques se comportent, à l'égard du cœur, comme les nerfs splanchniques à l'égard des viscères abdominaux. Isolés dans leur origine et dans leur trajet, ils se réunissent à leur terminaison en un seul plexus, duquel partent ensuite tous les rameaux destinés immédiatement à l'organe, en sorte que sur le cœur on ne distingue plus les nerfs cardiaques droits d'avec les nerfs cardiaques gauches. Nous devons dès lors, pour nous former des idées justes, 1° examiner l'origine et le trajet des nerfs dont il s'agit, jusqu'au point de leur réunion; 2° décrire exactement le plexus commun qu'ils forment, et la manière dont ce plexus distribue ses rameaux au cœur lui-même.

a. *Origine et trajet des Nerfs cardiaques.*

La disposition des nerfs cardiaques n'est pas tout-à-fait la même du côté droit et du côté gauche; ce qui nous oblige à les considérer isolément dans ces deux parties.

I. Du côté droit, on trouve constamment trois nerfs cardiaques, distingués en supérieur, moyen et inférieur.

1°. Le *supérieur*, nommé par Scarpa *nerf cardiaque superficiel*, naît par cinq ou six filets de la partie antérieure et interne du ganglion cervical supérieur; quelquefois le rameau inférieur de ce ganglion lui fournit quelques origines. Ces filets, d'abord écartés et dirigés plus ou moins obliquement en dedans et en bas, se réunissent enfin en un seul tronc fort mince, qui se porte presque perpendiculairement jusqu'à la partie inférieure du cou, côtoyant la carotide primitive, et placé en dehors de cette artère, en dedans du rameau par lequel les deux premiers ganglions cervicaux communiquent ensemble.

Parvenu au niveau du ganglion cervical moyen, le nerf cardiaque supérieur fournit en dedans un rameau considérable qui passe derrière la carotide et remonte sur la thyroïdienne inférieure, pour concourir à la formation du plexus nerveux de cette artère. En s'engageant sous la carotide, ce rameau donné un filet qui descend sur le tronc artériel, et s'y anastomose bientôt avec un filet du nerf vague. Le nerf cardiaque se détourne ensuite un peu en dehors, passe derrière le cardiaque moyen, dont il croise la direction, et se divise aussitôt en plusieurs rameaux qui s'anastomosent avec celui que le nerf récurrent envoie au ganglion cervical moyen.

D'après cette terminaison, qui est la plus constante, on voit que le nom de *cardiaque* est très-improprement donné au nerf que nous venons de décrire. Il le mérite mieux dans d'autres cas où, au lieu de se terminer ainsi, il se porte sur la carotide primitive et sur la crosse de l'aorte, pour se réunir au nerf cardiaque moyen. Souvent alors il donne, un peu avant cette réunion, un rameau remarquable, qui se recourbe en croisant l'origine de la carotide primitive, et remonte au-devant de la trachée-artère jusqu'à la glande thyroïde, dans laquelle il se perd par plusieurs filets.

Dans son trajet au cou, le nerf cardiaque supérieur communique ordinairement en dehors par un ou deux rameaux avec le nerf vague. En dedans, il en fournit plusieurs à l'œsophage, aux muscles qui recouvrent la trachée-artère, et à l'anse nerveuse du nerf hypoglosse.

2°. Le *nerf cardiaque moyen*, nommé par Scarpa *grand nerf cardiaque* ou *nerf cardiaque profond*, est le plus volumineux des trois. Il naît de la partie antérieure et interne du ganglion cervical moyen, par cinq ou six filets réunis bientôt en deux ou trois rameaux, qui forment presque aussitôt un seul tronc. Dirigé en avant et en bas, il côtoie d'abord la carotide primitive; passe ensuite au-devant de la sous-clavière, en croisant sa direction, et recevant quelquefois sur cette artère un ou deux filets du nerf vague. Au-dessous d'elle, il en reçoit un plus considérable du récurrent, passe au-devant du nerf cardiaque inférieur, et côtoie ensuite l'artère innominée, placé en dehors d'elle. Il s'engage bientôt entre la crosse de l'aorte, à laquelle il donne plusieurs filets ténus, et la division des bronches, et se termine là au plexus cardiaque, qu'il concourt principalement à former.

Outre les rameaux que nous avons déjà indiqués, le nerf cardiaque moyen en reçoit ordinairement deux assez-volumineux du nerf vague, près de l'endroit où l'artère innominée se divise. Ce point d'anastomose est marqué par une tuméfaction assez analogue à celle d'un ganglion.

Souvent, dans son trajet, le nerf cardiaque moyen se subdivise pendant quelque temps en deux rameaux d'inégal volume, lesquels, se réunissant ensuite de nouveau, circonscrivent entre eux un de ces espaces que les anciens anatomistes appelaient *insulæ*.

3°. Le *nerf cardiaque inférieur*, nommé par Scarpa *petit nerf cardiaque*, naît du ganglion cervical inférieur, par un nombre plus ou moins considérable de filets, qui sont écartés d'abord les uns des autres, et qui, réunis successivement en rameaux plus volumineux, forment, dans l'endroit de leur origine, un plexus assez étendu. Ce nerf descend perpendiculairement derrière l'artère sous-clavière, voisin du nerf récurrent. Il côtoie ensuite en dehors l'artère.

innominée, se place bientôt sur elle, et continue son trajet sur la partie antérieure de la crosse de l'aorte, devenant toujours plus superficiel. Enfin, il se contourne à gauche sur l'aorte, et va entre elle et la pulmonaire se jeter dans le plexus coronaire antérieur dont nous parlerons tout à l'heure.

Dans ce trajet, le cardiaque inférieur reçoit plusieurs filets du récurrent et du nerf vague. Il en donne un grand nombre à l'aorte en passant sur elle.

II. Du côté gauche, on ne trouve pour l'ordinaire que deux nerfs cardiaques, un seul étant fourni par les deux derniers ganglions cervicaux.

Le cardiaque supérieur ou superficiel, suivant Scarpa, naît, comme à droite, par plusieurs rameaux distincts, et affecte la même disposition pendant la plus grande partie de son trajet. Il descend entre la carotide et la sous-clavière; et parvenu à l'endroit où ces deux artères naissent de l'aorte, il se divise en un grand nombre de filets. Les uns passent au-devant de l'aorte, pour s'anastomoser soit avec les rameaux du cardiaque inférieur, soit avec quelques filets cardiaques naissant du nerf vague. Les autres se portent derrière l'aorte, et vont se jeter dans le plexus cardiaque commun.

Le grand nerf cardiaque a une double origine. La branche assez volumineuse qui le constitue principalement naît du ganglion cervical inférieur, passe derrière la portion transversale de la sous-clavière, puis se dirige obliquement en avant et en bas, en suivant la direction de cette artère, qu'elle côtoie en dehors. Vers l'endroit où la sous-clavière donne

naissance à la thyroïdienne inférieure, le grand nerf
cardiaque reçoit un grand nombre de rameaux qui,
nés du ganglion cervical moyen, s'entrelacent plusieurs fois ensemble avant de se réunir au tronc
commun dont ils forment la seconde origine.

Parvenu au-dessus de la crosse aortique, le
grand nerf cardiaque se porte derrière elle, et là se
jette, tantôt par un seul tronc, tantôt par plusieurs divisions, dans le grand plexus cardiaque,
qu'il concourt spécialement à former. Dans cet endroit, il reçoit plusieurs filets considérables du nerf
vague.

Tels sont les origines et le trajet des nerfs cardiaques de l'un et de l'autre côtés. On voit que le
moyen à droite, que l'inférieur à gauche, sont les
plus importans, ceux qui méritent le mieux le nom
qu'ils portent, vu leur terminaison constante au
cœur.

b. *Plexus cardiaque et distribution de ses rameaux.*

Le plexus cardiaque, centre commun où se réunissent les nerfs que nous venons de décrire, occupe la partie postérieure de la crosse de l'aorte,
peu après son origine du cœur. Il répond en arrière à la division des deux bronches et au plexus
pulmonaire antérieur formé par le nerf vague. Il
s'étend de haut en bas, depuis l'endroit où l'aorte
donne naissance à l'innominée, jusqu'à la division
de l'artère pulmonaire en deux troncs principaux.
Sa forme est irrégulière. Haller, fixant son attention
sur les nerfs qu'il réunit, lui a donné ce nom de

plexus que nous lui conservons; tandis que Wrisberg et Scarpa ont cru devoir le nommer *ganglion cardiaque*, à cause du renflement nerveux qui le distingue. Mais l'aspect qu'il présente ordinairement n'est point celui d'un corps particulier interposé entre deux ordres de rameaux dont il paraisse indépendant; on y voit plutôt un nerf volumineux résultant de la réunion de plusieurs, et donnant aussitôt origine à de nouveaux rameaux.

Le plexus cardiaque offre une mollesse presque gélatineuse, différant extrêmement sous ce rapport des nerfs dont il dépend.

En haut, il reçoit les nerfs cardiaque moyen droit et cardiaque inférieur gauche, qui le constituent essentiellement par leur réunion. Il reçoit plusieurs rameaux du cardiaque supérieur gauche, et quelquefois du droit. Quelques filets du cardiaque inférieur droit vont aussi se réunir à lui.

Les rameaux que fournit le plexus cardiaque peuvent se distinguer en antérieurs, postérieurs et inférieurs.

Les rameaux antérieurs sont en fort petit nombre. Ils se portent sur la partie antérieure de l'aorte, et se distribuent à ses parois. Quelques-uns se prolongent au-dessous d'elle, et se jettent dans le plexus coronaire antérieur.

Les rameaux postérieurs, plus nombreux, sont extrêmement courts. Tous se jettent, aussitôt après leur origine, dans le plexus pulmonaire antérieur formé par le nerf vague.

Les rameaux inférieurs sont les plus remarquables de tous, soit par leur nombre, soit par leur volume.

Ce sont eux qui appartiennent proprement au cœur. On peut les distinguer en deux ordres principaux :

Les uns, formant un faisceau considérable, naissent du plexus cardiaque, au niveau de la division de l'artère pulmonaire, passent aussitôt derrière le ligament artériel qu'ils embrassent, et contournent de haut en bas le tronc pulmonaire gauche, sur lequel ils commencent à s'écarter les uns des autres. Plusieurs suivent le tronc pulmonaire jusqu'à son entrée dans le poumon, et se distribuent à ses parois, ainsi qu'aux veines pulmonaires gauches, en s'anastomosant avec les rameaux correspondans du nerf vague. D'autres suivent une direction opposée, et retournent sur l'artère pulmonaire jusqu'à son origine du cœur. Mais les plus considérables, qui souvent forment un tronc nerveux unique, croisent obliquement de haut en bas la direction de l'artère pulmonaire gauche, et vont gagner en arrière la base du cœur. Là, ils trouvent l'artère coronaire postérieure près de son origine, et dès lors c'est la disposition de cette artère qui détermine leur distribution. Divisés en filets plus ou moins ténus, entrelacés autour du vaisseau, ils constituent ce qu'on nomme le *plexus coronaire postérieur*. Ce plexus se divise aussitôt en deux ou trois plexus secondaires, qui embrassent les trois divisions artérielles et ne les abandonnent plus. Ainsi on en voit un qui contourne horizontalement la base du cœur de gauche à droite, et qui ensuite se perd en ramuscules ténus sur la face plane du même viscère. Un autre côtoie la base de l'artère pulmonaire avec la branche artérielle coronaire correspondante, et vient se répandre comme elle sur le bord gauche du cœur jusqu'à sa pointe. Un troisième, beaucoup moins considérable, se porte perpendiculairement sur le milieu de la face plane du cœur avec les rameaux artériels courts que la coronaire distribue au même endroit. Ces filets nerveux sont très-multipliés. Quelques-uns, en petit nombre, s'écartent isolément de leurs plexus, et se perdent sur les parois du cœur, dans les endroits où aucun rameau artériel ne se distribue.

Le second ordre de rameaux naît du plexus car-diaque, un peu plus bas que le premier, entre l'aorte et le tronc droit de l'artère pulmonaire. Quelques-uns passent aussitôt derrière le tronc pulmonaire, qu'ils embrassent pour se porter à la face plane du cœur, où ils se jettent dans le plexus coronaire pos-térieur que nous venons de décrire. D'autres, non moins volumineux, descendent devant le même tronc pulmonaire, entre lui et l'aorte, et vont gagner aussi la face plane pour se terminer comme les pré-cédens.

Enfin, les derniers s'engagent obliquement entre l'artère pulmonaire et l'aorte, contournent celle-ci, et viennent reparaître à la partie antérieure de la base du cœur. Ce sont eux qui forment le *plexus coronaire antérieur*, distribué comme l'artère de même nom.

Ce plexus, augmenté encore par le nerf cardiaque inférieur gauche, qui, comme nous l'avons dit, lui appartient entièrement, se répand à toute la face convexe du cœur et à l'oreillette droite. Plusieurs de ses rameaux s'anastomosent sur le bord gauche du cœur avec ceux du plexus coronaire postérieur.

On voit qu'il y a une inégalité frappante entre le volume des deux plexus coronaires. Le postérieur est le plus considérable, et c'est à le former que les deux tiers des rameaux fournis par le grand plexus cardiaque sont employés. C'est donc à la face plane du cœur que se trouve le plus grand nombre de nerfs, comme plusieurs anatomistes l'ont observé depuis long-temps (1).

Quoique les nerfs du cœur suivent toujours le trajet des artères coronaires, il est assez facile de les reconnaître, vu la direction droite de presque tous leurs rameaux; tandis que les rameaux artériels correspondans sont toujours extrêmement flexueux, en sorte que ceux-ci se trouvent souvent croisés à angle plus ou moins marqué par les autres.

Les nerfs cardiaques s'enfoncent dans la substance du cœur avec les vaisseaux coronaires, et peuvent être suivis jusqu'à la troisième ou quatrième subdivision de ces vaisseaux. Au-delà, on les perd de vue, même dans le cœur des animaux les plus volumineux.

---

(1) En comparant les nerfs cardiaques de l'un et de l'autre côtés, on reconnaît en effet qu'ils sont plus prononcés à droite, qu'ils fournissent des filets à toutes les parties du cœur; tandis qu'à gauche ils semblent n'être qu'accessoires, et destinés seulement à renforcer les plexus formés par les premiers. Néanmoins ils sont tellement entre-croisés à la base du cœur qu'il est bien probable que le cœur reçoit sur ses deux faces des filets des nerfs cardiaques gauches et droits. Tous ces filets nerveux sont aplatis, rubanés et collés sur les parois des vaisseaux. (*Note ajoutée.*)

ARTICLE TROISIÈME.

GANGLIONS THORACIQUES.

Considéré dans la poitrine, le système nerveux des ganglions offre un aspect tout différent de celui qu'il présentait au cou. Irrégulier dans cette dernière région, formé de parties évidemment distinctes, souvent tout-à-fait isolées, et qui ne communiquent entre elles que par des rameaux plus ou moins ténus, dont le nombre et la longueur sont aussi variables que leur existence est peu constante, ce système ne pouvait être envisagé dans son ensemble avec une parfaite exactitude : il fallait en décrire les diverses portions chacune en particulier. Quel que fût le nombre des ganglions, chacun d'eux offrait réellement à l'œil de l'anatomiste un centre nerveux indépendant, sur lequel il était comme forcé de fixer sa première attention, pour se former une idée juste des rameaux dont ce centre était ou l'origine ou le point de réunion.

Dans la poitrine, au contraire, et spécialement depuis la première côte jusqu'à la onzième, le système nerveux des ganglions forme réellement un tout continu dont la disposition n'offre que peu de variétés. Au premier aspect, l'anatomiste voit ici plutôt un nerf unique qu'une suite de centres nerveux distincts, tant les ganglions sont petits, comparés aux rameaux volumineux par lesquels ils communiquent ensemble.

Aussi, tandis que les auteurs, en décrivant le

nerf grand sympathique, considèrent cependant les ganglions cervicaux d'une manière isolée et les décrivent chacun en particulier, tous parlent de la portion thoracique comme d'un nerf continu, et les ganglions ne leur paraissent ici que de petits renflemens placés de distance en distance sur un tronc nerveux unique.

Mais il est facile de se convaincre, par un examen attentif, qu'on ne doit pas s'arrêter à ce premier aspect dont nous parlons; que les ganglions thoraciques doivent être considérés comme les cervicaux, et n'en diffèrent que par plus d'uniformité dans le nombre et la distribution de leurs rameaux.

Suivons donc ici la même marche descriptive que dans les autres régions, en observant seulement de comprendre sous un même coup d'œil tous les ganglions thoraciques, pour éviter des répétitions inutiles.

On compte douze ganglions thoraciques. Tous sont placés sur la tête des côtes correspondantes, et sont immédiatement recouverts par la plèvre. Ce nombre varie quelquefois aussi bien que la position : souvent le dernier ganglion cervical s'étend jusque sur la première côte et remplace le premier thoracique qui manque alors absolument. On en voit plusieurs qui, au lieu d'occuper la tête des côtes, occupent les espaces intercostaux : ceci est cependant assez rare.

- On ne peut assigner aucune forme précise aux ganglions thoraciques, tant cette forme est irrégulière. Leur volume est, en général, très-peu considérable :

rarement il égale celui des ganglions abdominaux, jamais celui des cervicaux.

Chacun de ces ganglions fournit des rameaux que l'on peut distinguer en supérieurs, inférieurs, externes et internes.

1°. *Rameaux supérieurs et inférieurs.* Nous réunissons ces deux ordres, parce que, comme on le conçoit, le rameaux supérieur d'un ganglion est nécessairement le rameau inférieur du ganglion qui précède.

Tous sont remarquables par le volume considérable qu'ils présentent. Souvent ce volume est presque égale à celui des ganglions eux-mêmes. Toujours c'est un rameau unique qui réunit ainsi deux ganglions en allant de l'un à l'autre, différence sensible d'avec la région cervicale, où l'on voit souvent deux ganglions communiquer ensemble par plusieurs ramuscules isolés.

Mais, quel que soit le volume de ces rameaux, pour l'ordinaire on les distingue fort bien des ganglions d'où ils partent : d'ailleurs, leur origine n'a pas toujours lieu au même point du ganglion. Tantôt ils naissent plus près du corps des vertèbres, tantôt plus près des côtes, en sorte qu'une ligne perpendiculaire traversant à la fois tous les ganglions thoraciques par leur milieu ne correspondrait point à tous les rameaux dont nous parlons : le plus grand nombre se trouverait ou à droite ou à gauche de cette ligne.

Ces rameaux passent tous au-devant des artères intercostales correspondantes, dont ils croisent la direction. Dans leur trajet très-court, ils fournissent souvent de petits filets qui vont se perdre, soit aux muscles intercostaux, soit à la surface des côtes.

2°. *Rameaux externes.* Ceux-ci varient en nombre. Tantôt on n'en trouve qu'un seul pour chaque ganglion, tantôt on en distingue trois ou quatre; d'autres fois le rameau, d'abord unique, se bifurque ensuite plus ou moins près de son origine. Lorsqu'il n'y en a qu'un, son volume est assez considérable. S'il s'en trouve plusieurs, toujours un d'entre eux domine par sa grosseur, les autres étant fort ténus.

Ces rameaux prennent toujours une direction oblique en haut et en dehors; et chacun parvenu, après un court trajet, dans l'espace intercostal, s'anastomose avec la branche antérieure des nerfs dorsaux, au moment où elle sort du canal vertébral. S'il y a plusieurs rameaux pour le même ganglion, ou si le rameau, d'abord unique, s'est ensuite bifurqué, tous les filets se réunissent bientôt pour se terminer au même point d'anastomose. Quelques-uns cependant demeurent isolés, et vont se perdre dans les muscles intercostaux.

3°. *Rameaux internes.* Ils sont très-multipliés, et leur distribution est en général assez irrégulière; on peut cependant, sous ce dernier rapport, les distinguer en deux ordres. Les uns, destinés à l'abdomen, viennent des ganglions thoraciques inférieurs : ce sont les splanchniques : leur disposition est constante. Les autres naissent de tous les ganglions, et se répandent aux parties voisines, dans l'intérieur même de la poitrine.

Ces derniers sont, en général, fort courts et fort ténus. Ils s'entrelacent ensemble près de leur origine, et se dirigent aussitôt sur la partie antérieure de la colonne vertébeale, où ils se perdent dans le tissu cellulaire.

Mais parmi ces rameaux, on doit en distinguer un beaucoup plus long que les autres, et dont l'existence ainsi que la distribution paraissent constantes. Il naît du dixième ganglion, au niveau et isolément du nerf petit splanchnique, se dirige obliquement en avant et en bas, et après un trajet assez long se porte sur la partie antérieure de l'aorte. Il suit dès-lors le trajet de cette artère, à laquelle il appartient, et fournit à ses parois de nombreux rameaux qui s'anastomosent avec ceux que donne le rameau semblable du côté opposé. Parvenu au niveau du tronc cœliaque, le rameau se jette et se perd dans le plexus du même nom, division du plexus solaire.

Des Nerfs splanchniques.

Ces nerfs, par lesquels paraissent commencer tous les plexus abdominaux, sont au nombre de deux, distingués en *grand* et *petit*. L'existence et la disposition du premier sont constantes: le second offre plus de variétés dans son origine et dans le nombre des rameaux qui le constituent; mais jamais il ne manque en totalité.

I. Grand Nerf splanchnique.

Il naît, par quatre ou cinq rameaux distincts et fort écartés les uns des autres, de la partie interne des ganglions thoraciques moyens, depuis le sixième ou septième, jusqu'au neuvième ou dixième,

Ces rameaux se dirigent tous fort obliquement en bas et en dedans, sur les parties latérales de la colonne vertébrale, recouverts immédiatement par la plèvre, et ne se réunissent en un seul tronc que vers la onzième vertèbre dorsale. Ce tronc continue son trajet dans la même direction oblique, jusqu'à la partie postérieure des appendices diaphragmatiques, s'engageant alors entre ces appendices et les vertèbres correspondantes, pour pénétrer dans l'abdomen. Cette introduction a lieu des deux côtés par un écartement particulier des fibres du diaphragme, et jamais par les grandes ouvertures que ce muscle présente.

En pénétrant dans l'abdomen, le grand splanchnique se divise en plusieurs rameaux assez volumineux. Ces rameaux, légèrement divergens entre eux, et cachés profondément d'un côté par l'estomac, de l'autre par le foie, vont se terminer à des ganglions très-supérieurs par leur volume à tous ceux que nous avons observés jusqu'ici. Les anatomistes ne comptent, pour l'ordinaire, qu'un seul ganglion semblable de chaque côté, et le nomment *semi-lunaire ;* mais un examen attentif en fait découvrir un bien plus grand nombre. On voit, surtout du côté droit, en soulevant le foie, les rameaux splanchniques aboutir à une multitude de ganglions fort distincts les uns des autres, plus ou moins volumineux, très-irréguliers dans leur forme, très-variables pour le nombre. Tantôt ces ganglions se réunissent ensemble par une vraie continuité de substance, et laissent seulement entre eux des aréoles de diverses figures; tantôt et plus souvent ils sont isolés, et ne communiquent que par des rameaux multipliés naissant de leur circonférence.

Ce que je dis s'applique également au côté gauche; souvent cependant le premier aspect indique ici une disposition un peu différente. Lorsqu'on soulève l'estomac, on voit assez fréquemment les rameaux splanchniques se terminer d'abord à un seul ganglion très-considérable, réellement semi-lunaire, ou plutôt en forme de croissant, et présentant sa convexité en bas, sa concavité en haut. Ce ganglion paraît entièrement isolé, et on n'en voit naître que des rameaux ténus. Mais pour peu qu'on suive ces rameaux, on les voit bientôt se terminer à d'autres ganglions secondaires, disposés comme ceux du côté droit.

Cet assemblage de ganglions et de rameaux nerveux entre-croisés d'une manière inextricable et réunis ensemble, forme, au-devant de la colonne vertébrale, le vaste réseau que l'on connaît sous le nom de *plexus solaire,* terme commun des deux grands nerfs splanchniques, et origine de presque tous les plexus intestinaux. C'est lui que plusieurs physiologistes ont considéré comme un second centre nerveux général, auquel se rapportaient en partie les impressions reçues du dehors ; idée difficile à soutenir depuis que des expériences exactes ont prouvé l'insensibilité habituelle du système des ganglions.

Le *plexus solaire* répond en arrière à la colonne vertébrale, à l'aorte, aux appendices diaphragmatiques; en devant à l'estomac, en haut au foie, au diaphragme; en bas au pancréas. Inutilement voudrait-on lui assigner une forme ou décrire isolément ses rameaux, qui tous s'entrelacent aussitôt après leur origine, et ne présentent jamais, chacun en particulier, une disposition régulière. On est forcé de les considérer dans leur ensemble sous le nom de *plexus secondaires*, en observant les différences les plus saillantes qui les distinguent les uns des autres.

C'est à l'aorte que le plexus solaire distribue toutes ses divisions, c'est pour elle qu'il paraît exister; et tous les plexus qu'il fournit suivent si exactement le trajet et les branches de cette artère, qu'il faut nécessairement suivre celle-ci pour se former une idée juste de ceux-là.

1°. *Plexus diaphragmatiques.*

Ils naissent de la partie supérieure du solaire pour accompagner les artères diaphragmatiques inférieures. Un petit nombre de rameaux sert à les former. Ces rameaux s'entre-croisent moins fréquemment que dans les autres plexus, et souvent côtoient pendant long-temps les artères auxquelles ils appartiennent. Rarement on les trouve interrompus par de petits ganglions. Plusieurs se répandent sur le diaphragme et s'y perdent; quelques-uns, surtout à droite, s'anastomosent dans l'épaisseur de ce muscle avec les nerfs diaphragmatiques venant des branches cervicales.

2°. *Plexus cœliaque.*

Il forme la division la plus considérable du plexus

solaire, dont il n'est que le prolongement inférieur: Ses rameaux, mille fois entrelacés et entrecoupés par de nombreux ganglions, enveloppent l'artère cœliaque et ses trois principales divisions. Bientôt il se divise lui-même, comme elle, en trois plexus différens, très-inégaux en volume.

a. Le *plexus coronaire stomachique* est le moins considérable. Il embrasse étroitement l'artère de même nom près de son origine, et offre ici des ganglions nombreux qui la recouvrent presque en totalité. A l'endroit où elle se contourne pour gagner la petite courbure de l'estomac, les rameaux nerveux sont plus multipliés et les ganglions plus rares. Quand l'artère envoie une branche au foie, le plexus se divise aussi pour l'y accompagner, puis il se prolonge sur la petite courbure, qu'il suit jusqu'au pylore. Ses rameaux diminuent successivement en nombre à mesure qu'il approche de cette extrémité ; ils se répandent sur les deux faces de l'estomac, et s'y réunissent en plusieurs endroits avec les rameaux du nerf vague. Enfin les filets rares qu'il présente auprès du pylore vont en haut se réunir à ceux du plexus hépatique, en bas concourir à former le petit plexus qui suit l'artère gastro-épiploïque droite.

b. Le *plexus hépatique*, très-volumineux dès son origine, enveloppe l'artère hépatique et la veine porte, et se dirige avec elles en haut et à droite jusqu'à la scissure du foie. Avant d'y arriver et au-dessus du pylore, il se divise en deux portions fort inégales ;. L'inférieure constitue le plexus de l'artère gastro-épiploïque droite, descend avec elle et va gagner le bord convexe de l'estomac, auquel elle répand ses principaux rameaux : plusieurs entrent dans le pancréas avec les artères pancréatiques transverses ; d'autres vont au duodénum avec les rameaux vasculaires que la gastro-épiploïque donne à cet intestin.

La portion supérieure du plexus hépatique, beaucoup plus considérable, augmente encore de largeur d'une manière sensible lorsqu'elle est parvenue au col de la vésicule, qui est entièrement enveloppé par les rameaux entrelacés de ce plexus. Ces rameaux pénètrent entre les membranes et s'y perdent à peu de distance du col, sans se prolonger beaucoup sur le corps même de la vésicule. Ils environnent aussi le conduit cholédoque jusqu'au duodénum, et suivent dans la substance du foie les rameaux soit du conduit hépatique, soit de l'artère de même nom, soit de la veine porte. Beaucoup de ganglions fort petits et très-irréguliers dans leur forme, interrompent de temps en temps les rameaux du plexus hépatique.

c. Le *plexus splénique* est de tous le moins proportionné au volume de l'artère qu'il accompagne. Il offre, près de l'origine de cette artère, deux ou trois ganglions assez considérables situés immédiatement sur elle ; mais ensuite on ne trouve plus qu'un petit nombre de rameaux rarement anastomosés entre eux, et dont le trajet n'est presque jamais interrompu par des ganglions nouveaux. Ces rameaux serpentent autour de l'artère splénique, dont ils s'éloignent plus ou moins, et parviennent enfin dans la scissure de la rate, où ils pénètrent avec les branches artérielles. Quelques-uns descendent dans le pancréas avec les artères pancréatiques supérieu-res. D'autres suivent la gastro-épiploïque gauche au bord convexe de l'estomac. Plusieurs de ceux-ci se perdent dans le grand épiploon.

3°. *Plexus mésentérique supérieur.*

Au-dessous du plexus cœliaque, le réseau ner-veux du solaire se prolonge sur l'aorte abdominale, et rencontre bientôt l'artère mésentérique supé-rieure. Là, il forme un nouveau plexus très-consi-dérable : plusieurs ganglions lui fournissent des ra-meaux qui l'augmentent. Borné d'abord à l'artère, ce plexus descend avec elle entre le pancréas et la portion transversale du duodénum, s'engage entre les deux lames du mésentère et aussitôt s'épanouit beaucoup. Ses rameaux, entrelacés à l'infini, em-brassent les glandes lymphatiques en même temps qu'ils suivent.le trajet de l'artère, et se répandent comme elle sur toute la superficie de l'intestin grêle. L'artère colique moyenne et l'artère iléo-colique en reçoivent chacune un plexus particulier, qui re-monte avec les vaisseaux dans le méso-colon trans-verse, et va se distribuer à la portion correspon-dante soit du colon, soit du cœcum. De nombreux ganglions peu volumineux interrompent les rameaux du plexus mésentérique supérieur, surtout sur le bord concave de l'intestin grêle, endroit où il est plus immédiatement appliqué sur l'artère à laquelle il appartient essentiellement.

4°. *Plexus mésentérique inférieur.*

Il peut être considéré comme le prolongement du précédent, auquel il se continue en haut, au-devant de l'aorte abdominale. Dans cet espace, il reçoit plusieurs rameaux isolés venant des ganglions abdominaux qui font suite au système général. Il en reçoit beaucoup d'autres du plexus rénal. Parvenu à l'origine de l'artère mésentérique inférieure, il l'embrasse d'abord étroitement; mais peu après, et au moment où cette artère se rapproche du détroit supérieur du bassin, le plexus se divise assez naturellement en deux portions. L'une, interne, moins considérable et formée par des rameaux rarement entrelacés, descend avec l'artère iliaque correspondante, et fournit en partie les plexus propres de l'iliaque externe ou crurale et de l'hypogastrique. Mais un grand nombre de ces rameaux s'écartent absolument de l'artère iliaque, se portent au-devant du sacrum dans une direction presque droite, et se perdent dans le plexus hypogastrique.

L'autre portion, qui constitue essentiellement le plexus mésentérique, continue à accompagner l'artère mésentérique inférieure entre les deux feuillets du méso-colon iliaque, pour se terminer entre les deux lames du méso-rectum. Dans ce trajet, le plexus environne, par des rameaux sans cesse entrelacés, l'artère principale, et c'est de ce réseau nerveux prolongé que partent, soit les filets isolés qui vont se perdre dans le méso-colon, soit les plexus particuliers qui accompagnent les branches artérielles à

l'S du colon. Parmi ces plexus, on doit en distinguer un beaucoup plus volumineux que les autres,
lequel accompagne l'artère colique gauche, et va,
d'un côté, se répandre sur la portion lombaire gauche du colon, de l'autre s'anastomoser avec le plexus
mésentérique supérieur, suivant exactement en cela
la distribution de l'artère. Ces plexus s'avancent fort
peu sur les parois de l'intestin lui-même, et paraissent bornés à environner les rameaux vasculaires
qui y pénètrent.

Parvenu dans le méso-rectum, le plexus mésentérique s'épanouit beaucoup et se continue avec le
plexus hypogastrique, qu'il concourt en grande partie à former, en se réunissant ici avec les nerfs sacrés.
Les rameaux de ce plexus vont se répandre à l'intestin rectum, à la vessie, aux vésicules séminales;
dans la femme, au vagin et à la matrice, en suivant
dans toutes ces parties le trajet des artères correspondantes. Distribués aux autres divisions de l'artère
hypogastrique, ils sortent avec elles du bassin, et
leur forment les plexus propres qui les accompagnent à la partie postérieure de la cuisse.

On trouve peu de ganglions dans toute l'étendue
du plexus mésentérique inférieur. Ceux qui se remarquent sont toujours rapprochés de l'artère principale.

5°. *Plexus rénal.*

Celui-ci, double comme l'organe auquel il appartient, naît de la partie latérale des plexus cœliaque
et mésentérique supérieur. Il commence par deux

où trois ganglions assez volumineux placés sur l'artère rénale, à l'endroit où elle naît de l'aorte. Ces
ganglions donnent naissance à beaucoup de rameaux
ténus qui, pour l'ordinaire, se portent sur l'artère
parallèlement à sa direction et sans s'entre-croiser
ensemble, disposition remarquable par laquelle ce
plexus diffère essentiellement d⬤ autres. Ce n'est
qu'après des-divisions artérielles que les rameaux
nerveux s'entrelacent d'une manière sensible, mais
peu fréquemment. Ils pénètrent ainsi dans la substance propre du rein, en suivant les rameaux de
l'artère rénale dans leur distribution. D'autres filets
partant du même plexus vont se porter aux capsules
surrénales, et concourent à former les petits plexus
qui accompagnent les artères capsulaires. Enfin,
c'est principalement du plexus rénal que naît un autre plexus peu considérable nommé *spermatique*.
Celui-ci, formé par un petit nombre de rameaux,
descend en accompagnant l'artère du même nom.
Deux autres ganglions se remarquent dans ce trajet.
Il suit l'artère jusqu'à sa distribution au testicule
chez l'homme, à l'ovaire chez la femme. Mais son
extrême ténuité n'a pas permis même à Walter, de le
découvrir fort loin au-delà de son origine.

Tel est le plexus rénal considéré dans sa disposition générale et pris à sa principale origine. Mais le
plexus solaire n'est point le seul qui concourt à le
former, comme nous le verrons tout à l'heure.

II. *Petit Nerf splanchnique.*

Celui-ci, nommé aussi *nerf splanchnique acces-soire* par Walter, naît un peu au-dessous du grand, ordinairement par deux rameaux venant des dixième et onzième ganglions thoraciques. Ces rameaux, obliquement dirigés en bas et en dedans, s'enga-gent isolément derrière le diaphragme et se réunis-sent en un seul tronc au niveau de la douzième côte. Ce tronc pénètre aussitôt dans l'abdomen, et se di-vise pour l'ordinaire en deux rameaux, dont l'un remonte et s'anastomose avec le grand splanchique avant sa division ; l'autre descend en dedans et va se jeter dans le plexus rénal, fournissant seulement quelques ramuscules au plexus solaire.

On pourrait nommer aussi *petits splanchiques* deux autres nerfs assez considérables, dont l'un naît par des rameaux des onzième et douzième ganglions thoraciques ; l'autre vient du rameau de communication qui réunit le dernier ganglion tho-racique avec le premier des abdominaux. L'un et l'autre entrent dans l'abdomen en traversant le dia-phragme, et s'anastomosent ensemble pour se per-dre au plexus rénal. Walter les nomme *nerfs rénaux postérieurs.*

Tels sont les plexus nombreux que les viscères abdominaux reçoivent du système des ganglions. Les grands splanchniques paraissent d'abord en être la source commune ; puisque ce sont eux qui, réunis ensemble, semblent servir essentiellement par leurs rameaux à constituer le plexus solaire. Mais si l'on observe que des ganglions très-considérables et très-multipliés existent au-dessous du diaphragme, que de ces ganglions partent immédiatement presque tous les nerfs du plexus solaire, qu'il n'y a nulle proportion entre le volume de ces ganglions et les rameaux ténus qu'ils reçoivent des nerfs splanchniques; si, dis-je, on a égard à toutes ces considérations, on regardera la réunion des ganglions solaires comme le véritable centre d'où partent les nerfs distribués aux viscères abdominaux, et les nerfs splanchniques ne paraîtront qu'un moyen de communication entre ces ganglions et les thoraciques. Cette remarque se rapporte parfaitement à la manière dont il faut considérer l'ensemble du système nerveux organique, où les ganglions sont toujours les seuls points de départ, les nerfs n'étant que des productions qui en émanent.

ARTICLE QUATRIÈME.

DES GANGLIONS ABDOMINAUX.

Ceux-ci, plus nombreux que les cervicaux, plus constamment distincts les uns des autres que les thoraciques, font suite au système nerveux général, et ont été décrits par les auteurs comme formant la continuation de ce qu'on nommait *nerf grand sympathique*. L'examen attentif de leur disposition prouve qu'on doit suivre, en les décrivant, la marche que nous avons adoptée jusqu'ici, et les considérer comme autant de centres nerveux particuliers d'où partent des rameaux destinés à diverses parties.

. Ces ganglions occupent l'espace compris entre la douzième côte et l'union de la dernière vertèbre lombaire avec le sacrum. Ils sont situés sur les parties latérales et antérieure du corps' des vertèbres, plus rapprochés du milieu de ce corps que les ganglions thoraciques. Ordinairement ils répondent aux os eux-mêmes, quelquefois aux fibro-cartilages qui les réunissent : ceci tient au nombre des ganglions, qui est fort sujet à varier. Tantôt, en effet, on en compte cinq, tantôt, et plus souvent, on n'en trouve que trois bien marqués et bien sensibles.

Le volume des ganglions abdominaux, moindre que celui des cervicaux, l'emporte pour l'ordinaire sur celui des thoraciques. Quelquefois on les trouve plus considérables d'un côté que de l'autre. Leur forme est irrégulière, plutôt allongée qu'arrondie. Leur couleur, grisâtre comme aux cervicaux, contraste souvent avec celle de leurs rameaux, qui est plus blanche. Ces rameaux se distinguent comme ailleurs, en supérieurs, inférieurs, externes et internes.

1°. *Rameaux supérieurs et inférieurs.* Ils se rendent d'un ganglion à l'autre, et ne servent qu'à établir cette communication que l'on prend souvent pour continuité. Leur nombre varie beaucoup plus qu'aux thoraciques : souvent au lieu d'un seul on en trouve deux ou trois. Leur existence n'est pas même très-constante. Il n'est point rare de trouver un ganglion entièrement isolé de celui qui le précède, et communiquant seulement avec celui qui le suit. D'autres fois, deux ganglions rapprochés l'un de l'autre se réunissent immédiatement par continuité de substance : ce cas est moins fréquent.

Toujours ces rameaux sont d'une ténuité extrême : différence remarquable d'avec les rameaux semblables des ganglions thoraciques. Leur longueur varie suivant l'espace qui sépare les ganglions entre eux, espace qui varie lui-même suivant le nombre et la position des ganglions. Leur direction est ordinairement un peu oblique, ce qui tient, soit à la courbure de la colonne vertébrale, soit au rapport mutuel des ganglions, qui rarement se trouvent tous sur la même ligne.

2°. *Rameaux externes*. Leur nombre est incertain. Ordinairement chaque ganglion en produit deux ou trois, qui tantôt naissent isolément, tantôt sont réunis dans leur origine. Ils sont assez volumineux, plus longs que dans la région thoracique, vu la position plus antérieure des ganglions sur la colonne vertébrale. Leur direction, oblique en haut pour les ganglions supérieurs, transversale pour les moyens, est oblique en bas pour les inférieurs. Dans leur trajet, ils croisent la direction des artères lombaires, au-devant desquelles ils passent ; quelquefois ils se contournent autour d'elles. Enfin ils s'enfoncent entre les attaches du muscle carré des lombes, et s'anastomosent, au niveau des trous de conjugaison, avec les branches antérieures des nerfs lombaires.

Outre ces rameaux, on en trouve plusieurs autres beaucoup plus ténus qui naissent tantôt des ganglions, tantôt des rameaux supérieurs et inférieurs, tantôt enfin des rameaux externes les plus volumineux. Ils se portent sur le muscle carré des lombes, et pénètrent dans son intérieur, où ils se perdent.

· 3.° *Rameaux internes.* Ils sont multipliés et tous fort ténus. Leur origine a lieu soit aux ganglions, soit aux rameaux supérieurs et inférieurs. Presque aussitôt ils s'entrelacent ensemble d'une manière fort irrégulière, et se dirigent ainsi au-devant de l'aorte abdominale, dont ils forment en partie le plexus. Souvent, dans ce trajet, ils sont interrompus par de petits ganglions secondaires qui se trouvent aux divers points d'anastomose.

Prolongés sur l'aorte, ces rameaux vont concourir au plexus mésentérique inférieur. Souvent un d'entre eux, isolé des autres et plus volumineux, suit le trajet de l'aorte sans s'anastomoser, et va se perdre dans le même plexus mésentérique.

ARTICLE CINQUIÈME.

DES GANGLIONS SACRÉS.

· Leur nombre est assez difficile à bien déterminer; mais leur existence est constante. Pour l'ordinaire, on en trouve trois bien prononcés; mais lorsqu'on avance plus inférieurement, on ne voit souvent plus, de l'un et de l'autre côtés, que quelques filets ténus qui paraissent se perdre au-devant du coccyx.

·· Ces ganglions, situés à la face antérieure du sacrum, répondent tantôt à l'union des différentes pièces de cet os, tantôt et plus souvent aux trous sacrés antérieurs, recouvrant alors en partie les derniers nerfs que la moelle fournit. En devant, ils répondent au péritoine. Leur forme, habituellement

irrégulière, est assez souvent ovale de haut en bas ;
leur couleur est grisâtre, leur consistance très-peu
marquée. Les rameaux qu'ils donnent se distinguent
en supérieurs, inférieurs, externes, internes et antérieurs. Je ne parle ici que des trois premiers
ganglions.

1°. *Rameaux supérieurs et inférieurs.* Ils établissent, comme partout ailleurs, des communications
entre les ganglions d'où ils partent. Leur nombre
est plus variable que dans aucune autre région.
Souvent on en trouve deux ou trois allant d'un
ganglion à l'autre. Lors même qu'un seul existe, sa
ténuité contraste sensiblement avec le volume du
ganglion dont il conserve cependant la couleur.
Souvent on peut remarquer que ces rameaux naissent des côtés du ganglion, et non de sa partie supérieure ou inférieure, quoiqu'ils prennent ensuite,
en se recourbant un peu, la direction verticale
qu'ils ont toujours dans leur trajet.

La longueur de ces rameaux, mesurée ordinairement par l'espace qui sépare les trous sacrés antérieurs, varie suivant l'éloignement mutuel plus ou
moins grand des ganglions.

Assez souvent on ne trouve aucun rameau semblable entre le premier ganglion sacré et le dernier
ganglion abdominal, en sorte qu'il y a alors une
interruption manifeste dans le système nerveux organique, au niveau de l'union du sacrum avec la
colonne vertébrale.

2°. *Rameaux externes.* Ils sont multipliés et assez
gros, naissent irrégulièrement par faisceaux, et vont
s'anastomoser avec les nerfs sacrés correspondans.

Quelquefois ces rameaux manquent, le ganglion se continuant immédiatement avec le nerf sacré, dont il est toujours très-rapproché.

Plusieurs rameaux externes, plus minces que les autres, se répandent sur les muscles pyramidal et releveur de l'anus.

3°. *Rameaux internes.* Ils naissent en nombre indéterminé, et se portent, dans une direction plus ou moins oblique, sur le milieu du sacrum, en se réunissant à ceux du côté opposé. Souvent, dans leur trajet, ils s'entre-croisent ensemble et forment une espèce de plexus.

4°. *Rameaux antérieurs.* Ce sont les plus ténus et les plus nombreux. Ils se portent sur les parties latérales postérieures du rectum, et se perdent aussitôt dans le plexus hypogastrique.

Les rameaux inférieurs du troisième ganglion sacré prennent une direction très-oblique en dedans et en bas, se rapprochant de ceux du côté opposé. Tantôt ils se terminent à un quatrième ganglion auprès du quatrième trou sacré; tantôt et plus souvent, le quatrième ganglion n'existant pas, ils continuent leur trajet jusqu'à l'union du sacrum avec le coccyx. Là, ils offrent quelquefois un petit renflement à peine sensible dont on a fait un cinquième ganglion, mais dont l'existence n'est rien moins que constante. Bientôt après, les rameaux forment, en s'anastomosant avec ceux du côté opposé, une arcade renversée dont la convexité fournit un petit faisceau de filets divergens qui se perdent à la partie antérieure du coccyx.

Voilà la terminaison inférieure du système ner-

veux organique, telle que les recherches les plus
exactes ont pu la découvrir. Très-souvent on ne
rencontre point l'arcade dont nous parlons, et les
filets ténus du troisième ganglion sacré paraissent
se perdre isolément sur le sacrum et le coccyx,
sans se rapprocher de ceux qui lui correspondent
du côté opposé, et sans qu'on puisse déterminer
au juste l'endroit où ils finissent.

RÉFLEXIONS SUR LE SYSTÈME NERVEUX DES GANGLIONS.

Parmi les caractères nombreux qui établissent
entre le système nerveux cérébral et celui des ganglions une différence tranchante, caractères observés par Bichat et développés d'une manière si bril-
lante dans l'*Anatomie générale*, il en est un que
nous devons rappeler ici, parce qu'il est plus spécialement relatif à la disposition anatomique. C'est
que les nerfs des ganglions se distribuent partout
au système circulatoire, paraissent exister pour lui
et lui appartenir exclusivement. C'est avec les artères
seulement qu'ils s'introduisent dans les organes,
ou plutôt c'est aux artères seules qu'ils se distribuent
immédiatement quelque part qu'elles se trouvent,
et le tissu des organes n'en reçoit que quelques rameaux rares et isolés ; tandis qu'au contraire les
nerfs cérébraux s'écartent continuellement des vaisseaux sanguins, suivent souvent une direction toute
différente ; et lors même qu'ils s'en rapprochent, ne
se répandent point sur leurs parois. Ce rapport constant entre le système nerveux des ganglions et le

système vasculaire, se remarque même sur le cœur ; car, comme nous l'avons vû, les nerfs cardiaques se trouvent tous soit à l'origine des gros troncs arté-riels, soit sur le trajet des artères coronaires, et n'appartiennent point proprement aux fibres mus-culaires dont le cœur est composé.

Sans doute ce fait anatomique incontestable (1) ne peut nous conduire à fixer le rapport de fonctions qui a lieu entre les deux systèmes dont il s'agit, puisqu'on ne connaît point les propriétés positives des nerfs des ganglions ; mais nous devons en con-clure au moins qu'il reste ici, en physiologie, une lacune importante et essentielle : car il est raison-nable de penser que deux systèmes constamment réunis ensemble existent l'un pour l'autre, sont né-cessaires l'un à l'autre, et que si nous ne pouvons déterminer le mode de leur correspondance mu-tuelle, nous ne devons nous en prendre qu'à l'in-suffisance de nos moyens.

Nous pourrions ici présenter, par forme de réca-pitulation, l'ensemble des nerfs qui se distribuent à

(1) Ce fait, affirmé d'une manière si positive par le savant et laborieux continuateur de l'ouvrage de Bichat (Buisson), est ce-pendant aujourd'hui très-douteux. Scarpa et M. Lobstein ont reconnu que les filets des nerfs cardiaques se terminent dans le *tissu musculaire* du cœur ; on voit les filets du plexus coronaire stomachique se perdre dans la membrane muqueuse de la face postérieure de l'estomac ; l'uretère reçoit du plexus rénal des filets qui se continuent sur ses parois et s'y terminent ; la mem-brane muqueuse génito-urinaire en reçoit du plexus hypogastri-que, etc. (*Note ajoutée.*)

chaque organe. Mais ce travail, qui nous obligerait
de nommer une foule de parties non encore décrites, nous paraît présenter peu d'utilité. En examinant
chaque organe en particulier, nous serons conduits
nécessairement à indiquer les sources principales
d'où il reçoit ses nerfs, comme celles d'où lui viennent ses vaisseaux. Les connaissances qu'on aura
acquises alors rendront ces détails beaucoup plus
intéressans qu'ils ne pourraient l'être dans ce
moment.

ANATOMIE DESCRIPTIVE.

SECONDE PARTIE.

APPAREILS

DE

LA VIE ORGANIQUE.

SECONDE PARTIE.

APPAREILS

DE

LA VIE ORGANIQUE.

CONSIDÉRATIONS GÉNÉRALES.

Nous divisons les appareils de cette seconde vie comme ceux de la première, en cinq ordres distincts, selon qu'ils servent à la digestion, à la respiration, à la circulation, aux absorptions et exhalations, enfin aux sécrétions. Ces fonctions sont distinctes en effet les unes des autres, soit par leur mécanisme, soit par leurs fins immédiates. Toutes cependant concourent à un but commun, celui de la conservation organique; et de même tous leurs appareils se rapprochent par des caractères généraux de forme, de disposition, etc.; caractères sur lesquels il est important de fixer un moment l'attention avant d'entrer dans les détails descriptifs.

§ Ier. *Proportion des Appareils de la vie organique et de ceux de la vie animale.*

On a déjà remarqué la proportion comparative de ces appareils avec ceux de la première vie (tom. 1er, pag. 3). On a vu que ces derniers l'emportaient de beaucoup pour le nombre, et il nous suffit d'observer ici la raison sensible de cette différence. Les appareils de la vie extérieure sont en effet ceux qui concourent essentiellement à constituer l'homme, puisqu'ils sont immédiatement soumis à l'intelligence, destinés soit à exécuter ses ordres, soit à servir à son expression. Ceux de la vie intérieure sont, au contraire, uniquement destinés à la conservation organique, soit en préparant et employant les substances venues du dehors pour servir à la réparation, soit en rejetant au dehors les substances qui pendant quelque temps ont servi à la composition des organes. Or, les actions infiniment variées dont l'intelligence est le principe exigeaient un grand nombre de moyens; tandis que le travail réparateur, moins compliqué et plus uniforme, demandait des moyens moins multipliés.

§ II. *Caractères généraux des Appareils de la vie organique.*

Parmi les caractères anatomiques des appareils de la seconde vie, nous devons en distinguer quatre principaux, véritables négations de ceux que les appareils de la vie extérieure nous ont offerts.

Ier *Caractère.* Le défaut de symétrie est l'attribut le plus saillant que la vie organique présente à l'œil de l'anatomiste. Ici plus de ligne médiane, plus de division exacte en deux moitiés. Chaque organe s'étend plus ou moins loin d'une région dans une autre, et tantôt occupe toute la largeur de la cavité qui le renferme, tantôt ne remplit dans cette cavité

qu'une fort petite place sans qu'aucun organe semblable à lui se trouve du côté opposé.

Ceci souffre cependant plusieurs exceptions ; et si
jamais on ne voit les appareils de la vie organique
soumis à une symétrie rigoureuse, souvent on y
trouve une symétrie incomplète. Déjà nous avons
observé que le système nerveux des ganglions se
divisait en deux moitiés distinctes dans la plus
grande partie de son étendue ; et les poumons, quoique inégaux, les reins, quoique sujets à varier un
peu dans leur position respective, nous offriront
des exemples d'organes pairs susceptibles de se
suppléer mutuellement. Le défaut de symétrie, envisagé d'une manière purement anatomique, ne
pourrait donc seul établir une différence tranchante
entre les appareils des deux vies.

Un caractère plus constant et plus positif, c'est
le défaut d'harmonie dans les phénomènes de la vie
organique. Je réunis ce caractère au précédent, parce
que Bichat le regarde comme sa conséquence naturelle. Cependant il est très-vrai que, dans aucun cas,
les organes de la seconde vie ne sont soumis à la loi
de l'harmonie, tandis que souvent nous trouvons
chez eux en partie la symétrie de structure. Ainsi,
quoique deux reins doivent sécréter également l'u-
rine, on voit tous les jours que l'énergie sécrétoire
de l'un prédomine sur celle de l'autre, sans que la
fonction soit troublée et qu'aucun dérangement
essentiel dans l'économie résulte de cette inégalité.
Une glande salivaire peut fournir beaucoup plus de
fluide que celle qui lui correspond, sans que la première élaboration des alimens en souffre, etc. C'est

donc à ce caractère qu'il faut s'attacher, puisqu'il se trouve partout dans la vie organique, plutôt qu'à l'irrégularité de formes, puisqu'elle n'y est pas constante.

Observons, au reste, que l'irrégularité de formes tient en grande partie à la nature des fonctions, qui sont toutes·successives, enchaînées, et ne peuvent point s'exercer isolément comme celles de la vie extérieure. L'action de l'estomac suppose celle de l'œsophage; l'action du duodénum suppose celle de l'estomac, etc. Toutes se suivent et ont lieu les unes après les autres : ce qui demande des organes continus plutôt que des organes réguliers.

IIe *Caractère.* Les appareils de la vie organique sont, en général, soustraits à l'influence immédiate du cerveau, et n'ont point avec lui de rapports prochains. Les nerfs qu'ils reçoivent leur viennent des ganglions, et par conséquent ne peuvent établir aucune communication entre ces appareils et l'organe central des impressions extérieures. Ce caractère anatomique est remarquable, puisqu'il se lie naturellement avec ce que la physiologie nous enseigne sur la différence des propriétés qui président aux phénomènes des deux vies. Cependant on se tromperait si l'on tirait de ce fait des inductions trop étendues : l'observation nous démentirait bientôt; car l'estomac reçoit les dernières divisions du nerf vague, les nerfs sacrés fournissent beaucoup de rameaux au rectum et à la vessie. Aussi les fonctions de ces organes dépendent de l'influence cérébrale et en partie de la volonté. On doit même remarquer, comme je l'ai dit dans un autre ouvrage (1), que si l'estomac est soumis immédiatement à l'influence cérébrale, dès lors tout l'appareil digestif y est soumis d'une manière médiate, puisque l'estomac est à la tête de cet appareil, et qu'aucun phénomène digestif ne peut avoir lieu si la première élaboration essentielle des alimens a été impossible.

Le poumon reçoit aussi des nerfs cérébraux, mais on ne voit pas qu'il en résulte aucun rapport immédiat entre lui et le cerveau pour les phénomènes. Il est vrai que l'appareil respiratoire comprend nécessairement, outre le poumon, l'ensemble des muscles intercostaux et le diaphragme, dont le cerveau dirige les mouvemens. Ainsi nous observons que les appareils digestif et respiratoire, par les rapports médiats ou immédiats qu'ils conservent avec le cerveau, s'éloignent un peu des autres appareils plus immédiatement nutritifs, qui n'ont plus aucun rapport semblable, ou dans lesquels ce rapport, s'il en existe encore quelques traces, paraît être sans conséquence.

IIIe *Caractère*. La fréquence extrême des maladies organiques distingue évidemment les appareils de la vie intérieure. Je n'insisterai point sur ce caractère, qui a été indiqué par Bichat au sujet de la première vie. Assurément il n'y a nulle comparaison à faire entre le nombre des maladies organiques du cerveau, des nerfs, des muscles, et celles du poumon, du cœur, du foie, etc. Les premières sont citées comme des événemens rares : les secondes sont si habituel-

---

(1) *De la Division la plus naturelle des Phénomènes physiologiques considérés chez l'homme,* 1 vol. in-8°.

les, qu'il n'est peut-être pas deux sujets chez lesquels on n'en trouve quelqu'une.

On peut même aller plus loin, et affirmer, sans crainte d'erreur, que toujours les maladies organiques appartiennent, au moins primitivement, aux appareils de la vie intérieure; car, 1° ces appareils entrent comme composans essentiels dans la structure de tous les organes, de quelque vie qu'ils dépendent : ainsi on trouve dans le cerveau et dans les muscles les appareils circulatoire, absorbant, exhalant, nutritif. 2°. Toujours c'est un trouble dans les fonctions de la vie intérieure qui donne naissance aux maladies nommées *organiques*, même lorsqu'elles surviennent dans le cerveau, les muscles ou les organes des sens; et les fonctions auxquelles ces organes sont employés ne sont jamais altérées alors que d'une manière consécutive : remarque qui nous conduirait aux plus hautes considérations physiologiques, si c'était ici le lieu de s'en occuper.

IVᵉ *Caractère*. Enfin les différences relatives à l'âge ne sont pas tout-à-fait les mêmes dans les appareils de l'une et de l'autre vies comparativement observés.

Chez le fœtus, on a vu que plusieurs organes de la vie extérieure ou ne sont point encore développés, ou ne le sont qu'imparfaitement. Ceci est surtout remarquable dans les appareils de la locomotion. Ainsi les os sont encore cartilagineux en tout ou en partie, et leur forme, leur direction les rendent incapables de se prêter aux diverses attitudes du corps. Ainsi, parmi les muscles, les uns n'existent pas, et une substance muqueuse en occupe la place; les autres sont grêles, peu résistans, et ne peuvent encore exécuter les mouvemens auxquels ils sont destinés.

Dans la vie intérieure, au contraire, on ne trouve chez le fœtus aucun organe incomplet. Tous paraissent suffisamment développés pour exécuter déjà certaines fonctions avec une parfaite exactitude ; et si quelques-uns, comme ceux de la digestion et de la respiration, ne sont point encore en exercice, ceux-là mêmes, entièrement formés d'avance, semblent n'attendre que le moment d'agir.

Mais si les appareils de la vie organique sont déjà complets et achevés chez le fœtus, leur disposition et leurs rapports naturels de phénomènes ne sont pas à beaucoup près les mêmes que dans l'âge adulte. Ainsi le cœur, qui est en pleine activité, ne présente pas le même ordre successif dans ses contractions, et le trou de Botal ouvert, le canal artériel dilaté, l'artère pulmonaire rétrécie, établissent un mode de circulation qui changera à la naissance. Aussi le foie, très-développé, paraît chez le fœtus être étranger à la sécrétion de la bile et ne servir qu'à la préparation du sang, etc., etc. Ces différences sont essentielles et fondamentales ; elles méritent un examen tout particulier, et ne peuvent être bien saisies si on ne les présente tout à la fois sous un seul point de vue. Aussi Bichat avait-il résolu de les unir à la fin de l'ouvrage sous le titre d'*Histoire du Fœtus* : nous suivons ses intentions, et cet article, traité par M. Roux, renfermera toutes les considérations qui autrement auraient dû se trouver disséminées dans la description des appareils digestif, respiratoire, circulatoire, etc.

APPAREIL

DE

LA DIGESTION.

———

CONSIDÉRATIONS GÉNÉRALES.

LES substances destinées à réparer nos organes ne nous sont point présentées dans un état propre à l'assimilation immédiate. Elles sont brutes, gros-sières, même lorsque l'art les a préparées avec le plus de soin, puisqu'elles n'ont encore aucun rap-port prochain avec notre organisation. Elles sont variées, et la substance immédiatement nutritive doit être unique. Elles ne sont pas toutes propres à former cette substance unique, et une grande partie doit être rejetée peu après avoir été introduite.

Il est donc nécessaire que ces substances, jugées au moyen de l'odorat et du goût, soient reçues dans des cavités intérieures pour y être élaborées et sépa-rées en deux parties, et pour qu'une substance nutritive unique soit formée à leurs dépens. C'est ce travail qui constitue la *digestion*. Aussi tout l'ap-pareil digestif consiste dans une suite de cavités continues les unes aux autres, fort étendues en longueur, susceptibles de se dilater plus ou moins, et formées par plusieurs ordres de membranes, dont les unes, musculeuses, leur communiquent

divers mouvemens; les autres, muqueuses, secré-
tent ou exhalent divers fluides, outre ceux que leur
fournissent des organes sécrétoires voisins, fluides
tous destinés à agir de différentes manières sur les
alimens.

Suivons ces cavités d'après leur disposition naturelle et l'ordre de leurs usages, en commençant par
le pharynx, puisque la bouche a été décrite en én-
tier à l'occasion de l'organe du goût qu'elle renferme.

ARTICLE PREMIER.

DU PHARYNX.

§ Ier. *Disposition. Organisation extérieure.*

LE *pharynx* occupe la partie supérieure et profonde du cou. Situé sur la ligne médiane, parfaitement symétrique et régulier, il se rapproche d'une
manière frappante, par ce premier caractère, des
organes de la vie extérieure, à laquelle cependant il
est étranger par sa nature et par sa destination. Si
l'on ajoute à cette remarque qu'il reçoit des nerfs
cérébraux, qu'il est soumis en partie, dans son
mouvement, à l'empire de la volonté, on se con-
vaincra qu'un seul caractère peut servir à fixer avec
précision les limites respectives des deux vies, celui
de *la fin à laquelle les organes tendent naturellement par leurs phénomènes.*

Le pharynx est borné en haut par l'apophyse basilaire de l'occipital, en bas par l'œsophage, en
devant par les cavités nasales, buccale et laryngée;
en arrière il répond à la colonne vertébrale. Sa forme,

impossible à comparer, est déterminée par les parties environnantes auxquelles il est attaché. Allongé
de haut en bas, il a supérieurement toute la largeur
qui résulte de l'écartement des apophyses ptérygoïdes ; dans son milieu, cette largeur augmente par
l'écartement plus grand encore des cornes de l'os
hyoïde et du cartilage thyroïde ; en bas, il se rétrécit progressivement jusqu'au niveau de la trachée-
artère, endroit où l'œsophage commence.

On ne peut point considérer le pharynx comme
une cavité complète ; car il n'a point de partie antérieure propre : la postérieure est la seule qui le
constitue essentiellement ; et lorsqu'on ouvre celle-
ci suivant sa longueur, on ne trouve en devant que
les ouvertures postérieures des fosses nasales, de la
bouche et du larynx. Le pharynx est donc réellement
une simple demi-cavité commune à l'air et aux alimens dans la plus grande partie de son étendue,
interposée entre les premières voies par lesquelles
les substances extérieures s'introduisent, et les deux
appareils respiratoire et digestif où ces substances
doivent arriver.

Pour voir exactement le pharynx, il faut faire
au-devant du cou, un peu au-dessous du larynx,
une section transversale qui s'étende en profondeur
jusqu'à la colonne vertébrale, isoler ensuite, en
disséquant de bas en haut, toutes les parties cou-
pées d'avec les vertèbres cervicales ; et, lorsqu'on
est parvenu à la base du crâne, appliquer la scie
entre les apophyses styloïdes et mastoïdes, pour
couper le crâne verticalement et des deux côtés à la
fois. La pièce anatomique qu'on obtient par ce pro-

cédé comprend la moitié antérieure du crâne, toute la face, le larynx; et avec ces parties le pharynx qui en dépend et dont on voit à découvert la paroi postérieure.

La *surface externe* du pharynx n'existe qu'en arrière et sur les côtés, d'après ce que nous avons dit tout à l'heure. Aplatie en haut, où le pharynx est assujetti de tous côtés par des attaches très-fixes, et fort rapprochée des vertèbres, elle devient un peu plus convexe en bas, où ces attaches sont plus lâches. Dans le milieu, elle correspond à la colonne vertébrale, au ligament vertébral commun antérieur, aux muscles grands et petits droits postérieurs de la tête et longs du cou. Un tissu cellulaire très-lâche la sépare de ces parties.

Sur les côtés, elle répond aux artères carotides primitives et carotides internes, aux veines jugulaires internes, aux nerfs vagues, et tout-à-fait en haut à une petite portion des muscles ptérygoïdiens internes.

La *surface interne* a un peu plus d'étendue, parce qu'elle n'est point aussi exactement bornée par les attaches fixes du pharynx, et dépend de la membrane muqueuse, qui se continue en devant sur le voile du palais, sur ses piliers, et sur la partie postérieure du larynx. Deux choses sont à remarquer sur cette surface, 1° sa couleur : elle est rougeâtre comme celle de toutes les membranes muqueuses; mais cette rougeur, moindre que dans la bouche, plus marquée que dans l'œsophage, détermine exactement les limites du pharynx indépendamment de toute autre considération; 2° les saillies des glandes muqueuses : elles sont multipliées surtout dans la partie supérieure, la plus habituellement exposée au contact des corps extérieurs; leur volume est assez considérable, leur disposition fort irrégulière.

Le pharynx se termine *en haut*, par une attache fixe et solide, à l'apophyse basilaire de l'occipital, dans l'endroit où cette apophyse se continue avec le corps du sphénoïde. Cette attache se fait au moyen d'une petite membrane fibreuse mince, mais forte, plus dense sur la ligne médiane que sur les côtés, et que l'on connaît sous le nom d'*aponévrose céphalo-pharyngienne*. C'est elle qui, dans cet endroit, constitue la portion solide du pharynx, les fibres musculeuses qui la recouvrent en arrière étant rares et peu multipliées. Mais bientôt cette aponévrose diminue d'épaisseur et de consistance à mesure qu'on l'examine plus bas, et se perd à peu de distance de son origine, en se confondant avec la membrane muqueuse, la seule que l'on trouve ensuite.

En bas, le pharynx se continue avec l'œsophage au niveau des premiers cartilages de la trachée-artère. L'endroit de cette continuité est indiqué à l'extérieur par un rétrécissement subit, sensible au premier aspect, et qui, indépendamment du changement de direction des fibres musculeuses, permet facilement de reconnaître qu'un nouvel organe commence.

Les bornes latérales du pharynx ne peuvent être exactement décrites qu'à l'occasion de sa portion musculeuse.

§ II. *Organisation intime du Pharynx.*

Deux couches composent le pharynx : l'une est musculeuse, l'autre membraneuse.

C'est la *couche musculeuse* qui détermine les limites extérieures du pharynx, qui en forme la portion solide dans presque toute son étendue, qui lui donne la mobilité en vertu de laquelle il se racourcit et se rétrécit pour favoriser le passage des alimens. Elle résulte de trois portions distinctes que l'on connaît sous le nom de *muscles constricteurs.* Nous n'insisterons pas sur leur description, qui a été faite dans la Myologie ; nous nous bornerons à rappeler sommairement leurs attaches principales et leur disposition générale, seules considérations qu'il importe ici de se représenter.

Ces trois muscles larges se recouvrent mutuellement, de manière que l'inférieur seul est apparent en arrière dans toute son étendue. Il recouvre en grande partie le moyen, comme le moyen recouvre en grande partie le supérieur. Chacun a sa forme particulière, dépendante de la direction de ses fibres, direction qui dépend elle-même des points plus ou moins multipliés d'où elles partent. En effet, on peut regarder comme une règle générale de disposition, que les trois muscles doivent s'étendre beaucoup en largeur sur le pharynx, puisqu'ils servent non-seulement à ses mouvemens, mais aussi à former ses parois par leur présence. Si donc leurs fibres partent en forme de faisceau d'un petit nombre de points fixes, elles devront diverger ensuite beaucoup

entre elles : si, au contraire, elles partent isolément
de points fixes très-nombreux, elles pourront se
porter presque parallèlement, puisqu'elles forme-
ront dès leur origine un muscle fort large. Ainsi le
constricteur supérieur est quadrilatère, parce qu'il
a pour attaches fixes le corps du sphénoïde, toute
la longueur de l'apophyse ptérygoïde, une partie
de la ligne myloïdienne, l'aponévrose buccinato-
pharyngienne, et la base de la langue. Le constricteur moyen est triangulaire, parce qu'il n'a pour
attaches fixes principales que les grandes et petites
cornes de l'os hyoïde, d'où ses fibres partent en
faisceau rétréci pour diverger ensuite. Le constricteur inférieur présente un carré irrégulier, parce
qu'il n'a pour attaches fixes que la partie externe du
cartilage cricoïde et une portion du thyroïde, ce
qui forme une étendue peu considérable en proportion de la place très-large qu'il doit occuper sur le
pharynx.

Ces trois muscles se réunissent sur le milieu du
pharynx avec ceux du côté opposé, en formant une
espèce de raphé qui répond à la ligne médiane générale.

On voit, d'après ce que nous venons de dire,
1° que les bornes latérales du pharynx sont marquées essentiellement par les apophyses ptérygoïdes,
les deux extrémités postérieures de l'os hyoïde et
les côtés des cartilages thyroïde et cricoïde; 2° que
la couche musculeuse du pharynx résulte de fibres
plus ou moins obliques, disposées suivan tdifférentes
directions.

Outre les trois plans charnus dont nous avons

parlé, et qui forment seuls partie constituante principale du pharynx, on trouve encore plusieurs fibres répandues au-dessous des constricteurs, et concourant avec eux à former la couche musculeuse. Ces fibres résultent de l'épanouissement des muscles stylo-pharyngiens destinés à soulever le pharynx en totalité pendant la déglutition. Enfin les parties latérales inférieures du pharynx sont fortifiées par l'addition de deux plans charnus naissant des côtés du voile du palais, et dirigés presque perpendiculairement en bas sous les noms de muscles *pa lato-pharyngiens*.

Il est facile de distinguer la portion musculeuse du pharynx d'avec celle de l'œsophage. A l'endroit où ce dernier conduit commence, les fibres deviennent toutes transversales et paraissent absolument isolées des fibres obliques, qui appartiennent au constricteur inférieur. Nous reviendrons sur ces fibres œsophagiennes en parlant de l'organe duquel elles dépendent.

La *couche membraneuse* du pharynx n'est autre chose que la continuation de la membrane muqueuse générale, qui appartient à toutes les voies respiratoires et digestives.

En arrière, cette membrane recouvre toute la partie propre du pharynx, et n'est séparée de la couche musculeuse que par un tissu cellulaire assez lâche.

Prolongée de l'un et de l'autre côtés en devant, elle se continue supérieurement sur le contour des ouvertures nasales postérieures, soit avec la pituitaire, soit avec la membrane qui tapisse la trompe d'Eustache. Plus bas, elle se réfléchit sur les piliers du voile du palais, et se continue avec la membrane buccale. Plus bas encore, et au niveau du larynx, on la voit d'un côté s'enfoncer dans les deux espaces latéraux qui séparent le cartilage thyroïde du cricoïde, de l'autre, tapisser la partie postérieure de ce dernier, puis se réfléchir sur le contour du larynx, recouvrir dans cette réflexion les cartilages aryténoïdes, les muscles aryténoïdiens et crico-aryténoïdiens latéraux, et les cordes vocales, pour s'enfoncer enfin dans le conduit respiratoire par l'ouverture de la glotte. En s'y enfonçant, elle se réfléchit antérieurement sur la face inférieure de l'épiglotte, puis sur sa face supérieure, et se continue de nouveau avec la membrane buccale sur la base de la langue.

En haut, la membrane pharyngienne va recouvrir la partie inférieure du corps du sphénoïde, et se continuer ainsi avec la portion de pituitaire qui revêt la paroi supérieure des fosses nasales.

En bas, elle se prolonge circulairement dans l'œsophage pour se continuer ainsi dans tout le conduit alimentaire.

Telle est la disposition générale de la membrane muqueuse, laquelle n'est propre au pharynx, comme l'on voit, que postérieurement, tandis qu'en devant, en haut et en bas, elle appartient à d'autres cavités.

Nous avons dit que cette membrane se distinguait par une rougeur particulière, différente de celle des cavités buccale et œsophagienne. Son aspect est lisse et n'offre point de villosités, mais seulement quelques inégalités dues aux saillies des glandes muqueuses qui se trouvent entre elle et la couche musculeuse.

Quoique la membrane muqueuse soit soumise aux mouvemens que les fibres musculaires lui impriment, on n'y rencontre jamais les plis que nous remarquerons dans les cavités suivantes. Ceci tient évidemment à ce que la contraction du pharynx n'est jamais que momentanée, et ne subsiste plus après le passage des alimens, excepté dans les cas de resserrement spasmodique. Si l'on pouvait observer le pharynx dans l'instant de sa contraction, sans doute ces plis y offriraient la disposition irrégulière qu'ils ont sur la membrane muqueuse de l'estomac, puisque les fibres musculeuses du pharynx sont, comme celles de l'estomac, entre-croisées dans toutes sortes de directions.

Le pharynx reçoit de chaque côté deux artères principales, dont l'une lui vient de la maxillaire externe ou labiale, sous le nom de *pharyngienne inférieure*, l'autre, de la maxillaire interne, sous celui de *pharyngienne supérieure*. Plusieurs autres rameaux lui sont fournis par les palatins. Le nerf glosso-pharyngien lui appartient presque en totalité, indépendamment des rameaux isolés que le nerf vague proprement dit lui donne ensuite. Il reçoit aussi plusieurs nerfs des deux premiers ganglions cervicaux, dont les filets entrelacés constituent le plexus pharyngien.

§ III. *Différences du Pharynx suivant l'âge.*

Ces différences, peu nombreuses, regardent uniquement la forme générale du pharynx. Elles tiennent à l'état où se trouvent alors les organes voisins, dont le pharynx dépend nécessairement, puisque c'est à eux qu'il se fixe.

1°. Chez le fœtus, le pharynx a moins de longueur proportionnelle que chez l'adulte, parce que les ouvertures nasales postérieures ont elles-mêmes une hauteur beaucoup moindre, vu le défaut de développement des sinus.

2°. La largeur du pharynx est proportionnellement la même dans l'endroit où il répond aux cavités nasales et à l'ouverture postérieure de la bouche, lesquelles offrent aussi une largeur relative égale suivant l'âge ; mais il se rétrécit un peu plus au niveau du larynx, moins développé et moins étendu que chez l'adulte. Cette différence se réduit cependant à peu de chose ; parce que, comme nous l'avons vu, le cartilage thyroïde est aussi plus évasé en arrière, et que c'est uniquement ce cartilage qui détermine ici l'étendue transversale du pharynx.

On ne trouve aucune différence sensible dans l'organisation intime du pharynx du fœtus. La portion musculeuse est seulement plus pâle et un peu moins développée, comme les muscles de la vie extérieure, dont elle partage presque tous les caractères.

Les mouvemens du pharynx ont été examinés dans la Myologie.

ARTICLE DEUXIÈME.

DE L'OESOPHAGE.

§ Ier. *Disposition. Organisation extérieure.*

L'*œsophage*, conduit musculeux et membraneux cylindroïde, établit une communication directe entre les cavités par lesquelles les alimens s'introduisent et celles où se passent les premiers phénomènes essentiels de la digestion. Il commence au cou, vers la quatrième ou cinquième vertèbre cervicale, et finit à l'ouverture diaphragmatique, par laquelle il s'introduit dans l'abdomen.

Sa *direction*, verticale si on la considère en totalité, est extrêmement remarquable par les variations qu'elle présente. A son origine, et immédiatement au-dessous du pharynx, il répond parfaitement à la ligne médiane, et présente la même symétrie que l'organe auquel il succède; mais dès qu'il a dépassé la partie inférieure du larynx, il se dévie sensiblement à gauche. Cette déviation augmente jusqu'à la partie inférieure du cou, où on peut le découvrir avec assez de facilité à côté de la trachée-artère, comme on le fait dans l'opération de l'œsophagotomie.

En entrant dans la poitrine, l'œsophage se rapproche un peu de la ligne médiane, mais demeure encore dévié à gauche jusqu'à l'origine des vaisseaux pulmonaires et à la division des bronches. Dans cet endroit, il se replace sur la ligne médiane et y demeure jusqu'à la partie inférieure de la poitrine, pour s'écarter de nouveau à gauche au moment où il sort de cette cavité.

Les *rapports* de l'œsophage sont très-nombreux en raison de sa grande étendue : on doit les observer au cou et à la poitrine.

En devant, l'œsophage correspond dans son origine au larynx, qui le recouvre en entier. Dévié à gauche, il est recouvert par une portion de la glande thyroïde, puis en partie par la trachée-artère, par les vaisseaux thyroïdiens gauches inférieurs, et par le muscle sterno-thyroïdien du même côté. A la poitrine, où il est entièrement renfermé dans l'écartement postérieur des deux plèvres, il répond en partie à la trachée-artère, puis en entier à la bronche gauche dont il croise la direction, puis à la partie postérieure du péricarde et à la base du cœur.

En arrière, l'œsophage répond partout à la colonne vertébrale ; il recouvre un peu le muscle long du cou après sa première déviation. Dans la poitrine, il croise la veine azygos à sa courbure, et répond enfin au canal thoracique, et tout-à-fait en bas à l'artère aorte.

Sur les côtés, l'œsophage avoisine en haut les veines jugulaires et les artères carotides. Après sa déviation, il répond à droite à la trachée-artère, à gauche au nerf récurrent et à la carotide primitive. Dans la poitrine, il avoisine les poumons et répond ensuite à gauche à l'artère aorte, qu'il croise en bas en passant au-devant d'elle.

La *largeur* de l'œsophage est un peu plus grande à son origine que dans le reste de son étendue : elle

augmente beaucoup au moment où il se continue
avec l'estomac. Au reste, ce conduit, observé presque toujours dans l'état de vacuité, est susceptible
d'une extrême dilatation dans le passage des alimens, et nous ne pouvons fixer exactement le calibre qu'il peut acquérir.

Considéré à sa *surface externe*, l'œsophage nous
offre un aspect lisse dans presque toute son étendue;
rougeâtre près de son origine, il prend une couleur
beaucoup plus blanche ensuite, circonstance remarquable, sur laquelle nous reviendrons en parlant de son organisation intime. Des stries longitudinales nombreuses, parallèles, indiquent la disposition
des fibres musculaires qui entrent dans sa composition.

La *surface interne*, membraneuse, offre une blancheur qui contraste sensiblement avec la rougeur
légère du pharynx et la rougeur très-marquée de
l'estomac; preuve évidente que la membrane muqueuse du conduit alimentaire, sans changer de
nature essentielle, prend des caractères variables
suivant les organes auxquels elle appartient successivement. Des plis longitudinaux se remarquent
constamment sur cette même surface: nous verrons
bientôt à quoi ils tiennent.

L'*extrémité supérieure* de l'œsophage se continue avec le pharynx : un rétrécissement assez sensible indique le point de cette réunion. L'*inférieure*,
d'abord rétrécie, puis tout à coup très-évasée en
forme d'entonnoir, se continue avec l'orifice cardiaque de l'estomac.

§ II. *Organisation intime de l'OEsophage.*

L'œsophage est composé de deux couches, l'une externe musculeuse, l'autre interne membraneuse.

La *couche musculeuse* forme sa portion solide; elle a une épaisseur considérable, plus marquée même qu'au pharynx. Cette épaisseur établit une différence sensible entre les deux premières portions du tube alimentaire et celle que l'abdomen renferme. A l'estomac et aux intestins, nous trouverons en effet la portion musculeuse très-mince, et méritant le nom de *membrane*, qu'on lui donne. Au contraire, nous ne pouvons point dire *la membrane musculeuse du pharynx et de l'œsophage* sans choquer toutes les idées reçues sur l'acception du terme *membrane*, qui ne s'applique point avec exactitude à des parties douées d'un certain degré d'épaisseur.

Deux ordres de fibres forment cette première couche; les unes sont transversales, les autres longitudinales. Les premières sont très-marquées : elles existent même seules à l'origine de l'œsophage, immédiatement au-dessous du pharynx; mais bientôt les secondes paraissent, et sont ensuite les seules qu'on remarque à l'extérieur du conduit dans tout le reste de son étendue. En les écartant, on retrouve au-dessous d'elles les fibres transversales; mais elles sont peu multipliées: Ceci prouve que les fibres longitudinales ne commencent point avec l'œso-phage, et que cet organe, partout susceptible de se rétrécir, ne peut pas s'accourcir également par tous ses points.

La disposition et la couleur de ces fibres ne sont pas non plus partout les mêmes. Vers l'origine, les fibres transversales, seules existantes, sont encore disposées par petits faisceaux distincts, séparés les uns des autres par des couches celluleuses minces, à la manière des muscles de la vie extérieure, dont elles se rapprochent aussi par leur couleur très-rouge. Dans tout le reste du conduit, au contraire, les fibres, soit longitudinales, soit transversales, sont serrées les unes contre les autres sans intermèdes celluleux sensibles, et paraissent former un corps continu. Leur rougeur diminue beaucoup, souvent même elles paraissent absolument blanchâtres. Ces deux dernières différences méritent singulièrement d'être observées. Nous voyons, en effet, ici les fibres offrir d'abord les caractères propres aux muscles de la vie extérieure dans l'endroit où l'œsophage est encore soumis, au moins en partie, à la volonté, puis les caractères des muscles organiques là où l'influence de la volonté a cessé entièrement.

La distinction que nous faisons a été sentie ou du moins entrevue par les anciens; car, quoiqu'ils reconnussent des fibres musculaires dans toute l'étendue de l'œsophage, ils distinguaient sous le nom spécial de *muscle œsophagien* l'appareil de fibres transversales qui environne le conduit immédiatement au-dessous du pharynx.

Les fibres longitudinales, nombreuses et rapprochées dans la plus grande partie de l'œsophage,

s'épanouissent et divergent sensiblement à son extrémité inférieure, évasée et élargie. On voit très-
facilement leur disposition en·distendant à la fois
par l'air l'estomac et l'œsophage. Leur divergence
laisse entre elles plusieurs espaces purement membraneux. Elles se continuent sur l'estomac, dont
elles concourent à former la tunique musculeuse,
en se portant principalement vers la petite courbure, comme nous le verrons de nouveau dans l'article suivant. Les fibres transversales cessent entièrement au niveau de l'estomac, et ne se continuent
point sur lui.

La *membrane muqueuse* de l'œsophage, fine et
ténue, offre, comme nous l'avons dit, un aspect
blanchâtre qui la distingue soit du pharynx, soit
de l'estomac. Cette blancheur augmente vers l'extrémité inférieure évasée, c'est-à-dire, près de
l'endroit où elle doit cesser.

A sa surface intérieure, la membrane présente,
dans l'état de vacuité du conduit, des plis longitudinaux plus ou moins multipliés. Ces plis tiennent à
la contractilité inégale des deux couches qui constituent l'œsophage, la musculeuse forçant la membraneuse de suivre les mouvemens qu'elle lui communique. Dès lors la direction de ces plis est
nécessairement perpendiculaire à celle des fibres
qui les causent; c'est-à-dire que les plis longitudinaux sont dus à la contraction des fibres transversales, et que les fibres longitudinales doivent
déterminer des plis transverses. Pourquoi donc ne
rencontre-t-on jamais ces plis transverses sur le
cadavre? C'est que l'œsophage, fixé en haut par le

pharynx, en bas par l'estomac, ne se contracte suivant sa longueur que momentanément, et dans
l'instant seul où les alimens le traversent. Hors de
ce temps, ses fibres longitudinales, assujetties à
leurs deux extrémités, ne peuvent point obéir à
cette contractilité par défaut d'extension qu'on observe ailleurs dans les organes creux. Au contraire,
les fibres transversales, distendues seulement pendant le passage des substances alimentaires, sont
dans toute autre circonstance privées de toute espèce d'antagonistes ; elles reviennent donc sur elles-
mêmes, en sorte que l'œsophage est habituellement
rétréci lorsque ses fonctions ne s'exercent pas. Si
on pouvait observer l'œsophage pendant la déglutition, sans doute on trouverait sur sa surface interne les plis transverses dont nous avons parlé.

La membrane muqueuse correspond en dehors à
la couche musculeuse, dont un tissu cellulaire peu
abondant la sépare. Plusieurs anatomistes ont dit
avoir trouvé dans ce tissu des glandes muqueuses
qu'ils ont nommées *œsophagiennes :* Bichat ni moi
nous n'avons jamais pu nous assurer de leur existence.

L'œsophage reçoit un grand nombre de vaisseaux.
Ses artères lui viennent, en haut, principalement des
thyroïdiennes inférieures ; dans la poitrine, l'aorte
les lui fournit immédiatement. En bas, et au moment de son embouchure avec l'estomac, il reçoit
de nombreux rameaux des diaphragmatiques inférieures, et surtout de la coronaire stomachique.

Les nerfs de l'œsophage viennent en partie du
cerveau, en partie des ganglions. Outre les rameaux

isolés que les nerfs vagues lui fournissent dès son
origine, il en reçoit un grand nombre des plexus
pulmonaires formés dans la poitrine par ces mêmes
nerfs, qui viennent enfin se contourner tous deux
en bas sur lui pour se terminer à l'estomac. D'un
autre côté, des rameaux nombreux, fournis soit
par les ganglions thoraciques, soit par les nerfs
cardiaques, forment sur l'œsophage un plexus considérable qui l'enveloppe et l'accompagne jusqu'à
sa terminaison inférieure.

L'œsophage n'offre aucune différence sensible
suivant les âges. On le trouve aussi développé proportionnellement chez l'enfant que chez l'adulte :
ce qui tient évidemment à la nature des fonctions
qu'il doit remplir.

§ III. *Fonctions de l'OEsophage.*

L'œsophage est destiné à transmettre dans l'estomac les alimens qu'il a reçus du pharynx. Ses mouvemens sont tous dirigés vers cette fin dans l'état
naturel. Par la contraction de ses fibres longitudinales, il se raccourcit et se retire en quelque sorte
sur les substances, de manière à favoriser leur progression. Par le mouvement de ses fibres circulaires,
il se resserre et diminue le calibre de sa cavité : ce
qui empêche les alimens de séjourner long-temps à
la même place dans son intérieur. Le premier de
ces mouvemens est toujours de totalité, c'est-à-dire
que toutes les fibres longitudinales doivent se contracter à la fois pour diminuer la longueur du conduit. Le second, au contraire, est toujours pro-

gressif; et si les fibres transversales se contractaient toutes en même temps, la déglutition serait évidemment impossible. Les anneaux que forment ces dernières fibres doivent se resserrer successivement pour que les substances soient forcées de passer ainsi du lieu étroit qu'elles occupent dans le lieu plus large qui est au-delà.

De cette différence dans la manière dont s'exécute le mouvement des deux ordres de fibres œsophagiennes, et dans les effets qui en résultent, nous pouvons déduire une conséquence intéressante par rapport aux deux phénomènes de la déglutition et du vomissement. Dans l'un et l'autre, le mode de contraction des fibres longitudinales est toujours le même, ou du moins il importe peu que cette contraction commence près du pharynx ou de l'estomac, puisque toutes les fibres agissent à la fois, et que toujours le même effet en résultera, je veux dire, le racourcissement général de l'œsophage. Au contraire, il importe beaucoup que les fibres transversales commencent à se contracter dans un point plus tôt que dans un autre, puisque c'est de l'ordre progressif de leur mouvement que dépend le trajet des substances alimentaires en haut ou en bas. Si les fibres supérieures agissent les premières, les alimens seront poussés vers l'estomac; la déglutition s'opérera : si la contraction commence auprès de l'estomac, les alimens remonteront vers le pharynx; le vomissement aura lieu. Ainsi, ce n'est jamais à l'action des fibres longitudinales qu'on doit rapporter les phénomènes immédiats de la déglutition ou du vomissement; c'est toujours à l'action des fibres transversales, qui favorisent l'une ou l'autre suivant l'ordre dans lequel elles se contractent.

ARTICLE TROISIÈME.

DE L'ESTOMAC.

§ Iᵉʳ. *Disposition. Organisation extérieure.*

L'ESTOMAC, premier organe essentiel de la diges-tion, occupe la partie supérieure de l'abdomen, et s'étend depuis l'hypochondre gauche, qu'il remplit presque en entier, jusqu'à l'épigastre où il se ter-mine. Borné en haut par le diaphragme et par le foie, en bas par le colon et le méso-colon trans-verses, il répond en avant aux fausses côtes et sou-vent en partie aux parois abdominales. On ne peut, au reste, lui assigner de limites précises, tant son volume est sujet à varier. Caché presque en entier dans l'hypochondre lorsqu'aucune substance ali-mentaire ne le distend, il fait une saillie plus ou moins considérable au-dessous des côtes dans son état de plénitude. On l'a vu, par l'effet d'une disten-sion extraordinaire, se prolonger fort loin dans la cavité abdominale et jusqu'à la région iliaque gauche.

La *forme* recourbée de l'estomac l'a fait com-parer avec assez de justesse, par les anatomistes, à une cornemuse. Son plus grand diamètre est transversal; le petit, dirigé de haut en bas, dimi-nue progressivement depuis l'hypochondre, où il a le plus d'étendue, jusqu'à l'épigastre, où il est le plus étroit. Les deux extrémités, beaucoup plus rétrécies que le corps, se dirigent en haut et en arrière.

La *direction* de l'estomac est, en général, transversale. Toujours cependant elle offre une certaine obliquité de haut en bas, de gauche à droite et d'arrière en avant. Ainsi l'extrémité droite est un peu plus bas et plus en avant que la gauche : je suppose ici l'état de vacuité. Dans la plénitude, l'obliquité dont je parle augmente considérablement; souvent même l'estomac paraît presque perpendiculaire, en sorte que l'extrémité droite, dont la situation ne peut varier, se trouve fortement recourbée en haut et forme un angle très-aigu avec le corps de l'organe. On peut facilement s'assurer de ceci en distendant l'estomac avec de l'air poussé par l'œsophage.

Le *volume* de l'estomac est susceptible, comme nous l'avons déjà remarqué, de variations presque indéfinies. Elles tiennent toujours soit à la distension plus ou moins grande que cet organe a subie par les substances introduites dans son intérieur, soit à la contractilité plus ou moins marquée de sa tunique musculeuse. La première cause influe surtout sur les variations qu'on observe chez les individus: ainsi l'habitude d'une abstinence sévère et celle des repas copieux détermineront, l'une un resserrement, l'autre une dilatation considérable. La seconde cause influe principalement sur les variations qui dépendent de l'âge: ainsi chez les enfans, où la contractilité est plus vive, l'estomac offre le plus souvent un volume proportionnel très-petit, tandis que chez les adultes le volume est beaucoup plus grand pour l'ordinaire. Ces deux causes, à la vérité,

se trouvent fréquemment réunies : car la contractilité est d'autant moindre qu'elle a été plus souvent
combattue par la présence des substances dilatan-
tes, et l'on peut rapporter avec assez de raison le
resserrement habituel de l'estomac chez les enfans,
au petit nombre de dilatations qu'il a eues à subir.
Nous reviendrons sur cet article en parlant de l'organisation intime.

On considère à l'estomac deux surfaces, l'une externe, l'autre interne.

La *surface externe* peut, d'après la forme recourbée et légèrement aplatie de l'estomac, se distinguer
en deux faces, deux bords ou courbures, et deux
extrémités.

La face antérieure est la plus convexe. Sa position
varie un peu suivant les états de plénitude et de vacuité, moins cependant qu'on ne le croit communément ; car l'estomac, toujours assujetti en devant
par les parois abdominales, est forcé, lorsqu'il se
dilate, de se prolonger en bas suivant son petit diamètre, et ne peut point prendre cette direction horizontale qui, selon le plus grand nombre des anatomistes, rend *supérieure* la face auparavant antérieure. Il est naturel, en effet, que la dilatation se
fasse dans le sens où la résistance est moindre, et
l'on ne peut admettre que l'estomac soulève les parois abdominales qui le compriment, au lieu de s'é-
tendre dans la cavité libre de l'abdomen. Ce qui en
impose ici, c'est que l'estomac, quand on le distend
d'air sur le cadavre, prend aussitôt cette position
horizontale dont on parle. Mais les parois de l'abdomen sont ouvertes alors et ne lui offrent aucune

résistance, ce qui change en grande partie le mode naturel de dilatation.

Dans tous les cas, la face antérieure de l'estomac correspond en partie au lobe gauche du foie, en partie au diaphragme et aux fausses côtes. Dans l'état de plénitude, elle répond en outre aux parois abdominales dans une étendue plus ou moins considérable. Toujours sa direction est plus ou moins oblique en avant et en bas.

La face postérieure, plus aplatie et offrant la même obliquité, ne change jamais ses rapports immédiats. Toujours elle est entièrement cachée dans l'arrière-cavité des épiploons, et repose sur la partie supérieure du méso-colon transverse. Lorsque l'estomac se dilate, cette face se prolonge un peu sur la portion transversale du colon; et, quelque changement qu'elle puisse éprouver, elle entraîne inévitablement avec elle le colon et le méso-colon, auxquels elle est fixée par les replis du péritoine.

Ces deux surfaces de l'estomac sont lisses et polies comme tout l'intérieur de la cavité péritonéale, à laquelle elles correspondent. La couleur blanchâtre est fréquemment interrompue par les anastomoses nombreuses des artères gastriques, qui se ramifient sur elles.

On nomme *bords* ou *courbures de l'estomac* les endroits où les deux faces se réunissent. La *grande courbure*, convexe, termine l'estomac inférieurement en devant, et mesure toute la longueur de cet organe depuis un de ses orifices jusqu'à l'autre. Dans l'état de vacuité, elle ne répond qu'au méso-colon transverse; dans la plénitude, elle s'avance

plus ou moins sur le colon lui-même. Le péritoine
n'est point immédiatement appliqué sur elle, à
moins que l'estomac ne soit fortement distendu; et
les deux feuillets qui ont recouvert les faces antérieure et postérieure laissent entre eux et l'estomac,
tout le long de la grande courbure, un espace triangulaire très-sensible, avant de se réunir pour se
porter à l'épiploon. C'est à cet espace que correspondent les artères gastro-épiploïques droite et gauche,
dont les troncs, dirigés le long de la courbure, envoient aux deux faces de l'estomac leurs nombreux
rameaux. Des glandes lymphatiques plus ou moins
multipliées environnent ces artères. Nous reviendrons sur la disposition très-intéressante que présentent dans cet endroit le péritoine et les vaisseaux,
lorsque nous parlerons de l'organisation intime de
l'estomac.

A droite, la grande courbure se termine simplement à l'orifice pylorique sans offrir rien de remarquable, si ce n'est le coude formé par cet orifice
pylorique, et que l'on a nommé *petit cul-de-sac*,
quoiqu'il n'y ait dans cet endroit aucune saillie particulière, et que ce coude soit précisément dans la
direction du pylore. Mais à gauche, la grande courbure finit par une saillie considérable que l'on
nomme ordinairement *grand cul-de-sac*. Cette saillie
ne répond point à l'orifice cardiaque, n'est point dans
sa direction, mais se trouve au-dessous de lui et se
prolonge dans l'hypochondre, dont elle remplit une
grande partie. C'est elle qui donne en grande partie à
l'estomac sa longueur naturelle, longueur qui par là
excède de beaucoup l'intervalle des deux orifices.

Le grand cul-de-sac correspond à la moitié antérieure de la face interne de la rate, à laquelle il est
fixé par un repli du péritoine dans lequel se trouvent les vaisseaux courts de l'artère splénique. Ce
repli péritonéal est formé par les deux feuillets qui
ont tapissé les faces de l'estomac, et qui laissent
entre eux, en allant à la rate, un espace triangulaire semblable à celui du reste de la grande
courbure. Cet espace où l'estomac est dépourvu du
péritoine est beaucoup plus rapproché de la face
postérieure que de l'antérieure.

La *petite courbure*, concave, termine l'estomac
en haut et en arrière, et correspond à la grande
scissure du foie, spécialement au lobe de Spigel.
Elle s'étend de l'orifice pylorique au côté droit du
cardiaque, en sorte que le grand cul-de-sac lui est
absolument étranger et ne concourt point à la former. Elle est, comme la grande courbure, dépourvue du péritoine, les deux lames qui ont tapissé
l'estomac laissant entre elles un espace triangulaire
avant de se réunir pour constituer l'épiploon gastro-hépatique qui va se terminer aux deux bords
de la scissure du foie. C'est dans cet espace que se
trouve l'artère coronaire stomachique, qui règne
tout le long de la petite courbure.

Les deux extrémités de l'estomac se distinguent
en gauche et droite, sous les noms de *cardia* et de
pylore.

Le *cardia* termine à gauche la petite courbure et
se trouve à droite du grand cul-de-sac, en sorte
qu'il correspond, à peu près, à l'union des deux
tiers droits de l'estomac avec son tiers gauche. L'es-

tomac se continue ici avec l'œsophage, ou plutôt
reçoit ce conduit, qui paraît lui être étranger, et
qui s'ouvre perpendiculairement dans sa cavité, immédiatement au-dessous de l'ouverture diaphragmatique. Le cardia est environné par les rameaux
artériels nombreux que lui fournit l'artère coronaire stomachique près de son origine. On voit sur
lui, au travers du péritoine, ces fibres divergentes
qui de l'œsophage vont à l'estomac. C'est aussi sur
lui que les deux cordons stomachiques, dernières
extrémités des nerfs vagues, se contournent pour se
rendre à l'estomac où ils se terminent. Le cardia
correspond en devant à une partie du lobe droit du
foie, en arrière à la partie latérale gauche antérieure
de la colonne vertébrale, à droite au lobe de Spigel.

Le *pylore* termine à droite l'estomac, occupe
l'épigastre, et se trouve un peu plus bas et plus en
avant que le cardia. Formé par le décroissement insensible de l'estomac, et dirigé dans le sens des deux
courbures à la fois, il offre plus de longueur que l'ouverture cardiaque, mais aussi une circonscription
moins exacte. On le fait commencer pour l'ordinaire
à l'endroit où l'estomac, fort rétréci, forme tout à
coup sur lui-même un coude sensible, surtout dans
l'état de plénitude. Le pylore remonte en arrière et
un peu à droite jusqu'à la réunion des deux scissures du foie et au niveau du col de la vésicule
biliaire. Là, il finit par un rétrécissement circulaire
très-marqué qui répond à la valvule pylorique. C'est
à ce rétrécissement que l'estomac se termine : au-
delà, le duodénum commence.

Le pylore répond en haut et en devant au foie,

én bas au pancréas, à droite à la vésicule biliaire, en arrière à l'artère gastro-épiploïque droite. Sur lui, les rameaux de l'artère pylorique s'anastomosent avec ceux de la coronaire stomachique. Souvent, sur le cadavre, on le trouve coloré par la bile qui a transsudé au travers des parois de la vésicule, phénomène qui, comme l'on sait, n'a point lieu dans l'état de vie.

La *surface interne de l'estomac* appartient à la membrane muqueuse. Sa forme répond à celle de l'externe; mais le peu d'objets qu'elle présente dispense d'y faire les mêmes subdivisions. Sa couleur est, en général, rougeâtre, mais fort variable sur divers points; elle offre plus souvent, dans le détail, un aspect marbré. Des villosités nombreuses recouvrent cette surface, et lui donnent ce velouté qu'on trouve dans tout le reste du conduit alimentaire. Par ces deux caractères, la membrane interne de l'estomac diffère absolument de celle de l'œsophage, qui est blanchâtre et lisse jusqu'à l'orifice cardiaque, où elle change tout à coup en se continuant dans l'estomac. C'est là tout ce que cet orifice présente de remarquable. Il est, d'ailleurs, constamment libre et béant, et paraît aussi favorablement disposé pour permettre aux alimens de remonter que pour leur permettre de descendre.

Il n'en est pas de même à l'orifice pylorique. Au rétrécissement que nous avons observé en dehors correspond intérieurement un bourrelet circulaire aplati auquel on a donné le nom de *valvule*, quoique assez improprement. Ce bourrelet, situé perpendiculairement aux parois de l'orifice, répond par une de ses faces à la cavité de l'estomac, par l'autre à celle du duodénum. Sa grande circonférence, épaisse, est fixée aux parois; la petite, beaucoup plus mince, libre et flottante dans l'orifice, laisse dans son milieu une ouverture étroite par laquelle les alimens doivent sortir de l'estomac. Cette ouverture arrondie n'est fermée dans aucune circonstance; et dans quelque sens que les substances agissent sur la valvule, elles peuvent toujours la traverser. On ne voit donc pas trop quel est l'usage de la valvule pylorique, puisqu'elle ne s'oppose point au retour des alimens contenus dans le duodénum. Il paraît qu'en rétrécissant l'orifice elle est destinée à favoriser l'occlusion complète de l'estomac lorsqu'il se contracte pendant la digestion.

La valvule pylorique est essentiellement formée par une substance fibreuse, solide, blanchâtre, adhérente au tissu dense qui est interposé entre les membranes muqueuse et musculaire. On voit très-bien cette substance fibreuse en soulevant la membrane muqueuse qui se replie sur elle; et que l'on regarde communément comme formant seule la valvule.

§ II. *Organisation intime de l'estomac.*

L'estomac est essentiellement formé par trois membranes ou tuniques : l'une séreuse, l'autre musculeuse, la troisième muqueuse.

1°. La *tunique séreuse*, formée par le péritoine, n'appartient point en propre à l'estomac, quoiqu'elle

serve essentiellement à le constituer. Prolongée de
toutes parts sur cet organe, elle peut, dans plusieurs
endroits, l'abandonner momentanément lorsqu'il
se contracte, revenir sur lui quand il se dilate,
offrir, en un mot, à son égard une véritable *loco-*
motion analogue à celle de la peau sur les muscles
extérieurs. C'est là l'idée principale qu'on doit se
former de cette première couche : les détails et l'inspection le prouvent évidemment.

On voit deux feuillets péritonéaux partir des
bords de la scissure transverse du foie, se réunir
ensemble pour se porter à la petite courbure de
l'estomac sous le nom d'*épiploon gastro-hépatique,*
s'écarter l'un de l'autre au niveau de cette courbure
pour aller recouvrir les faces antérieure et postérieure de l'organe, qu'ils abandonnent, à sa grande
courbure, pour se réunir de nouveau, et former
en devant et à droite le grand épiploon, à gauche
le repli splénique. A chaque courbure, et surtout
à la grande, ces deux feuillets, écartés l'un de l'autre,
laissent entre eux un espace triangulaire dans lequel
l'estomac, réduit à ses deux membranes propres,
n'adhère nullement au péritoine et n'en est recouvert qu'accidentellement. En se dilatant, l'estomac
se prolonge dans ces espaces triangulaires et se recouvre ainsi d'une plus grande portion du péritoine.
En se resserrant, il abandonne ces espaces et se
dépouille de cette portion péritonéale excédente
qu'il avait acquise. C'est dans cet état de vacuité de
l'estomac qu'on peut facilement mesurer, par la
simple inspection, l'étendue de ces espaces. Il suffit
d'observer de combien les artères coronaire stoma-

chique et gastro-épiploïques se trouvent éloignées
de l'estomac; car ces troncs vasculaires qui règnent
le long des deux courbures correspondent toujours
à l'endroit où les deux feuillets péritonéaux se réunissent après avoir formé l'espace triangulaire dont
nous parlons. L'estomac, en se contractant et en
abandonnant cet espace, s'éloigne donc nécessairement du tronc artériel, qui paraît alors appartenir
à l'épiploon; en se dilatant, il s'en rapproche, et ce
tronc paraît alors immédiatement appliqué sur la
courbure stomachique.

Il est facile de s'assurer de tout ceci par l'expérience suivante. Observez sur un cadavre l'estomac
resserré sur lui-même et réduit au plus petit volume,
vous verrez les artères gastro-épiploïques fort éloignées de la grande courbure. Distendez progressivement l'estomac par l'air, vous verrez cet organe
s'introduire entre les deux feuillets de l'épiploon, et
se rapprocher des vaisseaux, qui bientôt, quand la
distension sera portée au dernier point, se trouve-
ront appliqués sur lui. Seulement, comme la face
antérieure de l'estomac, toujours libre, prête beaucoup plus à la distension que la face postérieure,
toujours assujettie dans l'arrière-cavité péritonéale,
les vaisseaux se rapprocheront un peu plus de cette
face postérieure, et n'occuperont pas le milieu juste
de la grande courbure.

La même observation sera faite dans la même circonstance par rapport à la rate. Éloignée de l'estomac
vide, elle s'appliquera immédiatement sur le grand
cul-de-sac de cet organe dilaté aux dépens du repli
péritonéal qu'il lui envoie. Il en est aussi de même

pour la petite courbure à l'égard de l'épiploon gastro-hépatique.

Ainsi l'estomac est environné dans tout son contour par un espace péritonéal libre que les vaisseaux
circonscrivent, espace dans lequel il peut se prolonger lorsqu'il augmente de capacité; et qu'il abandonne lorsque, diminué de volume, il a besoin
d'une moins grande étendue de péritoine pour se
recouvrir.

Cette disposition est adaptée au peu d'extensibilité
naturelle du tissu séreux comparée à l'extensibilité
très-grande du tissu musculaire. Ici ces deux tissus
concourent à constituer le même organe. Cet organe doit se dilater tout entier : il fallait donc que
chaque tissu concourût à sa manière à cette ampliation. Le musculaire en est l'agent essentiel; le séreux, moins extensible, s'y prête par les espaces
vides qu'il offre.

Au reste, il est facile de se convaincre que le tissu
séreux n'est point aussi dépourvu d'extensibilité
propre qu'on l'a assuré quelquefois; car, 1° c'est seulement au voisinage des courbures que le péritoine
cesse d'adhérer à l'estomac; il lui est intimement uni
sur ses deux faces antérieure et postérieure, et ne
peut en être séparé que par une dissection très-la-
borieuse. 2°. Les espaces triangulaires péritonéaux
qui environnent l'estomac ne s'étendent que jusqu'aux vaisseaux. Lors donc que, par sa dilatation,
l'estomac se trouve en contact immédiat avec les
vaisseaux, toute la ressource que ces espaces four-
nissaient est épuisée. Or, il est certain que le degré
de dilatation dont l'estomac est susceptible est indé-

fini, et on en a la preuve dans les cas extraordinai-
res où cet organe remplissait presque toute la cavité
abdominale. Alors sans doute le péritoine avait souf-
fert une véritable distension, et l'on ne peut pas
dire que l'estomac s'en fût revêtu aux dépens des
autres viscères, puisque tous ceux-ci en étaient recouverts comme dans l'état naturel.

Le péritoine offre sur l'estomac les mêmes caractères que dans tout le reste de l'abdomen. Blanc et
lisse, il est lubrifié en dehors par le fluide séreux
qu'il exhale. Un tissu cellulaire assez serré le réunit
à la tunique musculeuse. Sa transparence permet de
distinguer au travers de lui les anastomoses nombreuses des vaisseaux stomachiques.

2°. La *tunique musculeuse* forme la portion solide
de l'estomac, et doit être considérée en quelque sorte
comme la maîtresse des autres, puisque seule elle
jouit de la contractilité organique sensible, propriété essentielle à l'estomac, et que les tuniques séreuse et muqueuse sont obligées de se prêter, chacune à leur manière, aux mouvemens que celle-ci
exécute.

La tunique musculeuse a très-peu d'épaisseur et
peut être envisagée comme une membrane, caractère qui s'applique également à tout le reste du conduit intestinal, et qui établit une différence tranchante entre les organes destinés à transmettre les
alimens dans l'intérieur, et les organes destinés à
contenir ces alimens pendant quelque temps pour
les élaborer. Nous avons vu, en effet, le pharynx et
l'œsophage présenter un appareil musculaire très-
épais, qui forme la partie principale de l'un et l'autre

conduits , et que la membrane muqueuse paraît seulement destinée à recouvrir intérieurement; tandis qu'ici nous voyons tous les systèmes qui constituent l'organe digestif présenter une égalité presque absolue d'épaisseur, et différer seulement par la structure et par les propriétés.

La couleur de la tunique musculeuse est toujours blanchâtre, et jamais rouge comme dans les muscles de la vie extérieure : second caractère qu'on retrouve dans tout le conduit intestinal. On peut se rappeler ici que la couleur rouge, très-marquée dans les muscles du pharynx, s'observe encore au commencement de l'œsophage, et cesse progressivement dans le reste du canal; en sorte que les systèmes musculaires extérieur et intérieur, si différens par leurs propriétés, s'enchaînent mutuellement et se succèdent l'un à l'autre d'une manière insensible sur l'appareil digestif.

Deux ordres de fibres forment la tunique musculeuse : les unes, longitudinales, suivent le grand diamètre de l'estomac; les autres, circulaires, occupent le petit. Les premières sont les moins multipliées et les moins uniformément répandues. Elles n'appartiennent point proprement à l'estomac, mais à l'œsophage, où elles ont toutes leur origine. On observe ceci très-distinctement lorsqu'après avoir distendu avec de l'air l'œsophage et l'estomac à la fois, on enlève avec précaution la tunique séreuse autour de l'orifice cardiaque. On voit alors les fibres œsophagiennes diverger sensiblement entre elles sur cet orifice, et se partager en plusieurs faisceaux distincts. Les plus considérables vont gagner la petite courbure et se prolonger jusqu'au pylore. D'autres descendent sur le grand cul-de-sac et suivent la grande courbure dans toute son étendue. Enfin quelques fibres rares et éparses se portent sur les deux faces extérieures, et ne peuvent y être suivies à une grande distance. Celles-ci croisent plus ou moins obliquement la direction des fibres circulaires.

Ce sont les fibres circulaires qui appartiennent en propre à l'estomac. Peu nombreuses à l'orifice cardiaque, elles deviennent très-marquées dans tout le reste de l'organe et surtout dans son milieu. On les voit se porter parallèlement de la petite à la grande courbure, et se continuer ainsi ensemble, sans qu'on puisse leur assigner un point déterminé d'origine. Une observation délicate paraît avoir prouvé que presque jamais la même fibre ne fait entièrement le tour de l'estomac, et qu'après un certain trajet, elle se perd dans le tissu subjacent, une autre fibre lui succédant aussitôt dans la même direction.

Ainsi on voit que les fibres circulaires existent sur tous les points de l'estomac, tandis que les fibres longitudinales n'existent principalement que sur les deux courbures; en sorte qu'il y a une disproportion évidente entre le nombre des unes et celui des autres.

3°. La *tunique muqueuse* forme le tégument intérieur de l'estomac. Véritable continuation de celle de l'œsophage, elle en diffère, comme déjà nous l'avons indiqué, par plusieurs caractères importans. Rougeâtre dans toute son étendue, recouverte de villosités très-ténues qui lui donnent un aspect lanugineux, elle offre une épaisseur un peu plus grande que la membrane œsophagienne, lisse et dépourvue de productions semblables. Un fluide muqueux très-abondant la lubrifie et forme sur elle un véritable enduit habituel.

Ordinairement, lorsqu'on ouvre l'estomac, on voit sur cette membrane une multitude de plis irrégulièrement disposés et affectant toutes sortes de directions.

Ces plis sont purement accidentels et dépendent, comme ceux que nous avons remarqués dans l'œsophage, des contractions de la membrane musculeuse, qui peut seule diminuer d'étendue par son propre mouvement, tandis que la muqueuse, tout-à-fait dépourvue de contractilité organique sensible, est entraînée par la précédente. Les plis qu'elle forme doivent donc nécessairement se trouver perpendiculaires aux fibres qui les produisent; et s'ils sont irréguliers, c'est parce que ces fibres sont disposées dans toute sorte de sens. Nous avons vu en effet que plusieurs fibres se portent obliquement sur les deux faces extérieures de l'estomac, tandis que le plus grand nombre suit la direction longitudinale ou circulaire.

Ce que nous disons ici sur la cause des plis de la membrane muqueuse est appuyé par les preuves les plus positives. Si, sur un animal vivant, on ouvre l'estomac distendu par les alimens, aucun pli semblable ne s'observe; mais quand les alimens sont sortis, l'estomac se contracte et les plis paraissent de tous côtés, analogues par leur disposition aux circonvolutions cérébrales. Souvent, dans les cada-

vrés apportés aux amphitéâtres, on ne trouve point
ces plis, parce que la contractilité organique sensible
de l'estomac a été détruite en grande partie par les
maladies longues qui ont précédé la mort des sujets.

Je n'insiste pas davantage sur ce phénomène intéressant, qui est examiné avec beaucoup de détails
dans l'*Anatomie générale*. Je me contenterai de remarquer que l'estomac ne présente point dans sa
membrane muqueuse ces plis constans qui tiennent
à la structure organique, et qu'on remarque dans
les intestins sous le nom de *valvules conniventes*.

La tunique muqueuse est unie à la musculeuse
par un tissu intermédiaire dense, blanchâtre, dont
les anatomistes ont fait une quatrième membrane
qu'ils ont nommée *nerveuse*, quoiqu'on n'ait aucune
preuve que ce nom lui convienne. On connaît peu
la structure de ce tissu, qu'au premier aspect on serait tenté de ranger dans le système fibreux.

C'est aussi entre la tunique muqueuse et la musculeuse que l'on trouve ces petits corps glanduleux
remarqués par Brunner, et regardés comme la
source du fluide muqueux intérieur. Ils se rencontrent presque uniquement dans la longueur des
deux courbures : ailleurs ils ne sont pas sensibles.

Tous les vaisseaux de l'estomac lui viennent du
tronc cœliaque. L'artère coronaire stomachique et
le rameau pylorique de l'artère hépatique se distribuent à sa petite courbure. Les artères gastro-
épiploïques droite et gauche occupent la grande
courbure et le grand cul-de-sac. Tous s'anastomosent ensemble sur les faces antérieure et postérieure
de l'organe.

L'estomac reçoit ses nerfs du cerveau et des ganglions. C'est sur lui que les nerfs vagues se terminent, en se subdivisant indéfiniment dans la tunique musculeuse. Le plexus cœliaque, division du plexus solaire, lui fournit un grand nombre de rameaux qui accompagnent les artères, et se perdent avec elles entre les tuniques.

L'âge n'influe point sensiblement sur la conformation et la structure de l'estomac. Aussi volumineux proportionnellement chez le fœtus que chez l'adulte, il paraît seulement offrir dans le premier une direction un peu plus oblique et presque perpendiculaire: ceci du reste n'est point aussi marqué qu'on est accoutumé à le dire.

§ III. *Fonctions de l'Estomac.*

C'est dans l'estomac que se passent les phénomènes essentiels de la digestion, puisque c'est dans son intérieur que les substances alimentaires sont altérées et réduites, quelles qu'elles soient, à cet état d'homogénéité nécessaire pour que le chyle soit formé ensuite à leurs dépens. Nous n'entrerons ici dans aucun détail sur ces phénomènes, dont l'examen appartient à un traité de Physiologie ; nous dirons seulement un mot des mouvemens que l'estomac exécute, mouvemens qui tiennent immédiatement à sa structure anatomique.

Sous ce point de vue, toute notre attention doit se porter sur la tunique musculeuse, puisqu'elle seule, comme nous l'avons dit, peut exercer des mouvemens sensibles. Les autres tuniques, bornées à la contractilité insensible, suivent, chacune à sa manière, l'impulsion qui leur est communiquée par cette portion essentielle et constitutive de l'organe. La séreuse abandonne en partie l'estomac contracté et se déploie sur l'estomac dilaté; tandis que la muqueuse, qui ne se trouve en rapport de largeur qu'avec l'estomac dilaté, est forcée de se replier lorsque l'estomac a diminué de volume.

La tunique musculeuse est susceptible de mouvemens dans tous les sens et dans toutes les directions, vu la disposition des fibres qui la composent. Mais le plus grand nombre de ces fibres est disposé suivant les directions longitudinale et circulaire, c'est-à-dire suivant le grand et le petit diamètres de l'organe. Les principaux mouvemens de l'estomac se font donc en deux sens seulement, suivant la longueur et suivant la largeur. Des effets tout différens en résultent. 1°. Lorsque les fibres longitudinales se contractent, il y a toujours mouvement de totalité dans l'estomac : ses extrémités cardiaque et pylorique sont rapprochées l'une de l'autre, et les orifices demeurent parfaitement libres. Ce phénomène est donc entièrement relatif à la progression des substances alimentaires et tend à la favoriser.

2°. Il n'en est pas de même de la contraction des fibres circulaires : celle-ci peut avoir lieu dans tout l'organe à la fois, ou successivement dans ses diverses parties. Si elle a lieu dans tout l'organe à la fois, nécessairement il doit en résulter l'occlusion complète de ses deux orifices plus étroits que la portion moyenne, et spécialement celle de l'orifice pylorique, dont la valvule diminue naturellement la largeur.

Les substances alimentaires sont donc réellement renfermées alors dans l'estomac; et c'est là, en effet, le premier phénomène qui succède immédiatement à la déglutition. Lorsque, au contraire, la contraction des fibres circulaires a lieu successivement dans les divers points de l'estomac, les alimens sont forcés de se déplacer et de se porter dans la direction que cette contraction lui imprime. Dans l'état naturel, cette contraction succède à l'élaboration des substances, et commence vers l'orifice cardiaque pour finir à l'orifice pylorique : c'est ce qui constitue le mouvement péristaltique, par lequel les alimens sont poussés dans le duodénum. Dans l'état de maladie, la contraction se fait à des époques indéterminées, et commence au pylore pour finir à l'orifice cardiaque : c'est ce qui constitue le mouvement anti-péristaltique, par lequel les alimens retournent dans l'œsophage pour être rejetés au dehors.

ARTICLE QUATRIÈME.

DU DUODÉNUM.

§ Ier. *Disposition. Organisation extérieure.*

Le duodénum, nommé ainsi parce que sa longueur est ordinairement estimée à douze travers de doigt, occupe la partie moyenne profonde de l'abdomen, où il se trouve caché, soit par l'estomac, soit par la portion transversale du colon et par le méso-colon. Appliqué sur la colonne vertébrale, assujetti en devant par le péritoine, qui passe sur lui sans lui former aucun repli postérieur, il a une situation fixe et constante que ne présentent ni l'estomac ni les autres parties du conduit intestinal, ce qui permet d'indiquer plus exactement ses rapports.

En haut, le duodénum correspond au foie, et à une partie du col de la vésicule biliaire; en bas, il est borné par le feuillet inférieur du méso-colon; en devant, il répond au feuillet supérieur de ce même repli et médiatement à la face postérieure de l'estomac; en arrière, aux parties antérieure et latérale droite de la colonne vertébrale, dont le séparent la veine cave, l'aorte et le pilier droit du diaphragme.

Le duodénum, moins volumineux que l'estomac, l'est beaucoup plus que la longue portion intestinale qui lui succède; il peut facilement acquérir une amplitude considérable, ce qui tient à son défaut de tunique séreuse, le péritoine ne le recouvrant qu'antérieurement, comme nous le verrons bientôt. C'est ce volume qui lui a fait souvent donner par les anatomistes le nom de *second ventricule*, ou *second estomac*.

La *direction* du duodénum mérite surtout d'être remarquée. Elle change deux fois d'une manière très-tranchée, ce qui oblige de distinguer cet intestin en trois portions ou courbures. La première commence au pylore, immédiatement après le rétrécissement formé par la valvule; elle se dirige horizontalement en arrière et un peu à droite, et finit près du col de la vésicule biliaire, en sorte qu'elle forme avec la seconde portion un angle assez marqué. Continue immédiatement avec l'estomac, cette première portion participe de sa mobilité, et toujours est la moins fixe des trois, parce que le péritoine la recouvre dans presque toute son étendue, et que l'épiploon gastro-hépatique s'attache à elle en partie. Souvent, sur le cadavre, on la trouve colorée en jaune par la bile, comme le pylore, et par la même raison.

La seconde portion commence près du col de la vésicule, et finit vers la troisième vertèbre des lombes. Elle est presque perpendiculaire, un peu oblique cependant en bas et à gauche. Recouverte en devant par le feuillet supérieur du méso-colon, elle ne lui adhère point sensiblement, mais lui doit seulement sa fixité constante. En arrière, elle répond au côté droit du corps des vertèbres et au rein droit, en dedans au pancréas.

- La troisième portion ne forme point d'angle avec la seconde, mais se continue avec elle d'une manière insensible vers la troisième vertèbre lombaire. Elle se dirige transversalement à gauche au-devant de la colonne vertébrale qu'elle embrasse, et finit au-dessus des vaisseaux mésentériques supérieurs qui la croisent en devant et qui l'assujettissent. Renfermée dans l'écartement des deux feuillets du méso-colon, elle répond en haut au pancréas.

On voit, d'après ces détails : 1° que le duodénum forme une espèce de demi-cercle, dont la convexité est à droite, la concavité à gauche; 2° que ses deux portions inférieures sont les seules parfaitement fixes; 3° que le pancréas se trouve circonscrit entre ses courbures et borné en haut, en bas et à droite par ses trois portions. C'est à l'union de la seconde avec la troisième que l'on trouve,

en arrière, l'embouchure des conduits cholédoque
et pancréatique dans le duodénum.

Voilà les seuls objets remarquables que nous présente le duodénum considéré à l'extérieur. Sa surface interne, muqueuse, offre, comme celle de l'estomac, un aspect rougeâtre et lanugineux ; mais on
y voit en outre une multitude de replis circulaires
fort rapprochés les uns des autres, formés par la
seule membrane interne, et dépendans de l'organisation primitive, en sorte qu'ils ont également
lieu dans tous les états du duodénum, ne correspondent point aux mouvemens de la tunique musculeuse, et ne s'effaceraient que dans une dilatation
extraordinaire et excessive de l'intestin. On nomme
ces replis *valvules conniventes*. Leur largeur n'est
que de trois à quatre lignes. Quoique je les aie sup-
posés circulaires, c'est-à-dire dirigés suivant le
petit diamètre de l'intestin, comme ils le sont en
effet presque tous, il n'est point rare d'en voir qui
se dirigent obliquement, et qui s'entre-croisent
avec les replis voisins.

On voit donc que les valvules conniventes diffèrent absolument de ces rides irrégulières qui se
remarquent dans l'estomac, et qui n'ont lieu que
momentanément. On attribue à ces valvules l'usage
de retarder le trajet des substances alimentaires
pour favoriser leur pénétration par la bile et le suc
pancréatique, ainsi que l'absorption du chyle.

On trouve encore, dans l'intérieur du duodénum,
à l'union de la seconde et de la troisième courbures,
l'orifice des conduits cholédoque et pancréatique.
Tantôt ils sont isolés, mais fort rapprochés l'un de

l'autre ; tantôt ils sont réunis en un seul. Toujours le point de leur embouchure est marqué par un tubercule saillant, au sommet duquel s'observe une ouverture allongée.

En haut, le duodénum se termine à la valvule pylorique., par l'ouverture de laquelle il communique librement dans l'estomac. En bas, il se continue avec l'intestin grêle, au-dessous des vaisseaux mésentériques supérieurs, et n'offre rien dans son intérieur qui indique entre lui et cet intestin des limites exactes.

§ II. *Organisation intime du Duodénum.*

Le duodénum diffère et de l'estomac et des autres intestins par le défaut de tunique séreuse. Le péritoine ne le recouvre qu'accidentellement, pour ainsi dire, et peut être enlevé de dessus lui avec facilité. C'est aux deux feuillets du méso-colon transverse qu'il doit l'enveloppe péritonéale qu'il possède seulement dans sa partie antérieure. Le feuillet supérieur passe au-devant de la portion perpendiculaire, s'avance sur la moitié supérieure de la portion transversale appuyée en bas sur le feuillet inférieur, et se réunit à ce dernier, après avoir quitté l'intestin; en sorte que cette portion transversale se trouve renfermée dans l'écartement triangulaire postérieur du méso-colon.

La tunique musculeuse, formée principalement de fibres circulaires, n'offre rien de remarquable, la couleur et la disposition de ces fibres étant les mêmes que dans l'estomac.

La tunique muqueuse offre les valvules conniventes nombreuses dont nous avons parlé : elle est par conséquent beaucoup plus large que la musculeuse, et cette étendue se trouve en rapport direct avec l'absorption chyleuse, qui commence dans cet intestin et y est très-active. L'épaisseur de cette tunique muqueuse est égale à celle de la tunique semblable de l'estomac, dont elle est la continuation et dont elle partage tous les autres caractères.

Entre la tunique muqueuse et la musculeuse, on trouve, comme à l'estomac, ce tissu dense et solide que les anciens appelaient gratuitement *tunique nerveuse*. On y trouve aussi une grande quantité de glandes muqueuses aplaties, dont les conduits excréteurs traversent la membrame, sur laquelle ils s'ouvrent intérieurement.

Le duodénum reçoit ses artères principales de la gastro-épiploïque droite, branche de l'hépatique : la splénique lui en fournit aussi plusieurs près de son origine. Ses nerfs lui viennent uniquement du plexus solaire : aucun nerf cérébral ne se distribue à ses parois.

§ III. *Fonctions du Duodénum.*

C'est dans le duodénum que se passe la seconde partie essentielle de la digestion, je veux dire la division de la masse alimentaire en deux portions, l'une nutritive, l'autre non-nutritive, par le mélange de la bile et du suc pancréatique. C'est aussi dans son intérieur que commence et que s'exécute en partie l'absorption chyleuse. Nous n'insisterons point

ici sur ces deux phénomènes purement physiologiques ; nous ferons seulement deux remarques anatomiques qui y sont directement relatives :

La première, c'est que la fixité du duodénum est
une condition nécessaire pour l'exercice de ses fonctions. Le duodénum, en effet, ne fournit point lui-
même, comme l'estomac, les fluides destinés à opérer
l'altération qui se passe au-dedans de lui : il reçoit
ces fluides de deux organes glanduleux voisins ; et
ces organes étant nécessairement fixes, il devait l'être
comme eux.

- La seconde, c'est que les courbures du duodénum
suppléent au désavantage qui pourrait résulter de
sa fixité, en favorisant le séjour des matières alimentaires, séjour nécessaire pour que les phénomènes
digestifs soient exécutés avec l'exactitude conve-
nable.

ARTICLE CINQUIÈME.

DE L'INTESTIN GRÊLE.

§ Ier. *Disposition. Organisation extérieure.*

L'INTESTIN GRÊLE, siége essentiel de l'absorption,
occupe la partie moyenne et inférieure de l'abdomen. Irrégulièrement disposé, et flottant librement
dans cette cavité, il forme, par ses contours multipliés et rapprochés les uns des autres, une masse
considérable, circonscrite de tous côtés par les gros
intestins. Cette circonscription n'est pas partout
également exacte. En haut, la portion transversale

du côlon, fort avancée et soutenue en arrière par le vaste repli horizontal du péritoine, que l'on nomme *méso-colon transverse*, forme à l'intestin grêle une limite assez exacte, et le sépare absolument de l'estomac, du pancréas, du foie, de la rate, placés dans la région supérieure de l'abdomen. Mais. en bas, le cœcum et la portion iliaque gauche du côlon, simplement rapprochés l'un de l'autre, permettent facilement à l'intestin grêle de se plonger, dans le bassin, où il est effectivement presque toujours engagé en grande partie. Enfin, sur les côtés, les portions lombaires du colon, fixées profondément dans la partie la plus reculée de l'abdomen, et dépourvues de repli péritonéal, permettent à l'intestin grêle de se porter au-devant d'elles, et de correspondre immédiatement dans cet endroit aux parois abdominales. Ces parois bornent antérieurement et retiennent l'intestin grêle, qui en est séparé seulement par un vaste repli péritonéal lâche et flottant, nommé *grand épiploon*.

Il semble, au premier coup d'œil, qu'on ne puisse assigner aucune direction à l'intestin grêle, vu l'extrême laxité de ses attaches et l'état confus dans lequel ses diverses portions se présentent: mais si, faisant abstraction de cette masse qui en constitue la plus grande partie, on examine l'endroit où il commence et celui où il finit, si l'on a égard à la direction très-bien déterminée du repli péritonéal qui le soutient, on verra que, pris dans son ensemble, il se porte obliquement de haut en bas et de gauche à droite. En effet, son origine a lieu au-dessous des vaisseaux mésentériques supérieurs, au côté gauche du méso-colon transverse; et c'est dans la région iliaque droite qu'il se termine, en s'attachant dans la partie latérale du cœcum. Quant à la dispo-, sition du mésentère, nous en parlerons dans un instant.

Mais on doit attacher peu d'importance à cette direction générale; l'attention doit surtout se porter sur cette multitude d'inflexions particulières que l'intestin grêle forme dans son trajet, et que l'on nomme *circonvolutions*. Les courbes principales qu'il décrit offrent leur concavité du côté de la colonne vertébrale, leur convexité du côté des parois de l'abdomen.

La longueur de l'intestin grêle est très-considérable. On a dit qu'elle égalait quatre ou cinq fois la hauteur du corps de l'individu; mais je doute que cette estimation soit exacte et bien fondée. Nous savons, en effet, qu'il n'y a ordinairement nulle proportion entre le volume des viscères gastriques et la stature générale du corps; que celle-ci dépend presque uniquement de la longueur des membres inférieurs, et que les cavités thoracique et abdominale sont, aussi bien que les organes qu'elles contiennent, à peu près aussi considérables chez les sujets de la plus petite taille que chez ceux de taille gigantesque. On n'a donc pas ici deux termes de comparaison proportionnés et relatifs l'un à l'autre.

Presque tous les anatomistes distinguent deux intestins grêles, sous les noms de *jéjunum* et *iléum*. Ils se fondent sur plusieurs caractères plus ou moins incertains : et Winslow, se réduisant à leur tracer des limites artificielles, a nommé *jéjunum* les deux cinquièmes supérieurs du canal; *iléum*, les trois cinquièmes inférieurs. Nous croyons, avec Haller, que cette distinction est tout-à-fait inutile, et que l'on doit considérer comme un seul intestin toute la portion flottante du tube alimentaire.

L'intestin grêle offre, comme son nom l'indique, une différence de volume très-marquée d'avec les autres organes digestifs; mais il est susceptible d'une ampliation considérable, comme on le voit dans mille circonstances.

Sa surface externe, lisse, polie, blanchâtre, appartient à la membrane séreuse qui entre dans son organisation. On y voit des anastomoses assez nombreuses, formées par les vaisseaux mésentériques. Quelquefois, mais rarement, elle présente des appendices graisseuses irrégulièrement disposées, appendices que nous remarquerons en grand nombre sur les gros intestins. Libre dans presque toute son étendue, cette surface tient en arrière à un repli considérable du péritoine, repli qui porte le nom de *mésentère*. C'est lui qui suspend l'intestin grêle, et qui, en lui laissant une extrême mobilité, détermine cependant en partie sa direction et ses rapports. Formé de deux feuillets, le mésentère se continue en haut par le premier avec le méso-colon transverse; tandis que, par le second, il se fixe en bas à la colonne vertébrale, dans une ligne oblique de haut en bas et de gauche à droite. Étroit dans la plus grand partie de son étendue, il s'élargit tout à coup antérieurement en se rapprochant de l'intestin, pour se prêter à la longueur de celui-ci. Cette inégalité de largeur du mésentère est évidemment la cause principale des contours multipliés que fait l'intestin grêle, retenu d'ailleurs et assujetti par les parois abdominales.

La surface interne de l'intestin grêle offre le même aspect que dans le duodénum. On y voit, d'une manière fort sensible, ces villosités multipliées dont nous avons déjà parlé. Elles paraissent disposées sous la forme de franges irrégulières, plus ou moins saillantes et flottantes dans la cavité intestinale. Leur rougeur habituelle est due aux dernières ramifications des vaisseaux sanguins qui s'y distribuent.

Les valvules conniventes sont extrêmement prononcées dans l'intestin grêle. Formées comme dans le duodénum, elles y ont aussi la même disposition. On les trouve beaucoup plus nombreuses dans la partie la plus rapprochée de ce dernier intestin; elles diminuent ensuite progressivement, et ne se remarquent presque plus dans la partie voisine du cœcum. Tout ceci est en rapport assez direct avec l'usage qu'on attribue à ces valvules, de favoriser l'absorption. En effet, d'un côté, c'est à l'intestin grêle que cette fonction appartient principalement; de l'autre l'absorption, très-active dans la moitié supérieure de cet intestin, diminue à mesure qu'on se rapproche du cœcum et du colon, dans lesquels tout tend à l'excrétion.

L'intestin grêle se continue supérieurement avec le duodénum, au-dessous et au côté gauche des vaisseaux mésentériques supérieurs. En bas, il se termine dans le cœcum, au milieu de la région iliaque droite. Cette terminaison ressemble beaucoup à celle de l'œsophage dans l'estomac. L'intestin grêle se porte en effet transversalement, tandis que le cœcum et le colon ont une direction verticale. L'embouchure de l'un dans l'autre est un peu oblique de bas en haut : intérieurement elle est remarquable par une valvule dont nous parlerons en traitant des gros intestins.

§ II. *Organisation intime de l'Intestin grêle.*

Elle est essentiellement la même que dans l'estomac, sauf quelques différences de disposition que nous allons indiquer.

Pour concevoir comment le péritoine se comporte à l'égard de l'intestin grêle, il faut prendre cette membrane au bord postérieur du méso-colon transverse et là suivre quelque temps dans son trajet. Partie de cet endroit, elle se porte en bas et en devant dans la cavité abdominale, où elle est libre et forme le premier feuillet du mésentère. Parvenue à la partie supérieure de l'intestin grêle, elle s'étend sur lui et l'enveloppe de haut en bas, dans presque toute sa circonférence; puis, revenue inférieurement à l'endroit où elle avait commencé à le recouvrir, elle l'abandonne, se porte en arrière et en haut, formant le second feuillet du mésentère, et se fixe au-devant de la colonne vertébrale, sur laquelle elle se réfléchit aussitôt en bas pour continuer son trajet général. Ainsi le mésentère résulte de deux feuillets péritonéaux, ou plutôt d'un feuillet unique, replié sur lui-même et contenant l'intestin tout entier dans l'endroit de sa duplicature. Un espace triangu-

laire sépare l'une de l'autre ces deux lames membraneuses au moment où elles abandonnent l'intestin
pour se rapprocher. Dans cet espace, l'intestin n'adhère donc point au péritoine, et peut en quitter ou en
reprendre une plus grande portion, suivant qu'il
diminue ou qu'il augmente de volume; disposition
déjà observée à l'estomac. On mesure très-facilement l'étendue de cet espace, en remarquant la
distance qui existe entre l'intestin et les dernières
arcades formées par les rameaux de l'artère mésentérique supérieure. Ces arcades, en effet, cessent
toujours au point où les deux lames cessent d'adhérer ensemble : au-delà on ne voit plus que des rameaux artériels isolés, qui se portent parallèlement entre eux sur les parties supérieure et inférieure
du tube intestinal. L'intestin s'éloigne d'autant plus
de ces arcades qu'il se contracte davantage; il s'en
rapproche en se dilatant. Dans le premier cas, les
rameaux parallèles paraissent appartenir en grande
partie au mésentère; dans le second, ils se trouvent
tout entiers sur l'intestin.

Le mésentère contient entre les deux lames qui
le constituent un grand nombre de glandes lymphatiques, plus volumineuses chez l'enfant que
chez l'adulte, et toujours fort irrégulièrement disposées. Mais on ne les trouve que dans l'endroit
où les deux lames adhèrent entre elles : aucune
glande semblable ne s'observe au-delà des dernières arcades artérielles; et c'est encore un moyen
aisé de déterminer au premier coup d'œil l'étendue
de l'espace triangulaire dont nous parlions tout à
'heure.

La tunique musculeuse, presque uniquement formée de fibres circulaires, offre seulement quelques fibres longitudinales vers la partie convexe de l'intestin; un tissu cellulaire assez lâche la sépare de la tunique péritonéale.

La tunique muqueuse, remarquable par les villosités dont nous avons déjà parlé plusieurs fois (1), est un peu plus épaisse que dans l'estomac. Les valvules conniventes qu'on y trouve lui donnent une amplitude naturelle qui excède de beaucoup celle de la tunique musculeuse, et qui favorise la dilatation générale de l'intestin. Du reste, l'organisation de cette tunique intérieure est la même que dans les autres parties du conduit alimentaire. On y a trouvé un grand nombre de petites glandes muqueuses réunies en forme de grappes et situées principalement vers l'endroit qui correspond à l'attache du mésentère. Peyer, qui les a remarquées, leur a donné son nom. Elles sont difficiles à découvrir.

Un tissu dense, nommé improprement *membrane nerveuse*, sépare ici, comme au duodénum, les tuniques muqueuse et musculeuse.

L'artère mésentérique supérieure est la source de

---

(1) Très-nombreuses et très-apparentes, ces villosités sont minces, flexibles, rassemblées en pelotons ou en franges. Si on les examine au microscope, on voit que chacune d'elles est terminée par une ampoule ovalaire percée d'un petit trou que Lieberkuhn regarde comme l'entrée d'un vaisseau lacté. Les parois de cette ampoule sont tapissées d'un réseau artériel et veineux très-fin.   (*Note ajoutée.*)

tous les vaisseaux qui se distribuent à l'intestin grêle, comme le plexus solaire est le seul centre d'où il reçoive des nerfs.

§ III. *Fonction de l'Intestin grêle.*

Tout est fait ici pour l'absorption. La mobilité de l'intestin grêle est en rapport avec l'état des substances alimentaires au moment où elles y arrivent. Elles ont subi, en effet, toutes les altérations auxquelles elles doivent être soumises, et aucun fluide étranger à la cavité qui les renferme ne doit désormais leur être fourni. La disposition des fibres musculaires permet à l'intestin de se rétrécir beaucoup plus que de se racourcir, en sorte qu'il agit d'une manière plus directe sur la masse alimentaire. Enfin la longueur considérable et les circonvolutions multipliées du tube intestinal laissent long-temps les substances en contact avec les orifices des vaisseaux absorbans ouverts de toutes parts sur la membrane muqueuse.

ARTICLE SIXIÈME.

DES INTESTINS COECUM ET COLON.

§ Ier. *Disposition. Organisation extérieure.*

On comprend ordinairement le rectum avec ces deux portions du tube alimentaire sous le nom collectif de *gros intestin;* mais le rectum offre des caractères tout-à-fait particuliers qui obligent de le décrire isolément pour s'en former une idée juste.

Le cœcum et le colon sont disposés de manière à former une espèce de cercle qui circonscrit les deux tiers inférieurs de la cavité abdominale, et au milieu duquel l'intestin grêle se trouve placé. Partout ils correspondent aux parois de l'abdomen par une partie de leur surface extérieure. Partout ils sont plus ou moins fixés dans la place qu'ils occupent, et il est rare de les trouver dérangés, tandis que les diverses portions de l'intestin grêle le sont si fréquemment.

Le cœcum et le colon diffèrent peu l'un de l'autre, excepté par la longueur. Nous les isolerons cependant l'un de l'autre dans cette première partie de la description, pour simplifier l'étude.

1°. Du Cœcum.

Le cœcum occupe la région iliaque droite, la remplit en entier, et ne s'étend point au-delà de l'endroit où il reçoit l'extrémité inférieure de l'intestin grêle. Aucune autre limite exacte ne peut être tracée entre lui et le colon, qui le surmonte. Son volume est toujours considérable et surpasse sensiblement celui du colon. Assujetti par la disposition du péritoine, il est peu susceptible de changer de place. En devant, il répond aux parois abdominales; en arrière, aux muscles psoas et iliaque; en dedans, à l'intestin grêle. On ne peut lui assigner aucune direction particulière, tous ses diamètres étant à peu près égaux.

La surface extérieure du cœcum offre une multitude de bosselures très-volumineuses, irrégulières , formées aux dépens de toutes les tuniques intestinales, et interrompues en trois endroits par des enfoncemens longitudinaux assez profonds. Elles sont dues à la disposition des trois bandelettes de fibres musculaires longitudinales sûr lesquelles nous reviendrons en parlant de l'organisation intime des deux intestins.

On voit aussi sur cette surface plusieurs appendices formées par des replis particuliers du péritoine et remplies de graisse. Ces appendices n'ont rien de constant dans leur nombre ni dans leur volume : elles sont moins multipliées que sur le colon.

Enfin la surface externe présente, à gauche, l'insertion de l'intestin grêle. Cet endroit est marqué par un léger enfoncement circulaire et par une épaisseur un peu plus grande dans les parois du cœcum ; épaisseur due à la valvule qui répond intérieurement à cette partie.

En haut, le cœcum se continue immédiatement avec le colon ; en bas, il forme un véritable cul-de-sac arrondi, bosselé comme le reste de la surface, et présentant à droite et en arrière une appendice très-remarquable que l'on nomme *vermiforme* ou *cœcale*.

Cette appendice cylindrique offre la grosseur d'un médiocre tuyau de plume à écrire, et une longueur variable, mais qui ne va guère au-delà de deux pouces et demi ou trois pouces. Libre dans presque toute sa circonférence, elle est repliée sur elle-même, et assujettie à gauche contre le cœcum par un repli péritonéal qui lui est propre. Sa surface extérieure est lisse, polie, blanchâtre, parsemée de vaisseaux sanguins fournis par l'artère iléo-colique. Terminée supérieurement au cœcum, elle finit en bas par un cul-de-sac arrondi. Cette appendice est creuse dans toute sa longueur; mais sa cavité, qui n'a guère que deux lignes de diamètre, est disproportionnée à l'épaisseur des párois qui la forment, épaisseur égale à celle des intestins. Un fluide muqueux remplit habituellement cette cavité ouverte en haut dans le cœcum. On trouvè dans l'appendice cœcale la même organisation intime que dans les intestins. Le péritoine lui forme une tunique séreuse, au-dessous de laquelle on observe une tunique musculeuse fort épaisse, composée presque en entier de fibrés longitudinales. La membrane muqueuse du cœcum se prolonge dans la cavité et la tapisse en entier.

On voit donc que l'appendice cœcale peut être considérée comme un petit intestin accessoire. Quels sont ses usages? on l'ignore; et tout ce que l'inspection prouve, c'est qu'elle verse habituellement dans le cœcum une grande quantité de fluide muqueux: mais son extirpation, tentée quelquefois sur les animaux, n'a pas paru apporter de trouble sensible dans la suite des phénomènes digestifs.

La surface interne du cœcum est remarquable sous plusieurs rapports. On y voit d'abord trois saillies longitudinales placées à égale-distance les unes des autres, et répondant aux enfoncemens qui séparent à l'extérieur les bosselures dont nous avons parlé. Les intervalles de ces saillies nous offrent des demi-cellules assez profondes répondant à ces

mêmes bosselures et séparées par des replis transverses. Ces replis diffèrent absolument des valvules
conniventes par la manière dont ils sont formés;
puisque, comme nous le verrons, toutes les tuniques de l'intestin y concourent, et que, loin de s'ef-
facer dans la dilatation de cet organe, ils augmentent nécessairement lorsqu'elle a lieu.

Vers le cul-de-sac inférieur du cœcum on trouve
l'ouverture de l'appendice. Elle est toujours libre et
béante dans l'intestin; sa largeur excède un peu celle
du reste de la cavité qu'elle termine.

Enfin l'endroit où le cœcum se continue en haut
avec le colon et reçoit en dehors l'intestin grêle,
est marqué par une valvule très-importante, destinée à empêcher le retour des matières excrémenti-
tielles qui l'ont une fois franchie, et à établir ainsi
une limite exacte entre la portion du tube digestif
où l'absorption s'opère et celle où l'excrétion commence. Cette valvule, décrite par Bauhin, est connue sous le nom d'*iléo-cœcale* ou *iléo-colique*, parce
que, formée essentiellement d'un côté par la fin de
l'intestin grêle, ordinairement nommé *iléum*, elle
est commune de l'autre au cœcum et au colon.
Pour s'en former une image exacte, il faut isoler
une portion intestinale qui comprenne le cœcum,
le commencement du colon et l'iléum, lier le colon,
et distendre toute cette partie au moyen de l'air
poussé par l'iléum, puis faire sécher l'intestin de
manière à ce qu'il conserve l'état de distension où
on l'a mis. On ouvre alors le cœcum à droite, c'est-
à-dire du côté opposé à l'embouchure de l'iléum; et
on voit un large repli semi-lunaire, transversale-

ment dirigé, répondant par sa face supérieure au colon, par l'inférieure au cœcum, par son bord convexe à l'embouchure de l'iléum et aux parois du cœcum où il est fixé, libre et flottant dans le cœcum par son bord concave. Ce bord concave, simple à ses extrémités, est divisé dans son milieu en deux lèvres par une fente allongée, fente qui conduit directement dans l'iléum.

D'après cette première inspection, et sans entrer dans aucun autre détail, il nous est aisé de déterminer l'usage de la valvule iléo-cœcale ; car, 1° les matières sont poussées transversalement de l'iléum dans le cœcum, et franchissent par conséquent sans aucun obstacle l'ouverture de la valvule qui se trouve dans la même direction ; 2° soit que les matières passent du cœcum dans le colon selon leur cours naturel, soit qu'elles retournent extraordinairément du colon dans le cœcum, elles sont toujours mues dans une direction verticale, opposée à celle de l'ouverture de la valvule. Par conséquent, dans ces deux derniers cas, les matières pousseront nécessairement devant elles l'une ou l'autre lèvre de l'ouverture, l'appliqueront contre la lèvre opposée, et se fermeront ainsi à elles-mêmes toute voie de retour dans l'iléum.

La valvule iléo-cœcale est formée principalement par la membrane muqueuse des gros intestins, repliée sur elle-même et continuée par l'ouverture du bord concave avec la membrane muqueuse de l'intestin grêle. Cette valvule est donc formée dans son milieu par quatre feuillets muqueux, dont deux appartiennent aux intestins cœcum et colon, et deux à l'iléum. Vers ses extrémités, au contraire, deux feuillets muqueux seulement la constituent, l'iléum ne concourant plus à sa formation.

Ces feuillets muqueux sont les seules parties que la valvule présente dans sa moitié supérieure, qui répond au colon; mais dans la moitié inférieure, qui répond au cœcum, et qui est un peu plus large, on trouve entre les lames membraneuses une couche très-dense de fibres musculeuses blanchâtres, disposées dans la même direction que celles de l'iléum, avec lesquelles elles se continuent. Ainsi l'iléum ne concourt en haut à former la valvule que par le prolongement intérieur de sa tunique muqueuse, la musculaire se continuant avec celle du colon; tandis qu'en bas, la valvule est formée par toute l'épaisseur de l'iléum, dont les membranes musculaire et muqueuse se prolongent ensemble dans la cavité du cœcum.

L'organisation intime du cœcum étant la même que celle du colon, nous la considérerons dans tous les deux à la fois.

2°. Du Colon.

Le colon forme la partie la plus considérable des gros intestins. Il s'étend depuis la région lombaire droite jusqu'à la région iliaque gauche qu'il remplit. Vertical à droite, il devient horizontal dans le milieu de son trajet, reprend à gauche la direction verticale, et se contourne en S à l'endroit où il finit. De là l'usage où l'on est de le diviser en quatre portions: 1° le colon lombaire droit; 2° le colon transverse;

3° le colon lombaire gauche; 4° l'S du colon ou colon iliaque gauche. Nous suivrons en partie cette division favorable à la description anatomique, et nécessitée par les caractères différens que présente à l'extérieur le colon dans ses diverses portions.

Le colon lombaire droit commence au cœcum et finit vers le rebord des fosses côtes. Recouvert en devant par le péritoine, il en est dépourvu en arrière, où il touche à nu le rein. Cette disposition de la membrane séreuse lui donne une fixité à peu près égale à celle du duodénum. En dedans, il tient à la portion du péritoine qui forme les feuillets supérieur du mésentère, et inférieur du méso-colon transverse; en dehors, il répond aux parois abdominales. Le volume du colon lombaire droit est ordinairement médiocre et ne surpasse pas beaucoup celui de l'intestin grêle; leur différence respective ne s'observe que quand on les dilate l'un et l'autre pour les comparer.

Le colon transverse forme la plus longue et la plus volumineuse des quatre portions; il règne tout le long du rebord inférieur de la poitrine. Sa forme extérieure permet de lui considérer, comme à l'estomac, deux faces et deux courbures. La face supérieure répond en partie au foie, et se trouve en partie au-devant de la grande courbure de l'estomac, qui, comme nous l'avons vu ci-devant, se prolonge plus ou moins sur elle selon que cet organe est plus ou moins dilaté. La face inférieure répond à la masse de l'intestin grêle. La courbure convexe ou antérieure donne attache au grand épiploon et se trouve en contact immédiat avec les parois abdominales : aussi est-ce presque toujours le colon qui forme dans cet endroit, par l'écartement des fibres aponévrotiques, ces hernies abdominales souvent attribuées à l'estomac. La courbure postérieure ou concave donne attache à un repli péritonéal considérable nommé *méso-colon transverse* en raison de sa direction. Ce repli, prolongé horizontalement en arrière, forme, avec la portion intestinale qu'il soutient, une espèce de cloison mobile qui sépare la cavité de l'abdomen en deux parties inégales, dont la supérieure, étroite, renferme l'estomac, le foie, la rate, le duodénum et le pancréas, tandis que l'inférieure, plus large, contient l'intestin grêle. C'est au méso-colon transverse que le colon doit la mobilité dont il est susceptible ici, et qui en permet quelquefois le déplacement.

Le colon lombaire gauche, profondément caché dans la région du même nom, présente les mêmes caractères de volume, de fixité, de rapports, que le colon lombaire droit; en dedans, il tient au feuillet supérieur du méso-colon iliaque, qui vient le recouvrir antérieurement.

Enfin, la portion iliaque gauche du colon, médiocrement volumineuse, est de toutes la plus mobile et la plus analogue sous ce rapport à l'intestin grêle. Comme lui, elle est enveloppée dans presque tout son contour par le péritoine, qui lui forme en haut et en arrière un repli fort étendu et fort lâche, fixé très-obliquement de haut en bas et de gauche à droite à la colonne vertébrale, et nommé *méso-colon iliaque.* Comme lui, elle forme plusieurs circonvolutions, ce qui l'a fait comparer à une S. Elle com-

mence à la fin de la région lombaire et finit au détroit supérieur du bassin, vers l'union du sacrum
avec la dernière vertèbre des lombes ; en devant,
elle répond aux parois abdominales; en arrière, aux
muscles iliaque et psoas.

Tels sont les caractères qui distinguent entre elles
les diverses portions du colon; mais toutes se rapprochent par plusieurs caractères communs dans leur
organisation extérieure. Partout le colon offre des
bosselures semblables à celles du cœcum et interrompues de même par trois dépressions ou gouttières longitudinales dues à des bandelettes musculaires. Ces bosselures sont, en général, un peu moins
prononcées qu'au cœcum ; elles deviennent à peine
sensibles dans le colon iliaque gauche, et disparaissent tout-à-fait à l'endroit où cette portion se continue avec le rectum.

On voit dans toute l'étendue du colon une multitude de ces appendices adipeuses dont nous avons
parlé en décrivant le cœcum. Ce sont des replis particuliers formés par le péritoine, et dans lesquels se
trouve contenue plus ou moins abondamment une
graisse jaunâtre et demi-fluide. Leur nombre et leur
disposition varient selon les portions qu'on examine.
Elles sont tellement multipliées sur les portions
lombaires, que l'intestin en paraît souvent entièrement recouvert comme d'un paquet unique et continu. Sur le colon transverse, elles sont moins nombreuses, et se montrent souvent isolées les unes des
autres sous la forme de petits globules aplatis, enfin,
elles sont rares et peu volumineuses sur le colon
iliaque.

§ II. *Organisation intime du cœcum et du colon.*

Le péritoine se comporte d'une manière fort diffé-rente à l'égard des intestins cœcum et colon et des diverses portions de ce dernier. Il recouvre la plus grande partie du cœcum, l'enveloppe même en to-talité dans sa partie inférieure ; mais après l'avoir recouvert en devant et sur les côtés, il se réfléchit en dehors sur les parois abdominales sans lui for-mer de repli postérieur sensible. Aussi le cœcum ne peut-il être déplacé en entier sans qu'on divise le péritoine, et sa tunique musculeuse touche-t-elle à nu le muscle iliaque dans une assez grande étendue.

Les portions lombaires droite et gauche du colon sont encore plus assujetties. Le péritoine ne fait que passer au-devant d'elles, leur adhère dans cet en-droit, mais les abandonne tout de suite en dehors pour revenir sur les muscles abdominaux. Ceci n'est cependant pas parfaitement constant : il est des su-jets chez qui le péritoine forme à chacune de ces deux portions un petit repli postérieur qu'on a nommé *méso-colon lombaire* droit et gauche : on l'observe surtout chez les enfans, qui, sous ce point de vue, diffèrent assez habituellement des adultes.

Nous avons dit que le péritoine formait un repli considérable avant de se porter sur le colon trans-verse. Deux feuillets composent ce repli ou méso-colon. L'inférieur vient du mésentère ; le supérieur vient de l'arrière-cavité péritonéale, où il a recou-vert en devant le duodénum. Réunis ensemble, ils contiennent entre eux un assez grand nombre de glandes lymphatiques, moins cependant que le mésentère; ils contiennent aussi les vaisseaux coliques, branches de l'artère mésentérique supérieure. Parvenus près du colon, ces deux feuillets s'écartent, laissent entre eux et l'intestin un petit espace triangulaire semblable à ceux que nous avons observés ailleurs, destiné aux mêmes usages, facile à mesurer par les mêmes procédés. Les deux feuillets recouvrent ensuite les deux faces du colon, y adhèrent, et vont former au-delà le grand épiploon, dont la description rentre dans celle du péritoine en général.

Quant au colon iliaque, le péritoine lui forme un mésentère propre, disposé comme celui de l'intestin grêle, et offrant également un petit espace triangulaire dans l'endroit où les feuillets s'écartent pour se porter sur lui.

C'est surtout la tunique musculeuse qui mérite de fixer l'attention dans les intestins cœcum et colon. Ici comme ailleurs, c'est elle qui règle la disposition des autres, et c'est à elle seule qu'on doit attribuer la forme générale de l'organe.

Cette tunique résulte de deux ordres de fibres, les unes circulaires, les autres longitudinales. Mais ces dernières diffèrent sous deux rapports des fibres longitudinales de l'intestin grêle et de l'estomac : 1° elles sont réunies en trois bandelettes distinctes, parfaitement circonscrites, dont deux antérieures et une postérieure; 2° elles sont beaucoup moins longues que l'intestin pris en entier. De là il résulte que le cœcum et le colon n'ont jamais toute la lon-

gueur qu'ils pourraient avoir, et que, retenus par les bandelettes qui sont dans un état habituel de tension, ils se replient nécessairement sur eux-mêmes de manière à offrir en dehors les bosselures, en dedans les demi-cellules et les plis transverses dont nous avons parlé. Le rapport de la cause à l'effet est ici facile à démontrer : car, si l'on incise légèrement ces trois bandelettes musculaires, aussitôt l'intestin semble sortir d'un état ordinaire de gêne ; il s'allonge sensiblement, et les bosselures, les rides disparaissent en entier sur ses surfaces. Plus les bandelettes sont disproportionnées à la longueur de l'intestin, plus les bosselures sont volumineuses, plus aussi l'expérience dont il s'agit est frappante : aussi l'incision de ces bandelettes produit-elle un allongement beaucoup plus marqué sur le cœcum que sur le colon.

Les fibres circulaires sont disposées ici comme sur les autres parties du tube intestinal, et n'offrent rien de particulier.

La tunique muqueuse offre des villosités moins marquées que dans l'intestin grêle. Des ramuscules vasculaires nombreux s'entrelacent sur elle. Du reste, elle ne se distingue par aucun attribut propre, et ressemble absolument, ainsi que le tissu dense qui la sépare de la tunique musculeuse, aux mêmes parties considérées dans le reste du conduit digestif.

L'intestin cœcum et les deux premières portions du colon reçoivent tous leurs vaisseaux de l'artère mésentérique supérieure, sous le nom d'*artères coliques*. Ces vaisseaux se portent dans l'épaisseur du méso-colon, se divisent ensuite, et s'anastomosent par arcades, en approchant de l'intestin, sur lequel ils envoient leurs ramifications les plus ténues. L'artère mésentérique inférieure fournit seule les vaisseaux du colon iliaque. Le colon lombaire gauche reçoit les siens de la grande anastomose qu'on observe entre les deux troncs mésentériques.

Les plexus mésentériques, distribués comme les artères, fournissent tous les nerfs des intestins cœcum et colon.

Les fonctions de ces deux intestins leur étant communes avec le rectum, nous n'en parlerons qu'après avoir décrit ce dernier.

ARTICLE SEPTIÈME.

DE L'INTESTIN RECTUM.

§ Iᵉʳ. *Disposition. Organisation extérieure.*

Le *rectum*, dernière portion du conduit intestinal, occupe la partie postérieure du bassin. Il s'étend depuis le détroit supérieur de cette cavité, endroit où il répond au côté interne du muscle psoas gauche, jusqu'à la partie inférieure du coccyx. Dirigé un peu obliquement de gauche à droite dans son origine, il se trouve presque toujours placé sur la ligne médiane par sa moitié inférieure; souvent même il y correspond en entier : premier caractère qui le rapproche des organes de la vie extérieure, avec lesquels il a plusieurs autres rapports. Sa forme est cylindrique, plus régulière que celle du colon, et permet assez facilement de le diviser, suivant sa longueur, en deux moitiés égales. Moins volumineux pour l'ordinaire que le colon, il est susceptible d'une ampliation excessive, comme on le voit dans certaines accumulations stercorales. Toujours il s'élargit un peu au-dessus de son ouverture inférieure.

Fixe et immobile à sa place, le rectum a des rapports constans et invariables. En devant, ces rapports diffèrent suivant le sexe. Chez l'homme, il répond à la vessie, et spécialement à son bas-fond. Séparé, en haut, de cet organe par le repli que forme entre eux deux le péritoine, il lui répond ensuite immédiatement par l'intermède d'un tissu cellulaire lâche (1), dans l'intervalle des deux vésicules séminales, qui l'en séparent un peu plus en dehors; en bas, il est écarté du col de la vessie par toute l'épaisseur de la glande prostate.

Chez la femme, le rectum n'a aucun rapport avec la vessie. En haut, il répond à la matrice, dont il est séparé de même par un repli du péritoine interposé entre ces deux organes en forme de cul-de-sac. Plus bas, il adhère à la partie postérieure du vagin; non

---

(1) Cet adossement du rectum et de la vessie, qui constitue là cloison recto-vésicale, n'a lieu que dans un très-petit espace; puisque le cul-de-sac formé par le repli du péritoine qui s'enfonce entre ces deux organes se trouve à deux ou trois lignes de la face postérieure de la prostate, et que ses rapports ne changent que très-peu, quelle que soit la distension du rectum ou de la vessie; disposition qu'il importe de prendre en considération dans l'opération dite *taille recto-vésicale.* (*Note ajoutée.*)

point par un tissu cellulaire lâche, mais par un lacis vasculaire très-considérable, et même par une sorte de continuité de substance qui ne permet guère de les isoler l'un de l'autre (1).

En arrière, le rectum répond au sacrum et au coccyx, dont il est séparé par un repli péritonéal large en haut, étroit en bas, nommé *méso-rectum*, et par les vaisseaux et nerfs hypogastriques.

Sur les côtés, le rectum n'a de rapports immédiats qu'avec le tissu cellulaire abondant et graisseux du bassin.

La surface externe du rectum, lisse, polie, blanchâtre, ne présente aucune de ces bosselures irrégulières que l'on remarque sur le colon. Ceci tient à la disposition des fibres longitudinales, uniformément distribuées sur le contour de l'intestin, et non réunies en forme de bandelettes. Ces fibres, fort rapprochées les unes des autres, paraissent en dehors sous l'aspect de stries parallèles et verticales, ce qui donne au rectum une apparence assez analogue à celle de l'œsophage vu à l'extérieur. On remarque de plus sur cette surface des anastomoses vasculaires très-nombreuses, formées par les artères hémorrhoïdales.

La surface interne, muqueuse, ressemble beaucoup à celle des autres intestins. Ce qui la distingue, ce sont des plis longitudinaux formés par la membrane interne, remarquables surtout inférieurement, et nommés ordinairement *colonnes du rectum.* Ces

_____

(1) C'est à cette sorte de cloison qu'on donne le nom de *cloison recto-vaginale.*

plis résultent, comme dans l'œsophage, de la contraction des fibres circulaires. On observe aussi quelquefois de petits replis transverses, semi-lunaires, adhérens à l'intestin par leur bord convexe inférieur, et présentant en haut un bord concave libre et flottant d'où résultent de petites cavités ou lacunes muqueuses. Ces replis ne sont nullement constans pour le nombre : souvent on n'en trouve aucun (1).

Le rectum se continue immédiatement en haut avec le colon iliaque; en bas, il se termine par l'*anus*, ouverture allongée d'avant en arrière, placée à peu près à un pouce au-devant du sacrum et du coccyx. Cette ouverture appartient au muscle sphincter cutané qui l'environne. Dans sa plus grande dilatation, elle est un peu plus étroite que la cavité du rectum, vu l'augmentation de largeur que cette cavité présente inférieurement.

§ II. *Organisation intime du Rectum.*

Le rectum n'est point pourvu de membrane séreuse dans toute son étendue. Le péritoine, après avoir recouvert en partie la face postérieure de la

---

(1) M. Ribes dit n'avoir jamais vu de rides longitudinales dans le rectum, mais seulement des plis transversaux qui s'effacent pendant la dilatation de cet organe. Il n'a point rencontré non plus les lacunes, mais seulement trois ou quatre dépressions dirigées un peu en haut, situées à quatre ou cinq lignes au-dessus de la marge de l'anus, et n'offrant aucune ouverture particulière.

(*Note ajoutée.*)

vessie chez l'homme, ou en entier celle de la matrice chez la femme, se réfléchit de bas en haut vers le tiers inférieur du rectum, sur lequel il remonte aussitôt en l'embrassant en devant et sur les côtés. Cet intestin en est donc absolument privé en bas. En arrière, le péritoine l'abandonne bientôt : ses deux feuillets se rapprochent sans se réunir, et constituent par leur ensemble le *méso-rectum*, repli lâche qui soutient le rectum en lui permettant une certaine mobilité, et qui se continue supérieurement avec le méso-colon iliaque. Près du sacrum, les deux feuillets s'écartent tout-à-fait, et se portent isolément sur les parties latérales de l'excavation du bassin qu'ils tapissent. Un intervalle assez considérable se trouve entre eux, le sacrum et le rectum; il est rempli par un tissu cellulaire très-lâche, par les vaisseaux hémorrhoïdaux, et par une grande partie du plexus hypogastrique.

Il est une foule de circonstances dans lesquelles le péritoine abandonne le rectum en grande partie. Telle est la dilatation excessive de la matrice, soit dans l'état naturel par la présence du fœtus, soit dans les maladies organiques nombreuses dont elle est susceptible. Augmentée alors de diamètre, indéfiniment prolongée dans l'abdomen, elle emprunte nécessairement pour se recouvrir la portion péritonéale de tous les organes qui l'environnent, et spécialement celle du rectum qui l'avoisine immédiatement. Telle est aussi chez l'homme la dilatation de la vessie qui, dans les rétentions d'urine, acquiert une capacité double ou triple de celle que nous lui trouvons ordinairement, et dépouille le rectum par

le même mécanisme. Il y a cependant entre ces deux
cas une différence remarquable : la matrice, recouverte en devant et en arrière par le péritoine, soulève et entraîne nécessairement cette membrane en
se dilatant; tandis que la vessie, appliquée immédiatement en devant contre les parois abdominales, tend plutôt, lorsqu'elle s'agrandit, à s'introduire entre ces parois et le péritoine qu'elle repousse
en arrière. Les muscles abdominaux prêtent en
devant à son augmentation de volume, et sa partie postérieure est toujours la seule sur laquelle
le péritoine doit s'étendre; tandis que la matrice
doit toujours, et dans quelque état qu'elle se trouve,
être entièrement recouverte par cette membrane.

Ainsi, la dilatation de la matrice est une cause
plus efficace de locomotion pour la membrane
séreuse, que la dilatation de la vessie; et on doit
en conclure que le rectum est moins facilement dé-
pouillé du péritoine chez l'homme que chez la femme:
d'autant plus que l'extrême développement de la matrice est un phénomène naturel et fréquent, tandis
que l'extrême développement de la vessie est un ac-
cident rare et morbifique.

La tunique musculeuse forme la partie essentielle
du rectum. Elle a les caractères d'analogie les plus
marqués avec celle de l'œsophage. Son épaisseur est
beaucoup plus grande qu'aux autres intestins; mais
les longitudinales prédominent sensiblement dans
les deux tiers supérieurs de l'organe, tandis que les
circulaires se trouvent presque seules dans le tiers
inférieur, c'est-à-dire près de l'ouverture qui communique au dehors. Comme à l'œsophage, les fibres

longitudinales forment le plan extérieur tant qu'elles
existent, et ce n'est qu'en les écartant qu'on trouve
les fibres circulaires subjacentes à elles. Comme à
l'œsophage, les fibres longitudinales et circulaires
sont blanchâtres dans la plus grande partie du conduit, tandis que les fibres circulaires inférieures acquièrent progressivement la couleur rougeâtre des
muscles extérieurs. Enfin, comme l'œsophage commence par un plan de fibres soumises à l'influence
cérébrale, et formant, selon les anciens anatomistes,
le *muscle œsophagien*, de même le rectum finit par
le *muscle sphincter cutané*, parfaitement semblable à
tous ceux de la vie extérieure pour la structure, les
propriétés et les fonctions. Les fibres du sphincter
cutané se continuent en effet immédiatement avec
celles qui terminent la tunique musculeuse du rectum, et qui constituent le *sphincter interne* des anciens anatomistes.

Unie au péritoine supérieurement par un tissu
cellulaire lâche, la tunique musculeuse se trouve,
en bas, plongée dans la graisse abondante qui gar-
nit de tous côtés la partie inférieure du bassin.

La tunique muqueuse, analogue à celle de tout
le conduit intestinal, offre seulement un peu plus
d'épaisseur, un aspect plus rougeâtre et plus fon-
gueux, un enduit muqueux habituel plus abondant.
On y voit les rides longitudinales dont nous avons
déjà parlé, et que détermine la contraction des fibres circulaires dans l'état de vacuité de l'intestin.
On n'y trouve point de rides transversales, parce
que les fibres longitudinales, qui seules les déterminent, ne se contractent qu'au moment de l'excré-

tion. Parcourue par un très-grand nombre de vaisseaux, la membrane muqueuse est fort sujette aux engorgemens, aux hémorrhagies, aux tumeurs polypeuses et sanguines. Un tissu dense la sépare de la tunique musculeuse comme partout ailleurs; des glandes muqueuses se remarquent aussi entre ces membranes.

Aucun intestin ne reçoit autant de vaisseaux que le rectum, proportionnellement à son volume. Trois sources les lui fournissent. La première est l'artère mésentérique inférieure, terminée dans l'intervalle des feuillets du méso-rectum, sous le nom d'*hémorrhoïdale supérieure*. La seconde est l'artère hémorrhoïdale moyenne, propre au rectum, et naissant isolément du tronc hypogastrique. La troisième est l'artère honteuse interne, dont la branche inférieure ou périnéale fournit au sphincter plusieurs rameaux nommés *hémorrhoïdaux inférieurs*.

Les nerfs du rectum lui viennent en partie du système cérébral, en partie de celui des ganglions. C'est à lui que se distribue principalement le plexus hypogastrique. Quelques rameaux lui sont fournis par les nerfs sacrés. Les nerfs honteux se distribuent en partie aux muscles sphincters.

D'après ces détails, on voit que le rectum participe aux caractères des organes des deux vies, et semble comme placé sur les limites de l'une et de l'autre, analogue sous ce point de vue au pharynx, et surtout à l'œsophage Ce rapprochement entre les organes de la déglutition et l'organe principal de l'excrétion mérite le plus grand intérêt dans les considérations physiologiques.

§ III. *Fonctions des gros intestins.*

La structure de tous ces organes indique partout d'une manière plus ou moins marquée, que l'excrétion est leur fonction essentielle. Dès leur origine, on voit reparaître les fibres longitudinales peu prononcées et presque nulles dans l'intestin grêle, où l'absorption doit principalement s'opérer. Ces fibres, très-multipliées et disposées sous la forme de bandelettes fortes et épaisses, raccourcissent le tube intestinal par leur contraction, et hâtent ainsi la progression des matières qu'il contient. C'est en effet à l'excrétion que sont presque uniquement destinés les intestins cœcum et colon. Les matières qui leur sont transmises ont fourni aux vaisseaux absorbans presque toute la substance nutritive qu'elles pouvaient donner; et s'il se fait encore quelque absorption dans la suite de leur trajet, comme certains faits paraissent le prouver, elle est de peu d'importance.

Mais c'est surtout dans le rectum que l'on reconnaît la structure la plus favorable pour l'excrétion : les fibres longitudinales y sont multipliées et uniformément répandues; un fluide muqueux abondant lubrifie la membrane interne pour accélérer le cours des matières. Lorsqu'elles sont accumulées, leur présence détermine une irritation dont l'effet le plus immédiat est la contraction successive des fibres circulaires, qui les poussent inférieurement, tandis que les fibres longitudinales, raccourcissant l'intestin de haut en bas, diminuent la longueur du trajet qu'elles ont à parcourir pour arriver à l'ouverture destinée à les transmettre au dehors.

La description du péritoine se placerait assez naturellement à la suite des organes digestifs, auxquels cette membrane semble appartenir; mais comme elle recouvre aussi plusieurs des organes sécréteurs et génitaux, nous croyons ne devoir la décrire que quand ces derniers organes seront connus.

FIN DU TROISIÈME VOLUME.

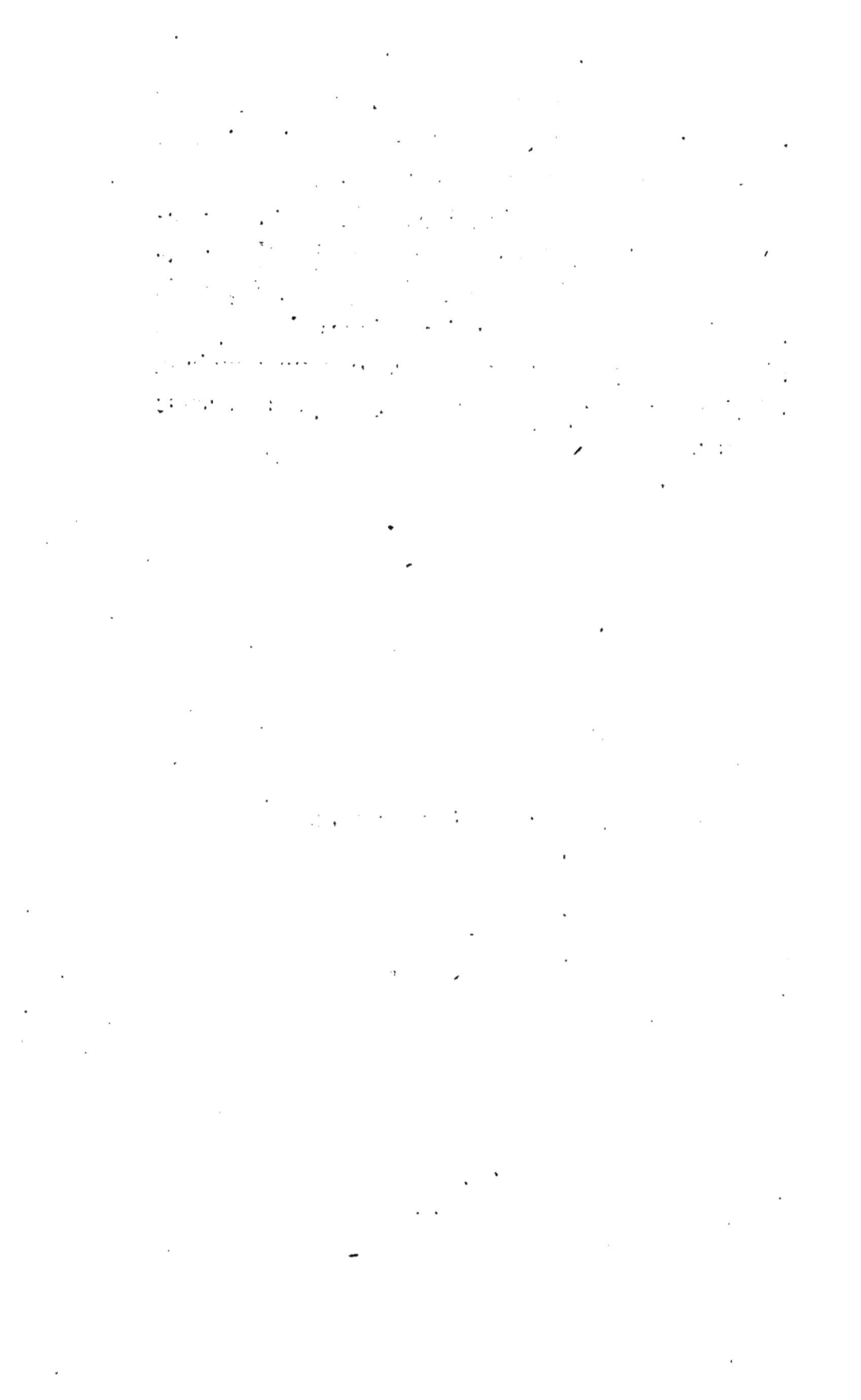

TABLE

DES MATIÈRES

CONTENUES

DANS CE VOLUME.

———

ARTICLE DEUXIÈME.

De la masse encéphalique considérée en général. 68

ARTICLE TROISIÈME.

Du Cerveau. 73

NERFS DE LA VIE ORGANIQUE.

FIN DE LA TABLE DU TROISIÈME VOLUME.

www.ingramcontent.com/pod-product-compliance
Lightning Source LLC
Chambersburg PA
CBHW031607210326
41599CB00021B/3087